W0313868

SILVAN SCHLEGEL

BACK IN THE GAME

DEIN PROGRAMM FÜR DEN OPTIMALEN WIEDEREINSTIEG

Bibliografische Information der Deutschen Nationalbibliothek
Die Deutsche Nationalbibliothek verzeichnet diese Publikation in der Deutschen Nationalbibliografie. Detaillierte bibliografische Daten sind im Internet über https://dnb.de abrufbar.

Für Fragen und Anregungen
info@m-vg.de

Wichtige Hinweise
Dieses Buch ist für Lernzwecke gedacht. Es stellt keinen Ersatz für eine individuelle medizinische Beratung dar und sollte auch nicht als solcher benutzt werden. Wenn Sie medizinischen Rat einholen wollen, konsultieren Sie bitte einen qualifizierten Arzt. Der Verlag und der Autor haften für keine nachteiligen Auswirkungen, die in einem direkten oder indirekten Zusammenhang mit den Informationen stehen, die in diesem Buch enthalten sind.

Ausschließlich zum Zweck der besseren Lesbarkeit wurde auf eine genderspezifische Schreibweise sowie eine Mehrfachbezeichnung verzichtet. Alle personenbezogenen Bezeichnungen sind somit geschlechtsneutral zu verstehen.

Originalausgabe
1. Auflage 2024

Türkenstraße 89
80799 München
Tel.: 089 651285-0

Redaktion: Susanne Schneider
Umschlaggestaltung: Marc-Torben Fischer
Umschlagabbildung: Tobias Reetz; Shutterstock/HNK
Bilder im Innenteil: Übungsbilder: Tobias Reetz; Shutterstock: S.17/Magic mine; S.20/Designua; S.22/EreborMountain; S.24/Arn-Pas; S.25/Claudio Caridi; S.27/VectorMine; S.30/Aleksandar Filipov; S.32/JoeSAPhotos; S.34/Jade ThaiCatwalk; S.36/scien-cepics; S.42/Alila Medical Media; S.43/A.RICARDO; S.45/Macrovector; S.46/TippaPatt; S.48/Radiological imaging; S.50/Nomad_Soul; S.51/Bob Cullinan; S.52/PHOTOMDP; S.53/rob9000; S.57/lumerb; S.58/Samrith Na Lumpoon; S.62/ilona.shorokhova; S.67/Leonard Zhukovsky; S.72/Victor Velter; S.76/Joseph Sohm; S.94/Salty View; S.101/Celso Pupo; S.112/zartae292; S.139/sophiecat; S.243/DesignPrax;
AdobeStock: S.12, 104/Joe; S.40/Dirima; S.49/lightpoet; S.66/Pepermpron; S.70, 96, 102/VectorMine; S.78, 80/Matthieu; S.87/Microgen; S.91/Romario Ien; S.99/splitov27; S.105/JackF; S.108/Gorodenkoff; S.110/moccabunny; S.115/blackzheep; S.120/dusanpetkovic1; S.122/Kaspars Grinvalds; S.123/Andrey Popov; S.125/zzzdim; S.126/Beaunitta V W/peopleimages.com
Models: Pascal Bueb; Elena Smeenk; Debora Schweinsberg
Layout und Satz: Bernadett Linseisen (schere.style.papier), München
Druck: Florjancic Tisk d.o.o., Slowenien
Printed in the EU

ISBN Print 978-3-7423-2623-2
ISBN E-Book (PDF) 978-3-7453-2411-2
ISBN E-Book (EPUB, Mobi) 978-3-7453-2410-5

Weitere Informationen zum Verlag finden Sie unter
www.rivaverlag.de
Beachten Sie auch unsere weiteren Verlage unter www.m-vg.de

SILVAN SCHLEGEL

BACK IN THE GAME

DEIN PROGRAMM FÜR DEN OPTIMALEN WIEDEREINSTIEG

Wie du Sportverletzungen selbst behandelst
und zu deiner Leistungsfähigkeit zurückfindest

riva

INHALT

KAPITEL 4
ÜBUNGEN UND TRAININGSPLÄNE 127

VORWORT

Liebe Leserinnen und Leser,

Sport und Bewegung sind wesentliche Elemente eines gesunden Lebensstils, der nicht nur die körperliche, sondern auch die psychische Gesundheit fördert. Sie tragen dazu bei, das Risiko chronischer Krankheiten zu verringern und die Lebensqualität zu verbessern. Neben diesen positiven Aspekten birgt Sport aber auch potenzielle Risiken.

Sportverletzungen können durch äußere Einflüsse, wie Stürze oder Unfälle, oder durch Überlastungen entstehen und führen meist zu Schmerzen, Bewegungseinschränkungen oder einer verminderten Leistungsfähigkeit. Physiotherapie ist ein wichtiger Bestandteil der Behandlung. Sie unterstützt den Heilungsprozess und hilft dabei, die volle Funktionsfähigkeit des Bewegungsapparates wiederherzustellen. In meiner Arbeit als Professor für Fitness und Gesundheit erlebe ich täglich, wie wichtig ein ganzheitlicher Ansatz bei der Rehabilitation nach Sportverletzungen ist. Die deutschsprachige Literatur weist in diesem Bereich noch erhebliche Lücken auf.

Hier setzt Silvans Buch an, um Profi- und Freizeitsportlern zu zeigen, wie sie die Selbstheilungskräfte ihres Körpers mit physiotherapeutischen Ansätzen und Konzepten unterstützen können. Das Buch beleuchtet die neuesten Erkenntnisse und Methoden der Physiotherapie und zeigt praxisnahe Strategien auf, um Verletzungen vorzubeugen und eine erfolgreiche Rehabilitation zu ermöglichen. Es ist in einem wissenschaftlich fundierten und dennoch verständlichen Stil geschrieben. Dafür hat Silvan über 300 aktuelle Quellen miteinbezogen. Die Inhalte werden mit zahlreichen Abbildungen und Tabellen veranschaulicht und die Trainingsübungen entsprechend bebildert, um euch bei der praktischen Umsetzung zu helfen. Ich kenne Silvan als versierten Physiotherapeuten und passionierten Sportler. Diese Mischung und sein Erfahrungswissen, gepaart mit wissenschaftlichen Nachweisen für die einzelnen Thesen und Praktiken, machen das Buch zu einem *Good Read*!

Ich bin davon überzeugt, dass dieses Buch eine wertvolle Unterstützung für jeden Betroffenen ist, und hoffe, dass es euch bei euren Problemen hilft und ihr ein verletzungsfreies und sportliches Leben weiterführen könnt.

Mit sportlichen Grüßen

Prof. Dr. Stephan Geisler

Professor für Fitness und Gesundheit an der IST-Hochschule in Düsseldorf
und Präsident der NSCA GC Germany

EIN AKTIVER ANSATZ – »REHAB IS ABOUT YOU«

Warum tut es weh? Ist es etwas Schlimmes? Wie lange wird es dauern? Was kann ich tun, damit es besser wird? Diese vier Fragen stellt sich ein Patient, bevor er zum Physiotherapeuten geht.[1] Dabei geht es jedoch um viel mehr als um die Diagnose. Es geht um den Menschen dahinter – um seine einzigartige Geschichte, seine individuellen Sorgen und persönlichen Bedürfnisse.

Du bist der Experte für deinen eigenen Körper und spürst am besten, wenn etwas nicht stimmt oder sich anders anfühlt als gewohnt. Deshalb sollte sich die Behandlung an diesen individuellen Empfindungen orientieren.

Das Training während der Rehabilitation unterscheidet sich nicht wesentlich vom Training im Fitnessstudio. Der große Unterschied besteht darin, dass der Patient während der Bewegung meist Schmerzen hat und sich deshalb unsicher fühlt. Es gibt jedoch keinen *Quick Fix,* der die Schmerzen über Nacht verschwinden lässt. Es geht darum, kontinuierlich an einer Problematik zu arbeiten, damit sich der Körper immer weiter anpassen kann.

Nicht jede Verletzung braucht immer einen Namen. Es ist wichtig, einen Ansatz zu finden, um mit dem Problem umzugehen. Und da stellt sich die Frage: Was bist du bereit, für dich und deinen Körper zu tun? Kannst du akzeptieren, dass es mehrere Wochen dauern kann, bis du eine Besserung spürst? Und kannst du Verantwortung für deine eigene Gesundheit übernehmen? Dein Arzt und dein Physiotherapeut können dir den Weg zeigen und dich dabei unterstützen, aber du musst ihn selbst gehen. Deshalb heißt es am Ende: »Rehab is about You.«

DAS ERWARTET DICH IN DIESEM BUCH

Natürlich kann dir dieses Buch keine Heilung versprechen. Das wäre ethisch nicht vertretbar und wissenschaftlich auch nicht haltbar. Aber es kann dir zeigen, wie du deinen Körper bei der Bewältigung von Sportverletzungen und chronischen Schmerzproblemen unterstützen kannst. Ziel ist es, die neuesten wissenschaftlichen Erkenntnisse in praktische Ansätze umzusetzen. Dabei spielt die Theorie eine entscheidende Rolle, um die physiotherapeutischen Prinzipien zu verstehen und erfolgreich anzuwenden.

Im ersten Teil erarbeitest du dir ein Grundverständnis für die Entstehung von Sportverletzungen. Du erfährst, welche Erstmaßnahmen sinnvoll sind und welche du lieber vermeiden solltest. Im Anschluss lernst du verschiedene Sportverletzungen und ihre Besonderheiten kennen. Anhand dieser Beispiele werden einige Mythen rund um den menschlichen Körper aufgedeckt und relativiert.

Ein weiteres Kapitel ist den Präventionsstrategien gewidmet, um zu verstehen, ob und wie du Sportverletzungen vorbeugen kannst. Die Wissenschaft entwickelt sich ständig weiter, so auch die moderne Technik. Mittlerweile sind Fitnessarmbänder und Smartwatches nicht mehr aus dem Alltag wegzudenken. Ihr Einsatz ist Fluch und Segen zugleich. Wann macht es wirklich Sinn? Und welche Tests kannst du alternativ zu Hause durchführen, um deine Fortschritte zu verfolgen?

Abschließend bietet dieses Buch 75 Übungen, die auf verschiedene vierwöchige Trainingspläne verteilt sind. Diese Übungen können selbstständig zu Hause oder im Fitnessstudio durchgeführt werden und können dir dabei helfen, die Leistungsfähigkeit deines Körpers nach einer Verletzung wiederherzustellen. Es ist wichtig zu betonen, dass es wissenschaftlich nicht möglich ist, DIE Übungen gegen Rückenschmerzen beim Training oder gegen Kniebeschwerden beim Laufen zu definieren. Sie können dir jedoch einen ersten Anstoß geben und dir zeigen, was du selbst tun kannst.

FÜR WEN IST DIESES BUCH GESCHRIEBEN?

Dieses Buch richtet sich an ein breites Publikum von Freizeit- und Hobbysportlern. Aus Gründen der Lesbarkeit werden daher einige Sachverhalte vereinfacht dargestellt und anhand von Beispielen erläutert. Wer sich vertieft mit der Thematik auseinandersetzen möchte, findet im Anhang genügend Literaturempfehlungen. Der Schwerpunkt des Buches liegt auf der praktischen Umsetzung der theoretischen Grundlagen.

WARUM DU DIESES BUCH UNBEDINGT LESEN SOLLTEST

Dieses Buch bietet dir einen detaillierten Überblick über spezifische physiotherapeutische Ansätze, Techniken und Übungen, die bei einer Vielzahl von Sportverletzungen wirksam sein können. Es ermöglicht dir nicht nur ein besseres Verständnis für den Rehabilitationsprozess, sondern hilft dir auch bei der selbstständigen Umsetzung bewährter Strategien nach *Best-Practice*-Richtlinien.

Die Informationen und Tipps in diesem Buch sind nicht nur für Personen relevant, die aktuell von einer Verletzung betroffen sind, sondern auch für alle, die das Auftreten von Sportverletzungen langfristig reduzieren möchten. Durch die Aufklärung über Ursachen und Entstehung von Verletzungen werden wichtige Grundlagen geschaffen, um präventive Maßnahmen gezielt einsetzen zu können.

Sportverletzungen haben nicht nur körperliche, sondern auch psychische Folgen. Deshalb werden in diesem Buch auch Strategien für den Umgang mit mentalen Herausforderungen vermittelt. Und weil jeder Körper einzigartig ist, gibt es nicht immer eine Standardlösung, die funktioniert. Aus diesem Grund bietet dir das Buch zahlreiche Hinweise, wie du die vorgestellten Ansätze und Übungen individuell an deine Situation anpassen kannst, um dir eine möglichst effektive und personalisierte Rehabilitation zu gewährleisten.

VERLETZUNGEN IM PROFISPORT UND WAS DU DARAUS LERNEN KANNST

Es ist ein lauer Sommerabend im Herzen von London im Jahr 2012. Ein Abend, an dem Geschichte geschrieben wird. Knapp 60 000 Zuschauer sitzen gespannt auf ihren Plätzen im London Stadium und warten auf den Start über die 4x 100-Meter-Staffel der Männer. Einer der absoluten Höhepunkte der Leichtathletik-Weltmeisterschaften. Klarer Favorit ist wie in den vergangenen Jahren das Team aus Jamaika. Seit 2009 sind sie auf dieser Strecke ungeschlagen. Der Schlussläufer des Teams ist der schnellste Sprinter aller Zeiten – Usain Bolt.

Nach der Übergabe des Staffelstabs liegt es nun an ihm, den Sieg nach Hause zu laufen. Der Blick ist klar auf das Ziel gerichtet. Der kleine Rückstand auf das Team aus Großbritannien ist aufholbar. Doch schon nach wenigen Schritten wird klar, dass der Traum von fünf Goldmedaillen in

Folge an diesem Abend nicht in Erfüllung gehen wird. Ein Muskelkrampf im linken Oberschenkel bringt den Sprintsuperstar zu Fall. Mit einem lauten Schrei sinkt Bolt unter Tränen zu Boden – das dramatische Ende einer legendären Karriere.

Im Profisport sind die Athleten oft hohen körperlichen Belastungen ausgesetzt. Der Körper wird an seine absolute Leistungsgrenze gebracht. Nur so können neue Bestwerte erzielt werden. Und allein dadurch steigt das Risiko für das Auftreten einer Sportverletzung. Doch was kannst du aus den Erfahrungen der Profis lernen, um den eigenen Körper zu stärken und langfristig Freude am Sport zu haben?

Im Breitensport neigen viele dazu, die Signale des Körpers zu ignorieren oder herunterzuspielen. Es wird dann einfach weitertrainiert. Aber um welchen Preis? Profisportler sind darin geschult, auf die Signale ihres Körpers zu achten und Überlastungen frühzeitig zu erkennen. Wenn du also auf deinen Körper hörst und bei Schmerzen, Verspannungen oder Ermüdungserscheinungen aufmerksam wirst, kannst du frühzeitig reagieren und das Training gegebenenfalls anpassen oder eine Pause einlegen.

Ab einem gewissen Niveau kommt es auch auf das »Team dahinter« an. Viele Athleten werden von einem Team aus Ärzten, Physiotherapeuten, Ernährungsberatern und Psychologen umfassend betreut und bei Wettkämpfen begleitet. Auch wenn du nicht auf eine solche Betreuung zurückgreifen kannst, kannst du jederzeit professionelle Hilfe in Anspruch nehmen, wenn du selbst nicht mehr weiterkommst. Regelmäßige Gesundheitschecks und Beratungen durch Experten können helfen, Probleme frühzeitig zu erkennen und geeignete Maßnahmen zu ergreifen. Und was gibt es Besseres, als in den eigenen Körper zu investieren?

Profisportler legen außerdem großen Wert auf die Regeneration, um ihre Leistungsfähigkeit zu erhalten und sich auf die nächste Einheit vorzubereiten. Auch im Breitensport ist die Regeneration von zentraler Bedeutung, insbesondere nach einem anstrengenden Arbeitstag. Dazu gehören genügend Schlaf, eine ausreichende Kalorienzufuhr und gezielte Erholungsphasen, um den Körper zu stärken und so das Risiko für das Auftreten einer Verletzung zu reduzieren.

Und das muss alles gar nicht so kompliziert sein. Im Breitensport geht es darum, gezielte Maßnahmen zu finden, die eine große Wirkung haben. Und da ist weniger definitiv mehr. Bevor du also teure Trainingsgeräte oder Hilfsmittel kaufst, überlege dir, ob die Grundlage bei dir stimmt und ob du wirklich schon an allen großen Schrauben gedreht hast. Und um diese Schrauben besser zu verstehen, solltest du wissen, was bei einer Verletzung wirklich passiert.

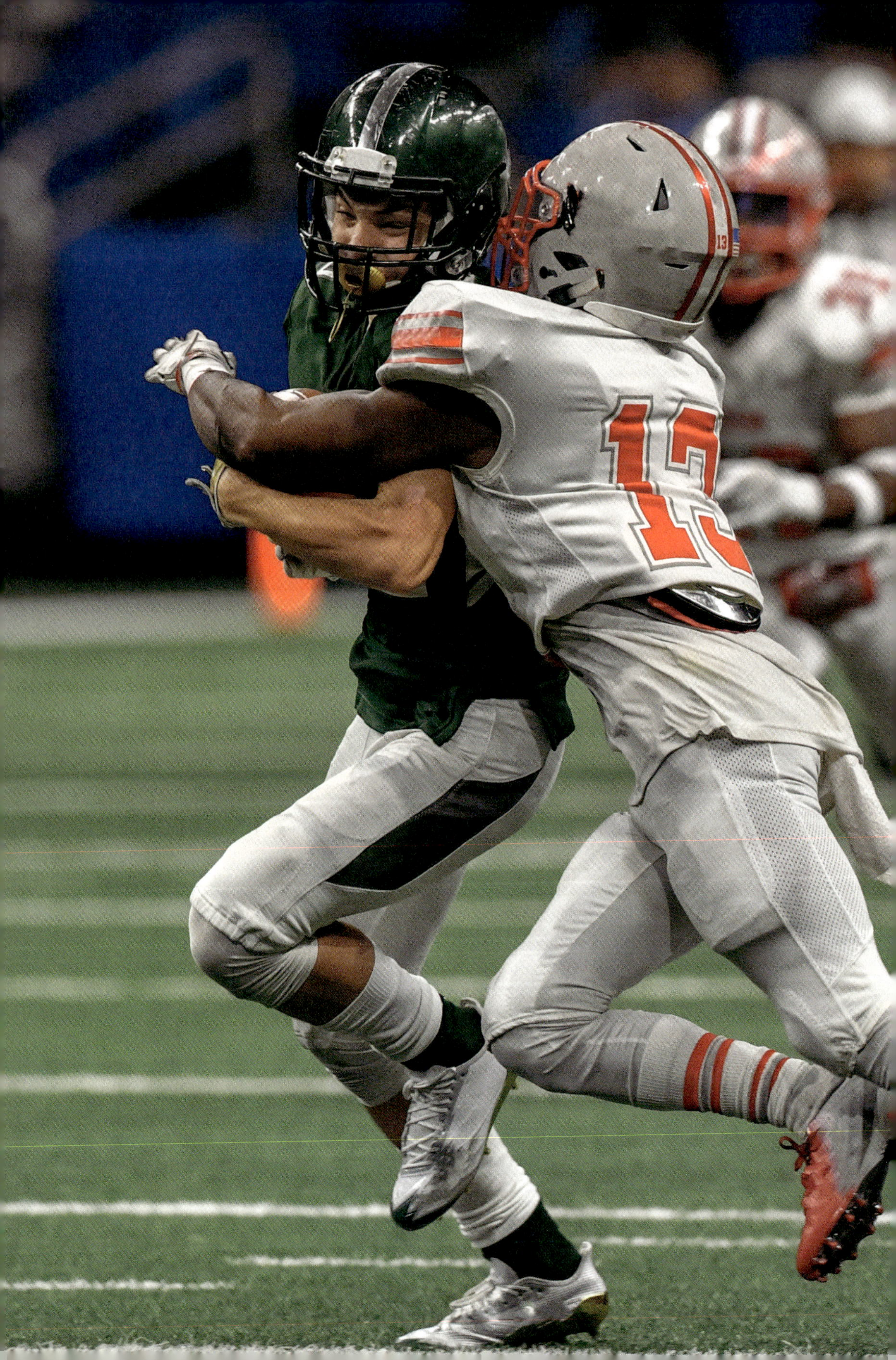
13

KAPITEL 1

WAS PASSIERT BEI EINER VERLETZUNG?

Sportverletzungen gehören zum Leben wie die Wellen zum Ozean. Anders als im Alltag treten sie vor allem im Training oder während eines Wettkampfs auf. Dabei kann eine Verletzung durch den Kontakt mit einem Gegner, aber auch ohne konkreten Zusammenhang mit einer Bewegung entstehen. Doch was passiert eigentlich, wenn Gewebe kaputtgeht? Wie genau reagiert der Körper darauf? Und wie kann es sein, dass ein Profisportler schon wenige Wochen nach einer Verletzung wieder auf dem Platz steht?

In diesem Kapitel lernst du verschiedene physiotherapeutische Konzepte kennen, die dein Verständnis für die Entstehung von Sportverletzungen vertiefen sollen. Mit dieser Grundlage wirst du verstehen, wie die Heilungsprozesse im Körper ablaufen, welche Erstmaßnahmen du bei einer Verletzung anwenden kannst und wie sich dein Körper an unterschiedliche Situationen anpasst.

BELASTUNG UND BELASTBARKEIT

Der menschliche Körper ist unglaublich widerstandsfähig. Egal, ob du so schnell laufen willst wie Usain Bolt, so stark sein willst wie Hafþór Júlíus Björnsson oder dich so artistisch wie Simone Biles Owens über den Schwebebalken bewegen willst – dein Körper ist oft zu deutlich mehr in der Lage, als du denkst. Natürlich passieren solche Höchstleistungen nicht einfach so. Durch das Training wird der Körper Schritt für Schritt darauf vorbereitet. Dabei spielt nicht nur die Belastung, sondern auch die Belastbarkeit eine zentrale Rolle.

Die Belastung beschreibt die Gesamtheit aller äußeren Kräfte, die auf den Körper einwirken. Dazu gehören physische und psychische Belastungen sowie verschiedene Umweltfaktoren. Beim Krafttraining zum Beispiel belastet ein schweres Gewicht die unterschiedlichen Strukturen deines Körpers. Auch der Arbeitsalltag oder die Beziehung zu geliebten Menschen können belastend sein. Und wenn du zum ersten Mal mit neuen Laufschuhen unterwegs bist oder die Temperaturen im Sommer sehr hoch sind, kann das die Belastung für den Körper ebenfalls erhöhen.

Die Belastbarkeit ist die Fähigkeit des menschlichen Körpers, Stressoren zu tolerieren und sich von verschiedenen Belastungsfaktoren zu erholen, ohne dass es zu einer Verletzung kommt. Diese Fähigkeit ist von Mensch zu Mensch unterschiedlich, entwickelt sich im Laufe der Zeit und wird von vielen Faktoren wie dem Alter, der Genetik und der Ernährung beeinflusst. Eine hohe Belastbarkeit steigert die körperliche Leistungsfähigkeit. Du bist widerstandsfähiger. Umgekehrt erhöht eine geringe Belastbarkeit die Verletzungsanfälligkeit.

Viele Verletzungen entstehen durch ein Ungleichgewicht zwischen Belastung und Belastbarkeit. Ein Riss der Achillessehne zum Beispiel passiert zum Glück nicht einfach so. Solange die Sehne gesund ist und die äußere Belastung konstant bleibt, kann dein Körper gut damit umgehen.[2] Außerdem sorgen ausreichend Schlaf und eine ausgewogene Ernährung dafür, dass du dich wieder fit fühlst und für das nächste Training bereit bist.[3] Doch was passiert, wenn sich diese Faktoren ändern?

Die Trainingsbelastung ist seit vielen Wochen deutlich höher, als dein Körper es gewohnt ist. Du bist momentan zeitlich stark eingebunden, da ein Abgabetermin um vier Wochen vorverlegt wurde und du bis dahin deine Ergebnisse präsentieren musst. Statt der üblichen acht Stunden Nachtschlaf schaffst du derzeit nur fünf Stunden, um pünktlich wieder im Büro zu sein. Und die

Mittagspause, in der du normalerweise mit deinen Kollegen essen gehst, besteht zurzeit nur aus einem Shake und einem Griff in die Gummibärchenschachtel, die so bereitwillig in der Küche steht. In einer solchen Situation ist dein Körper anfälliger für Verletzungen.

An dieser Stelle ist es wichtig zu erwähnen, dass Verletzungen nie mit absoluter Sicherheit vorhergesagt werden können, da jeder Mensch unterschiedlich von diesen Faktoren beeinflusst wird und auch anders mit ihnen umgeht.[4] Daraus ergibt sich ein individuelles Verletzungsrisiko. Und deshalb ist es wichtig, dass du dich auf die Faktoren konzentrierst, die du wirklich beeinflussen kannst. Genau darum geht es beim Thema Prävention, über das du in diesem Buch noch mehr erfahren wirst.

Im Zusammenhang mit einer Verletzung, aber auch im Prozess der Verletzungsrisikoverminderung ist es wichtig, die Belastungsfaktoren zu erkennen und so zu steuern, dass die Belastbarkeit des Körpers nicht überschritten wird. Dazu gehören ausreichende Erholungsphasen, die Einhaltung eines gut strukturierten Trainingsplans, aber auch die konsequente Umsetzung von Regenerationsmaßnahmen wie eine ausreichende Kalorienzufuhr und Schlaf. Nur so kann der Körper mit der Zeit belastbarer, stärker und verletzungsresistenter werden.[5] Dieser Prozess erfordert Zeit und Geduld.

DAS SAID-PRINZIP

Ein wichtiges Konzept im Bereich des Krafttrainings und in der Rehabilitation ist das sogenannte SAID-Prinzip. Es bildet die Grundlage dafür, wie dein Körper auf die Trainingsreize reagiert, und spielt eine zentrale Rolle für den Aufbau des optimalen Trainingsprogramms. SAID steht für *Specific Adaptation to Imposed Demands*, zu Deutsch »spezifische Anpassung an einen von außen einwirkenden Reiz«. Das bedeutet, dass du dich an das, was du trainierst, anpasst.

Dieser Anpassungsprozess kann sich auf unterschiedliche Weise äußern und alle Systeme des Körpers betreffen. Dazu gehören beispielsweise die Muskulatur, der Knochen- und Bandapparat, das Herz-Kreislauf-System und das Nervensystem. Beim Krafttraining wächst also nicht nur der Bizeps, auch wenn das natürlich oft das Ziel ist. Solange der Reiz groß genug ist, passt sich das Gewebe an, um einer späteren Belastung besser standhalten zu können. Und das betrifft den ganzen Körper.[6]

Wenn du im Fitnessstudio regelmäßig schwere Gewichte bewegst, werden deine Muskeln stärker. Dein Körper reagiert auf die Belastung, indem er zusätzliches Gewebe aufbaut, wodurch er effizienter arbeitet.[7] Krafttraining hat viele Vorteile und wirkt sich positiv auf deine allgemeine

Gesundheit aus. Es bedeutet aber nicht, dass du automatisch auch schneller läufst, da dein Körper eben nicht gezielt auf diese Bewegung vorbereitet wird. Die Art der Belastung bestimmt also, wie der Körper auf das Training reagiert.[8]

Dieser Ansatz kann auch auf die Rehabilitation von Sportverletzungen angewendet werden. Wenn die Kraft des Quadrizeps nach einer Kreuzbandoperation nachgelassen hat, muss die Kraftentwicklung des Quadrizeps trainiert werden. Wenn die Sprunggelenksstabilität nach einer Verletzung nicht mehr kontrolliert werden kann, muss die Stabilisationsfähigkeit des Sprunggelenks trainiert werden.[9] Wenn das Schultergelenk nach einer Luxation (Verletzung durch übermäßige Krafteinwirkung und Verschiebung der sonst in Kontakt stehenden Gelenkflächen) noch schmerzhaft eingeschränkt ist, die volle Beweglichkeit aber für den Sport unabdingbar ist, muss die Beweglichkeit des Schultergelenks trainiert werden. Das gewährleistet nicht nur eine optimale Genesung, sondern reduziert auch das Risiko für eine Wiederverletzung.[10]

Es ist jedoch wichtig zu beachten, dass das SAID-Prinzip auch seine Grenzen hat. Es bedeutet nicht, dass sich das Training nur auf eine bestimmte Aktivität konzentrieren soll. Vielmehr geht es darum, das Training so zu gestalten, dass es den Zielen der Rehabilitation entspricht. Bevor du anfängst, solltest du dir die folgenden Fragen stellen:

- Welches Gewebe wurde verletzt?
- Wie wurde das Gewebe verletzt?
- Welche Funktion ist durch die Verletzung eingeschränkt?
- Welches Bewegungsmuster könnte die Verletzung verursacht haben?
- Welchen Belastungen ist das Gewebe während der sportlichen Aktivität ausgesetzt?

Wenn du das SAID-Prinzip verstehst und anwendest, kannst du sicher sein, dass du effektiv und zielgerichtet arbeitest, um nach einer Verletzung wieder leistungsfähig zu werden. Es bildet die Grundlage für alle Trainingsprogramme, die du in diesem Buch findest.

EINFLUSS DES ZENTRALEN NERVENSYSTEMS

Neben dem Verhältnis von Belastung und Belastbarkeit spielt auch das zentrale Nervensystem (ZNS) eine entscheidende Rolle bei der Entstehung und Vorbeugung von Sportverletzungen. Das ZNS ist dein Zentralcomputer, deine übergeordnete Schaltzentrale, und besteht aus dem

Gehirn und dem Rückenmark. Es steuert nahezu alle Funktionen des menschlichen Körpers, wie die Ausführung verschiedener Bewegungen, die Verarbeitung unterschiedlicher Sinneseindrücke sowie den Ablauf aller kognitiven Prozesse.

Egal, ob du einen Basketball in den Korb werfen willst, den Abschlag beim Golf verbessern möchtest oder einfach nur der Straßenbahn hinterherlaufen musst, weil du mal wieder zu spät dran bist – um deine Bewegungen kontrollieren und präzise ausführen zu können, brauchst du ein gut funktionierendes ZNS. Eine gestörte Kommunikation zwischen Schaltzentrale und Muskulatur führt zu Koordinationsproblemen und erhöht das Verletzungsrisiko.[11]

Aber was passiert, wenn auf dem Weg zur Bahn plötzlich ein Hund aus dem Gebüsch springt oder du kurz vor dem Wurf von einem Gegenspieler geblockt wirst? Damit du nicht stolperst oder der Wurf ins Leere geht, sind schnelle Reaktionen auf sich verändernde Situationen entscheidend.[12] Das ZNS verarbeitet alle Sinneseindrücke, die auf den Körper einströmen, und gleicht sie mit dem ab, was es kennt und gelernt hat. Je effizienter dieser Prozess abläuft, desto schneller kannst du eine Entscheidung treffen und entsprechend reagieren.[13]

Da du den Hund natürlich nicht verletzen willst, entschließt du dich dazu abzuspringen, um eine Kollision zu vermeiden. Leider übersiehst du eine Wurzel, die sich direkt dahinter von einem nahe stehenden Baum aus dem Boden gräbt. Du landest, schaffst es aber nicht mehr, rechtzeitig

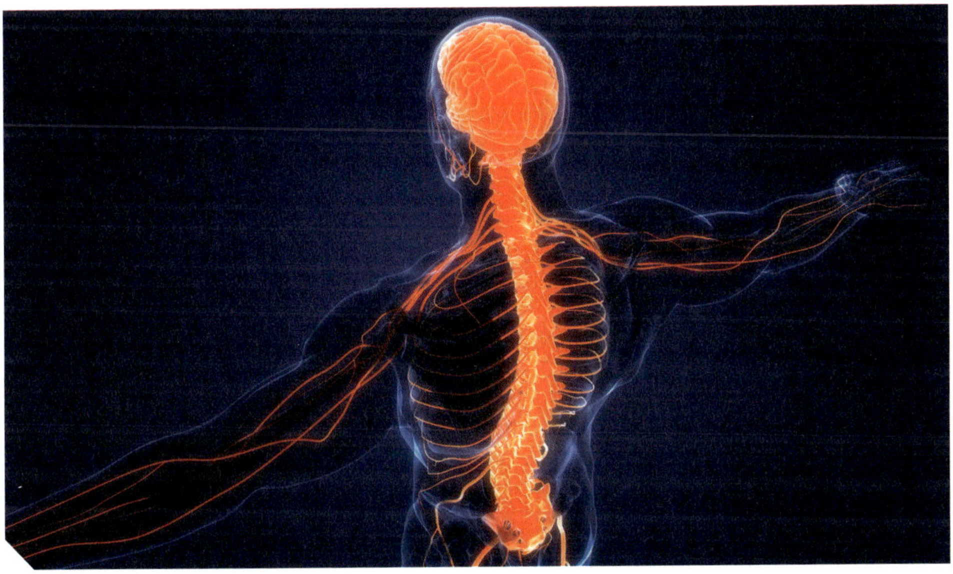

Das zentrale Nervensystem besteht aus dem Gehirn und dem Rückenmark. Es ist das Kontrollzentrum des Körpers.

das Gleichgewicht wiederzufinden. In diesem Moment spannt dein ZNS alle Muskeln an, damit dein Körper den Sturz abfangen kann und sich im besten Fall nicht dabei verletzt.

Nach dem Sturz rappelst du dich auf, suchst deinen Körper auf Schürfwunden ab, klopfst dir den Dreck von der Hose und merkst plötzlich, dass dir die Hüfte wehtut. Schmerz ist ein überlebenswichtiges Signal deines Körpers, dass gerade etwas passiert ist, was so definitiv nicht geplant war.[14] Und für die Verarbeitung dieser Schmerzsignale ist wiederum das ZNS zuständig. So bekommst du schnell ein Gefühl dafür, ob gerade etwas Schlimmes passiert ist oder ob du in ein oder zwei Tagen wieder trainieren kannst.

Stell dir mal vor, du bekommst gar keine Schmerzsignale mehr von deinem Körper. Dann müsstest du immer erst mit den Augen nachsehen, ob nicht doch etwas Schlimmeres passiert ist. Das wäre doch ganz schön nervig, oder? Wie komplex Schmerzen jedoch sein können, erfährst du im zweiten Kapitel.

Zusammenfassend lässt sich sagen, dass eine Bewegung ohne das zentrale Nervensystem nicht möglich ist. Durch die Verarbeitung und Interpretation aller äußeren Reize steuert das ZNS zum Beispiel die Spannung der Muskulatur, um entsprechend zu reagieren.[15] Es bleibt die Frage: Wie passt sich der Körper an verschiedene Belastungen an?

DEIN KÖRPER IST »ANTIFRAGIL«

»Antifragilität« beschreibt die Fähigkeit eines Systems, von Stressoren zu profitieren und dadurch seine Widerstandsfähigkeit zu erhöhen, anstatt unter ihnen zu leiden. Der Begriff wurde von dem bekannten Essayisten und Finanzmathematiker Nassim Nicholas Taleb geprägt, als er unvorhersehbare Ereignisse in Politik und Finanzwelt beobachtete.[16] Das Prinzip lässt sich jedoch nicht nur auf die Wirtschaft, sondern auch auf den menschlichen Körper anwenden.

Antifragilität unterscheidet nicht, ob du robust bist und äußeren Belastungen standhalten kannst oder ob du anfällig bist und unter Druck zusammenbrichst. Sie bedeutet vielmehr, dass ein System durch Stressoren und Herausforderungen gestärkt wird. Der menschliche Körper ist ein Paradebeispiel für dieses Konzept. Er hört nie auf, sich an verändernde Lebenssituationen und Umwelteinflüsse anzupassen, sich zu regenerieren und dadurch stärker zu werden. Das erkannte auch der Berliner Anatom und Chirurg Julius Wolff (1836-1902). Er beschrieb bereits 1892, dass Knochen unter Belastung dichter und fester werden.[17]

Wenn du im Alltag aktiv bist und dich gegen einen Widerstand bewegst, werden deine Muskeln, aber auch dein Skelett und der Kapsel-Band-Apparat belastet. Es kommt zu Mikroverletzungen im Gewebe und du fühlst dich körperlich erschöpft. Und nun geschieht das Bemerkenswerte: Der Körper erkennt die Notwendigkeit, sich anzupassen und stärker zu werden. Die Muskelzellen werden dicker, die Knochenstruktur wird kompakter und die Bänder werden fester. Du profitierst von der Belastung und wirst »antifragil«.

Ein weiteres Beispiel ist das Immunsystem. Wenn du mit Krankheitserregern in Kontakt kommst, reagiert dein Körper, um die Eindringlinge zu bekämpfen. Er produziert Antikörper und entwickelt einen spezifischen Abwehrmechanismus. Und wenn du später mit dem gleichen Erreger konfrontiert wirst, reagiert dein Körper dieses Mal schneller und effizienter. Er ist immun und »antifragil« gegen den spezifischen Erreger.[18]

Aber auch psychische Herausforderungen und der Umgang mit stressigen Situationen können dazu führen, dass der Körper dazulernt. Indem du Strategien findest, mit Stress umzugehen, wirst du widerstandsfähiger gegenüber zukünftigen Ereignissen. In der Psychologie spricht man auch von »mentaler Resilienz«. Dein Körper lernt, mit Rückschlägen und Unsicherheiten umzugehen, anstatt von ihnen überwältigt zu werden.

Um die Antifragilität des menschlichen Körpers zu verbessern, ist es wichtig, dass du dich den Herausforderungen aktiv stellst. Es geht nicht darum, Belastungen aus dem Weg zu gehen, um sich nicht zu verletzen, oder stressige Situationen zu vermeiden, um nicht daran zu zerbrechen. Es ist wichtig zu verstehen, dass du von diesen Problemen profitieren kannst und dass du dich nur auf diese Weise für die Herausforderungen des Lebens wappnen kannst.

BINDEGEWEBE

Bestimmt hast du schon einmal von verschiedenen Gewebearten gehört. Grundsätzlich können sich bestimmte Zellen des menschlichen Körpers zu einem funktionellen Gewebe zusammenschließen, um eine bestimmte Aufgabe zu erfüllen. Neben den offensichtlichen Ausprägungen wie dem Muskel- oder Nervengewebe gibt es in deinem Körper auch sogenanntes Epithelgewebe, aus dem zum Beispiel die Haut besteht, sowie Binde- und Stützgewebe. Zusammen bilden sie die vier Grundgewebearten.[19]

Auch wenn du in den folgenden Kapiteln vom Bindegewebe lesen wirst, hat es weitaus mehr Aufgaben, als die verschiedenen Gewebearten miteinander zu »verbinden«. Das Bindegewebe besteht aus verschiedenen Fasern, einer Grundsubstanz und Bindegewebszellen, die für die Produktion der Fasern verantwortlich sind. Im Prinzip kannst du dir das wie eine richtig leckere Lasagne vorstellen.[20] Die Nudelplatten können mal fester, mal etwas weicher und elastischer

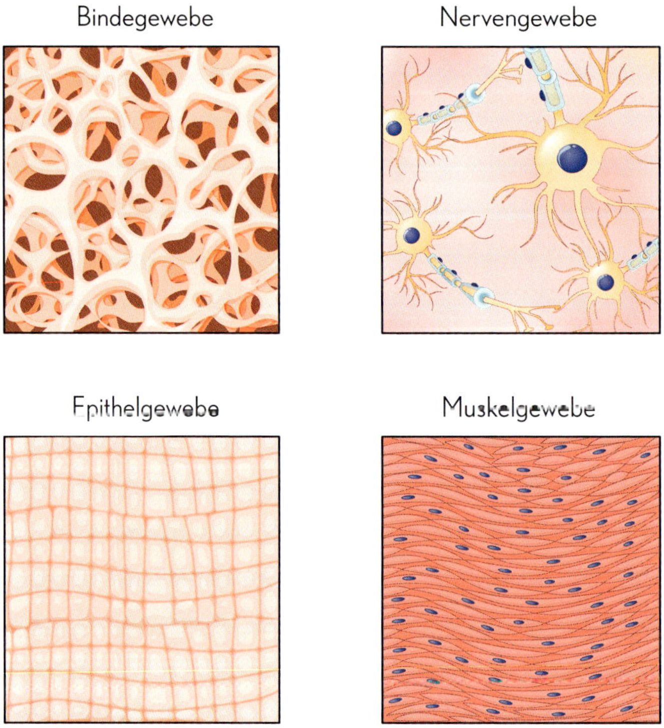

Im Körper schließen sich verschiedene Zellen zusammen und bilden ein funktionsfähiges Gewebe. Es werden vier Grundgewebearten unterschieden.

sein und sich je nach Anordnung auch quer durch die Lasagne ziehen. Genauso finden sich im Bindegewebe feste Kollagenfasern, elastische Fasern und retikuläre Fasern, die sich wie ein Netz ausbreiten können.

Die Grundsubstanz kann Flüssigkeit in Form von Wasser speichern und an die umgebenden Strukturen abgeben. So sind alle Nudelplatten miteinander verbunden und bilden ein sogenanntes Kontinuum. In dieser Grundsubstanz befinden sich auch bestimmte Zellen, die einerseits für die Faserproduktion und andererseits für verschiedene Prozesse des Immunsystems verantwortlich sind.

Der wichtigste Zelltyp ist der Fibroblast – der Chef des Bindegewebes. Er sorgt dafür, dass immer genügend Fasern vorhanden sind und das Gewebe seine Struktur behält. Denn wenn du trainierst und deinem Körper das Signal gibst, sich anzupassen und stärker zu werden, dann kommt dieser Reiz vor allem beim Fibroblasten an. Mechanische Reize sind wichtig, damit dein Körper beginnt, neues Gewebe zu bilden.[21]

Neben der Verbindung verschiedener Strukturen besteht die Hauptfunktion des Bindegewebes darin, einwirkende Kräfte aufzunehmen und uns zu stützen. Es gibt deinem Körper seine individuelle Form und hält alles zusammen. Außerdem umhüllt es wie ein Mantel alle Organe, damit sie ungestört arbeiten können. Und neben Wasser kann es auch Fett und andere Substanzen speichern und dem Körper bei Bedarf zur Verfügung stellen.

Je nach Art der Belastung muss das Bindegewebe unterschiedlich aufgebaut sein, um die auf den Körper einwirkenden Kräfte bestmöglich abzufangen. Grundsätzlich lassen sich fünf Arten von Bindegewebe unterscheiden:[22]

- Lockeres Bindegewebe: Haut, Schleimhäute und Organschutz
- Straffes Bindegewebe: Sehnen, Bänder
- Fettgewebe: Energiespeicher und Organschutz
- Knorpelgewebe: Oberfläche in jedem echten Gelenk, Bandscheiben, Menisken
- Knochengewebe: Aufbau des Skeletts und Blutbildung

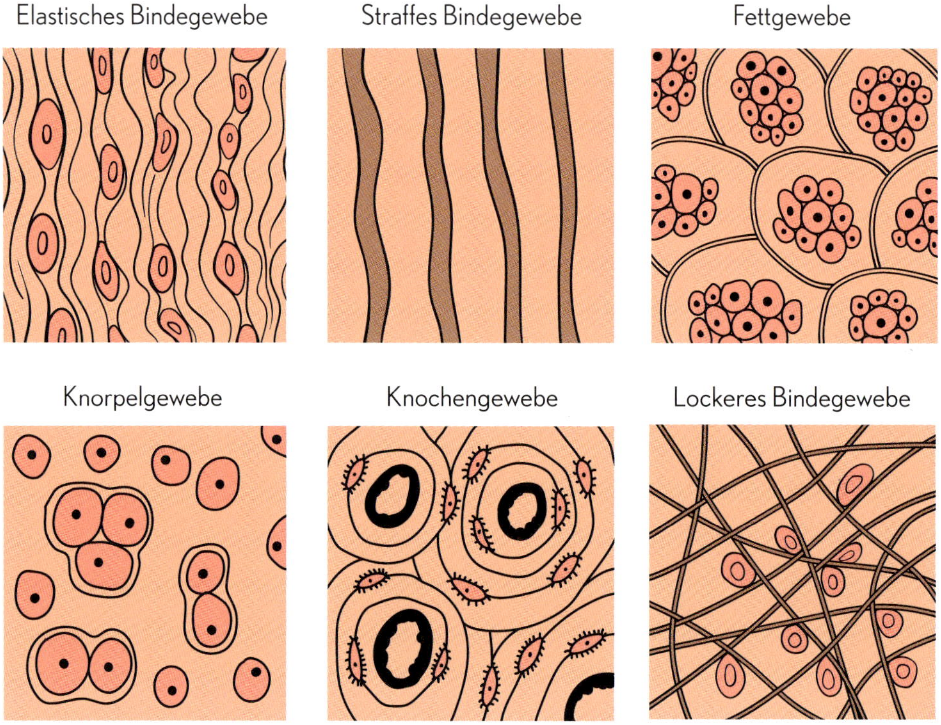

Bindegewebe kann verschiedene Formen annehmen und je nach Aufgabe weicher, fester oder elastischer sein.

Natürlich ist der Aufbau hier stark vereinfacht dargestellt, allerdings gibt er einen ersten Einblick in die Abläufe während der Rehabilitation. Ist ein Bereich des Bindegewebes gestört, kann das zu erheblichen Problemen führen. Denke nur einmal an einen Kreuzbandriss oder einen Bandscheibenvorfall. In beiden Fällen ist das Bindegewebe geschädigt, und es gilt, die Funktion bestmöglich wiederherzustellen. Und dafür hat dein Körper eine eigene Superkraft: die Wundheilung.

KOLLAGENFASERSYNTHESE

Bindegewebsfasern werden von Fibroblasten gebildet – das ist Chefsache. Sie bestehen aus Kollagen, dem häufigsten Protein im menschlichen Körper. Insgesamt machen Kollagenfasern etwa 30 Prozent aller vorhandenen Proteine aus.[23] Du kannst sie dir wie dicke Drahtseile vorstellen, die aus parallel angeordneten und in sich verdrehten Molekülen bestehen. Sie sind extrem zugfest und lassen sich in ihrer Längsrichtung nur schwer verformen.[24]

Je nach Anordnung der Fasern kann ein Gewebe mehr oder weniger flexibel sein. In der Haut verlaufen die Fasern zum Beispiel in verschiedenen Richtungen. Dadurch kann sich die Haut bei Bewegung anpassen, bis alle Fasern unter Spannung stehen. Wird die Spannung gelöst, kehrt das Gewebe sofort in seine ursprüngliche Form zurück.[25] In einer Sehne sind die Fasern größtenteils parallel und in Reihe angeordnet. Nur so können die hohen Zugkräfte der Muskulatur auf die Knochen übertragen werden.[26]

Je nach Gewebe können die Anordnung und der Durchmesser der einzelnen Fasern variieren. Daraus ergeben sich über 20 verschiedene Fasertypen mit unterschiedlichen mechanischen Eigenschaften.[27] Die für dieses Buch wichtigsten Fasern sind Typ I, Typ II, Typ III und Typ IV:

- Typ I kommt vor allem in Sehnen, Bändern und in der Haut vor und sorgt für Zugfestigkeit.
- Typ II kommt hauptsächlich im Gelenkknorpel vor und ist aufgrund seiner Struktur in der Lage, Druckbelastungen aufzunehmen.
- Typ III wird bei der Wundheilung gebildet und gibt dem neuen Gewebe seine erste dauerhafte Struktur. Er kommt auch in der Haut vor und sorgt für Elastizität.
- Typ IV hat eine netzartige Faserstruktur und umhüllt zum Beispiel die Blutgefäße.

Die Synthese (Aufbau) der Kollagenfasern findet zunächst in den Fibroblasten statt. Einzelne Moleküle werden zu längeren Ketten verknüpft. Dabei werden auch verschiedene Proteine gebildet, die später für die feste Verbindung der Fasern verantwortlich sind. Dazu benötigt der Körper ausreichend Vitamin C.[28] Außerhalb der Zelle sorgen anschließend verschiedene chemische Prozesse dafür, dass sich die einzelnen Kollagenketten zu kleinen Fasern zusammenfügen.[29]

Nach der Synthese sind diese Fasern noch nicht sehr stabil. Es kann mehrere Tage bis Wochen dauern, bis die volle Zugfestigkeit erreicht ist. Das hat den Vorteil, dass die Fasern während der Wundheilung immer wieder auf- und abgebaut werden können. Sind die neuen Fasern nach mehreren Wochen noch vorhanden, haben sie eine funktionelle Bedeutung und werden weiter in die Gewebestruktur eingebaut. Ist dieser Prozess abgeschlossen, kann Kollagen über mehrere Jahre ein fester Bestandteil des Gewebes sein.[30] Die durchschnittliche Umbauzeit von Typ-I-Kollagenfasern beträgt 300 bis 500 Tage. Beim Knochengewebe dauert dieser Prozess etwa zehn Jahre und beim Gelenkknorpel bis zu 300 Jahre.[31]

ES DAUERT 300 BIS 500 TAGE, IM DURCHSCHNITT ALSO ETWA EIN JAHR, BIS SICH TYP-I-KOLLAGENFASERN ERNEUERT HABEN.

WUNDHEILUNG – DEINE SUPERKRAFT

Stell dir vor, du schneidest das Gemüse für eine leckere Lasagne. In einem unachtsamen Moment rutscht dir das Messer ab und die scharfe Klinge landet auf deinem Daumen. Sofort fließt Blut. Der Finger pocht, und du merkst, wie plötzlich der Schmerz einschießt. Doch nach ein paar Minuten ändert sich die Situation. Der Schmerz breitet sich im Daumen aus, das Gewebe schwillt leicht an, aber das Blut tropft nicht mehr auf das Brettchen. Wie kann es sein, dass dieser Vorgang immer gleich abläuft? Und was ist nötig, damit der Körper so schnell reagiert?

Unmittelbar nach einer Verletzung beginnt der Heilungsprozess. Der Körper wartet nicht erst ab, wie schwer die Verletzung ist. Er beginnt sofort. Egal, ob es sich um einen winzigen Schnitt am Finger, eine große Schürfwunde am Rücken oder eine Operationsnaht am Knie handelt – der Körper hat die Fähigkeit, sich selbst zu heilen.[32]

Im Tierreich gibt es einige Würmer, Amphibien und Reptilien, die ganze Gliedmaßen nachbilden können. Das klingt erst mal nach Science-Fiction, oder? Der Axolotl – ein mexikanischer Schwanzlurch – kann sogar ganze Organe mit allen Funktionen nachwachsen lassen. Je nach Größe kann dieser Prozess mehrere Wochen bis Monate dauern. Er ist das Ergebnis einer speziellen genetischen Anpassung, die so auch beim Menschen zu finden ist.[33]

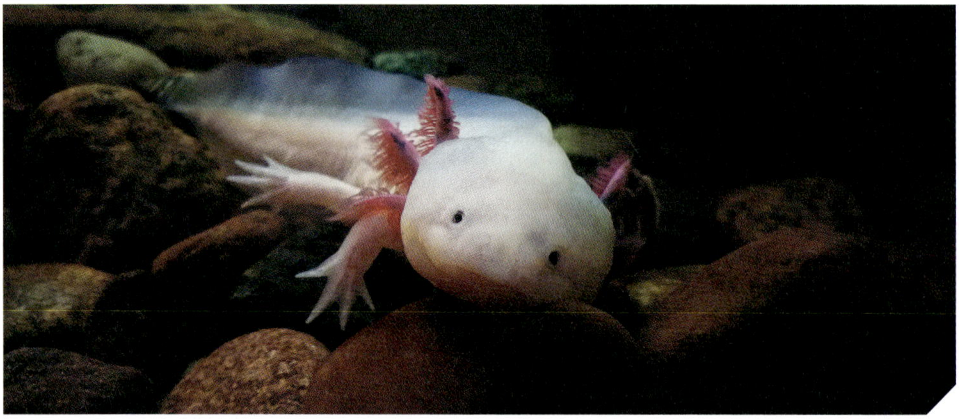

Der Axolotl kann ganze Gliedmaßen und Organe nachbilden.

Die Forschung versucht seit vielen Jahren zu verstehen, wie dieser Prozess abläuft. Die Möglichkeit, Organe und Gliedmaßen nachzubilden, ist ein großer Wunsch der Medizin. Der Film *The Amazing Spider-Man* (2012) verbindet Fiktion und Realität und zeigt, dass die Entwicklung und Anwendung solcher regenerativen Technologien faszinierend ist, aber auch große Herausforderungen mit sich bringt. In einer Welt, in der die Grenzen der Medizin immer weiter verschoben werden, muss der Fortschritt im Einklang mit ethischen Prinzipien und Sicherheitsstandards stehen.

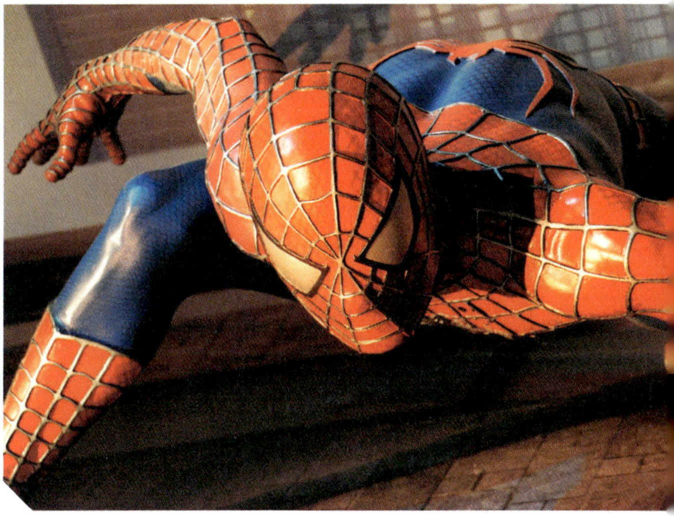

Spider-Man verbindet Fiktion und Realität der regenerativen Technologien.

Der Ablauf der Wundheilung ist immer gleich und kann in vier Phasen unterteilt werden:[34]

- Entzündungsphase (bis zu sieben Tage nach der Verletzung)
- Proliferationsphase (bis zu drei Wochen nach der Verletzung)
- Konsolidierungsphase (bis zu zwei Monate nach der Verletzung)
- Organisationsphase (bis zu eineinhalb Jahre nach der Verletzung)

Es ist wichtig zu beachten, dass die Phasen zwar unterteilt sind, aber fließend ineinander übergehen. Ein falsches Timing während der Rehabilitation kann die Differenzierung der Zellen stark beeinflussen, was zu langfristigen Funktionsproblemen führen kann. Deshalb ist es wichtig, den richtigen Zeitpunkt für die nächste Belastungsstufe zu bestimmen. Dafür gibt es bestimmte Kriterien, die du im vierten Kapitel findest.

DIE BEDEUTUNG DES RICHTIGEN ZEITPUNKTS

Bei der Rehabilitation geht es darum, den richtigen Moment für die nächste Belastungsstufe zu finden. Eine zu frühe, aber auch eine zu späte Steigerung kann zu langfristigen Funktionsproblemen führen.

Aber auch der Lebensstil spielt eine wichtige Rolle. Nikotin, Alkohol und Zucker wirken sich nachweislich negativ auf den Heilungsverlauf aus. Rauchen beispielsweise vermindert die Durchblutung und damit die Sauerstoffversorgung des Gewebes.[35] Alkohol und Zucker können Entzündungsprozesse im Körper verstärken, was die Heilung zusätzlich verzögert.[36]

Die Dauer der Wundheilung ist ein natürlicher Prozess, der nicht beschleunigt werden kann. Hier ist vor allem Geduld gefragt. Durch eine gesunde Lebensweise und die richtige Ernährung kann das Ergebnis jedoch positiv beeinflusst werden. Das bedeutet, dass das neue Gewebe optimal zusammenwächst und nach Abschluss der Regeneration bestmöglich belastet werden kann.

ENTZÜNDUNGSPHASE

Alles beginnt mit der Entzündungsphase. Sie ist der erste entscheidende Schritt auf dem Weg zur Heilung und dauert je nach Stoffwechselsituation zwei bis sieben Tage. In dieser Zeit greifen viele verschiedene Regulationsmechanismen ineinander, um Flüssigkeit, Immunzellen und Fibroblasten in das Wundgebiet zu bringen.[37] Es kommt zu den klassischen Entzündungszeichen: Rötung, Schwellung, Wärme und Schmerz. Darüber hinaus findet sich in der Fachliteratur der Begriff *Functio laesa*, was so viel wie »Funktionsverlust« bedeutet, da die Beweglichkeit des Gewebes durch die Kombination von Schwellung und Schmerz oft eingeschränkt ist.[38]

Der Ablauf folgt immer dem gleichen, sehr komplexen Schema.[39] Zunächst muss die Wunde vor Eindringlingen geschützt werden. Dazu mobilisiert der Körper seine Abwehrkräfte in Form von weißen Blutkörperchen, um Infektionen zu verhindern und Bakterien zu bekämpfen. Außerdem muss die Blutung gestoppt werden. Verschiedene Blutgerinnungsfaktoren und sogenannte Fibrinmoleküle sorgen für den initialen Verschluss, ziehen die Wundränder zusammen und sorgen für eine erste Zugfestigkeit des Gewebes.[40]

Wenn man in dieser Phase den Finger nach einer Schnittverletzung aktiv streckt, spürt man die Spannung der Fibrinmoleküle. Meist ist es angenehmer, die Wundränder anzunähern und den Finger leicht zu beugen. Unterstützend reduziert der Körper die Durchblutung, indem er die Gefäße zusammenzieht und so den Blutverlust minimiert. Bei kleineren Verletzungen dauert dieser Prozess etwa eine Minute.

Nach der Blutstillung beginnt der Körper, das Wundgebiet zu säubern und das geschädigte Gewebe abzubauen. Hauptakteure sind dabei die sogenannten Makrophagen. Sie gehören ebenfalls zu den weißen Blutkörperchen und sind im Grunde kleine Pac-Men im Blutkreislauf.

Die Phasen der Wundheilung

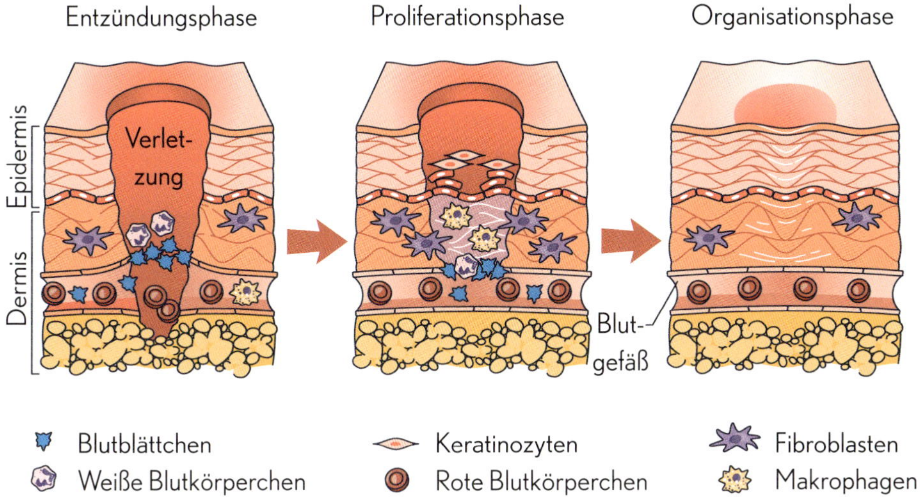

Der schematische Ablauf der Wundheilung zeigt, wie unterschiedliche Zellen die Verletzung versorgen und sie schrittweise heilen.

Sie können Bakterien, zerstörte Zellen und andere Moleküle auffressen und für den Körper unschädlich machen.[41] So entsteht ein Bauplatz für die Reparaturarbeiten.

Durch die Gewebeschädigung werden Dutzende von Entzündungsmediatoren und Botenstoffen freigesetzt, die ihrerseits verschiedene Zellreaktionen hervorrufen. Sie alle hier darzustellen, würde den Rahmen dieses Buches völlig sprengen. Wichtig zu wissen ist, dass durch diese Vorgänge freie Nervenenden gereizt werden. So gelangt der Schmerz ins Bewusstsein und gibt dem Körper das Signal, dass etwas passiert ist.[42] Außerdem werden die Gefäße im Wundbereich geweitet, um eine ausreichende Blutversorgung zu gewährleisten.[43]

Der erhöhte Blutstrom und die teilweise zerstörten Gefäßwände sorgen dafür, dass Wasser ungestört ins Gewebe einströmen kann. Das Wundgebiet wird durchgespült, Bakterien und Stoffwechselendprodukte werden abtransportiert. Von außen ist eine Schwellung zu erkennen. Sie ist ein physiologisches Phänomen und gehört zu jeder Entzündungsphase mit dazu.[44] Wie genau der Prozess abläuft, erfährst du am Ende des Kapitels.

Die Wundheilung beginnt mit einem komplexen Zusammenspiel verschiedener Zellen, Botenstoffe und Entzündungsmediatoren. Es dient dazu, dich vor einer erneuten Verletzung zu schützen, das Infektionsrisiko zu minimieren und die Grundlage für die weiteren Heilungsphasen zu schaffen.

PROLIFERATIONSPHASE

Nachdem die Entzündungsphase abgeschlossen und der Bauplatz vorbereitet wurde, treten zwei entscheidende Prozesse in Kraft:[45]

- Aufbau von neuem Gewebe durch Fibroblasten
- Entwicklung feinster Blutgefäße zur Versorgung mit Sauerstoff und Nährstoffen

Der Name leitet sich vom lateinischen *proliferatio* ab und bedeutet auf Deutsch »Vermehrung«. Das ist vor allem auf die rasch zunehmende Zellteilung zurückzuführen. Bereits während der Aufräumarbeiten werden zusätzlich Wachstumsfaktoren ausgeschüttet, die die Funktion und die Differenzierung des neuen Gewebes regulieren. So läuft die Produktion neuer Kollagenfasern bereits nach einer Woche auf Hochtouren.[46]

Zu Beginn der Proliferationsphase werden hauptsächlich Kollagenfasern vom Typ III gebildet. Sie liegen völlig unstrukturiert im Gewebe vor und überbrücken zunächst den durch die Verletzung entstandenen Riss. Das ist wichtiger als die direkte Bildung der zugfesten Typ-I-Kollagenfasern und geht nebenbei auch deutlich schneller. Außerdem wird das initiale Typ-III-Netz, das du dir wie ein Baugerüst vorstellen kann, bei jeder Bewegung mechanisch gereizt. Diese Informationen sind entscheidend, damit der Körper genau weiß, wie er die zugfesten Fasern vom Typ I anlegen muss.[47]

Auch wenn das Typ-III-Netz eine erste Zugfestigkeit erreicht, sind die Faserverbindungen noch schwach und können bei Bedarf leicht um- und abgebaut werden. So können überflüssige Fasern ohne großen Aufwand entfernt werden. Das bedeutet, dass das neue Gewebe in den ersten drei Wochen nach der Verletzung noch sehr empfindlich ist und auf eine schmerzarme Belastung geachtet werden muss, um die weitere Ausbildung der zugfesten Typ-I-Kollagenfasern nicht zu stören.[48]

Am 21. Tag geht die Produktion neuer Kollagenfasern schlagartig zurück. Durch die immer stärker werdenden Faserverbindungen nimmt die Zugbelastung des Gewebes jedoch kontinuierlich weiter zu. Dieser Prozess lässt sich natürlich nicht auf einen millimetergenauen Bereich eingrenzen. Auch um das verletzte Gebiet herum finden diese Auf- und Umbauprozesse statt. Deshalb ist es wichtig, dem Körper frühzeitig mitzuteilen, welche Fasern bei der Bewegung stärker beansprucht werden und welche etwas flexibler sein müssen.[49] Wie das genau funktioniert, erfährst du im vierten Kapitel.

KONSOLIDIERUNGSPHASE

Zu diesem Zeitpunkt geht der Heilungsprozess fließend in die nächste Phase über. Jetzt steht nicht mehr die Faserproduktion im Vordergrund, sondern der Umbau des vorhandenen Gewebes. Unter dem Mikroskop ist dies an der Zunahme des Durchmessers der Kollagenfaserbündel zu erkennen.[50] Das Gewebe wird konsolidiert, es wird verfestigt.

Das ist wichtig, damit das Gewebe seine typische Stabilität und Zugfestigkeit wiedererlangt. Ohne diesen Prozess würde die Zugfestigkeit nur 20 bis 30 Prozent der ursprünglichen Belastbarkeit betragen. Der belastungsabhängige Umbau bewirkt, dass die Fasern dicker werden und das Gewebe bereits nach zwei Monaten wieder 50 Prozent seiner ursprünglichen Zugfestigkeit erreicht.[51]

Der Erfolg dieses Umbaus hängt von der Belastung des neuen Gewebes ab. Obwohl die Belastbarkeit insgesamt noch sehr gering ist, benötigt der Körper mechanische Reize, um die anfänglichen Typ-III-Kollagenfasern in widerstandsfähige Typ-I-Kollagenfasern umzubauen. Ohne Belastung findet kein Umbau statt. Ohne Umbau bleibt die Belastbarkeit eingeschränkt. Und nach dem SAID-Prinzip passt sich das Gewebe nur durch spezifisches Training an.

Dieser Prozess ist von außen, insbesondere an tiefer liegenden Strukturen wie Bändern und Sehnen, mit bloßem Auge nicht zu erkennen. Du kannst jedoch die Veränderungen an der Haut beobachten. Eine frische Narbe ist zunächst rötlicher und dunkler als das umliegende Gewebe. Das liegt daran, dass sich neue Blutgefäße gebildet haben. Erst im weiteren Verlauf der Wundheilung ziehen sich die Gefäße wieder zurück, die Narbe wird blasser und meist etwas heller als das ursprüngliche Gewebe.[52]

Obwohl Narbengewebe nie seine ursprünglichen Eigenschaften wiedererlangt, hat das keinen großen Einfluss auf die funktionelle Belastbarkeit. Allerdings können alte Verletzungen bei unsachgemäßer Nachbehandlung auch nach Jahren noch spürbar sein und teilweise zu Bewegungseinschränkungen führen. Eine sorgfältige Nachsorge ist daher entscheidend, um die bestmögliche Funktionalität des Gewebes zu gewährleisten.

ORGANISATIONSPHASE

Die Dauer der Wundheilung variiert je nach Größe der Verletzung und Art des Gewebes. Das hängt vor allem mit der Durchblutungssituation zusammen. In stoffwechselreichen Regionen wie der Muskulatur verläuft dieser Prozess etwas schneller, in anderen Regionen wie Bändern und Sehnen etwas langsamer.

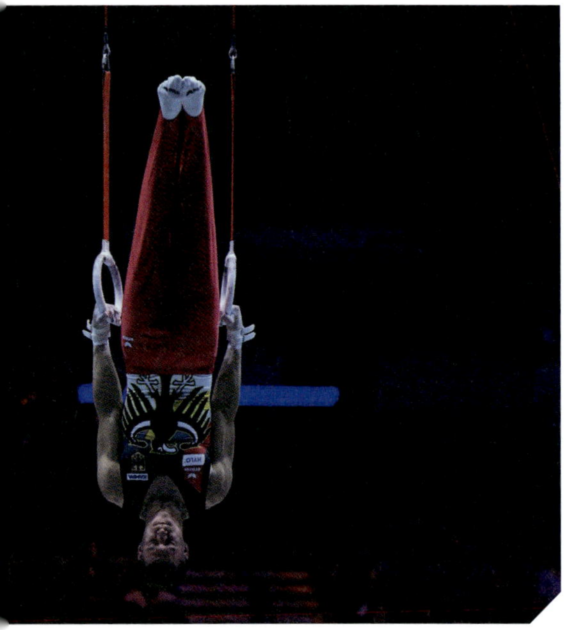

Lukas Dauser nach erfolgreicher Rehabilitation bei der WM 2022

Deshalb ist es wichtig zu wissen, welches Gewebe verletzt wurde. Handelt es sich um einen Schnitt mit dem Küchenmesser oder um eine schwere Sportverletzung? Eine zu frühe und zu schnelle Belastungssteigerung kann den Heilungsverlauf stören und zu langfristigen Problemen führen. Gerade im Profisport kann der Zeitdruck bis zum nächsten Wettkampf eine Abwärtsspirale auslösen, die zu längeren Ausfallzeiten führen kann.

Es gibt aber natürlich auch Erfolgsgeschichten: 2017 riss sich der deutsche Kunstturner Lukas Dauser bei einem Abgang an den Ringen das vordere Kreuzband und den Außenmeniskus in sechs Teile. Bei einer solchen Landung lastet zeitweise das 13-Fache des eigenen Körpergewichts auf den Kniegelenken. Und so war es am Tag nach der Verletzung fraglich, ob er jemals wieder auf diesem Niveau würde turnen können.

Erst nach zwei Operationen konnte mit der eigentlichen Rehabilitation begonnen werden. Zu diesem Zeitpunkt hatte der Oberschenkel bereits neun Zentimeter an Umfang verloren. Und so standen vor allem der Aufbau des Gewebes sowie die lineare Steigerung der Belastung im Vordergrund, um dem Körper zu zeigen, wo es wieder hingehen soll.

Nach 16 Monaten Rehabilitation kehrte Dauser 2018 auf die Wettkampffläche zurück und wurde 2021 Vize-Olympiasieger und 2023 Weltmeister am Barren. Trotz dieser sehr erfolgreichen Rehabilitation spürt er immer noch einen Unterschied zur nicht operierten Seite. Das muss nicht immer ein Schmerzgefühl sein. Oft ist es ein »Da-ist-etwas-Gefühl«, das auf die Komplexität der Verletzung, aber auch auf das Ersatzgewebe der Narbe zurückzuführen ist. Und dieses Gefühl kann auch noch Jahre nach einer Verletzung bestehen.

Mit der strukturellen Wiederherstellung ist die Wundheilung aber noch nicht abgeschlossen. Auch wenn das Baugerüst inzwischen entfernt werden konnte, geht es nun an den Innenausbau. Und dafür braucht dein Körper die Integration des Nervensystems, damit die Bewegungsinformationen aus dem Gewebe zurück zum Gehirn gesendet werden können. Ohne das richtige Zusammenspiel von Sensorik und Motorik bleibt dein Körper anfälliger für eine erneute Verletzung.

Ein gerissenes Kreuzband und damit die Funktion als Messinstrument im Kniegelenk muss ersetzt werden. Glücklicherweise ist dein Nervensystem sehr anpassungsfähig und kann schnell lernen. Dazu braucht es viele Wiederholungen und spezielle Trainingsansätze, die die Koordination und Reaktionsfähigkeit des Körpers fordern. Erst dann ist die volle Bewegungssicherheit und Wettkampffähigkeit wiederhergestellt.[53]

An dieser Stelle sei darauf hingewiesen, dass es sich hierbei nicht um den Ansatz des sogenannten Neuroathletiktrainings handelt. Obwohl diese Trainingsform mittlerweile in aller Munde ist und auch im Profisport Anwendung findet, gibt es nach wie vor keine Belege für ihre Wirkung. Die wissenschaftlichen Grundlagen sollten daher weiterhin kritisch hinterfragt werden.

Die Wundheilung ist ein komplexes Zusammenspiel verschiedener Regelkreise, um den Körper wieder belastbar zu machen. Es geht darum, die richtige Belastung für die aktuelle Phase zu finden, um den Körper optimal beim Heilungsprozess zu unterstützen. Die Wundheilung bringt dich zurück zu deiner Leistungsfähigkeit. Sie ist deine Superkraft.

ERSTMASSNAHMEN

Der Jubel im Stadion verstummt, als ein Spieler schmerzverzerrt zu Boden sinkt. Du kennst solche Szenen wahrscheinlich nur zu gut. Gerade im Profisport, wo körperliche Höchstleistungen gefordert werden, sind Sportverletzungen ein unvermeidlicher Bestandteil des Wettkampfes. Daher sind die ersten Minuten nach einer Verletzung entscheidend für den Heilungsverlauf und die weitere Karriere des Sportlers. Aus diesem Grund gibt es verschiedene Methoden und Vorgehensweisen, um situationsgerecht auf Verletzungen reagieren zu können.

Die wohl bekannteste Methode ist die sogenannte »RICE-Regel« (RICE steht für *Rest, Ice, Compression, Elevation*). Im deutschsprachigen Raum ist sie unter dem Namen »PECH-Regel« bekannt. PECH steht für Pause, Eis, Kompression (englisch *compression*) und Hochlagerung

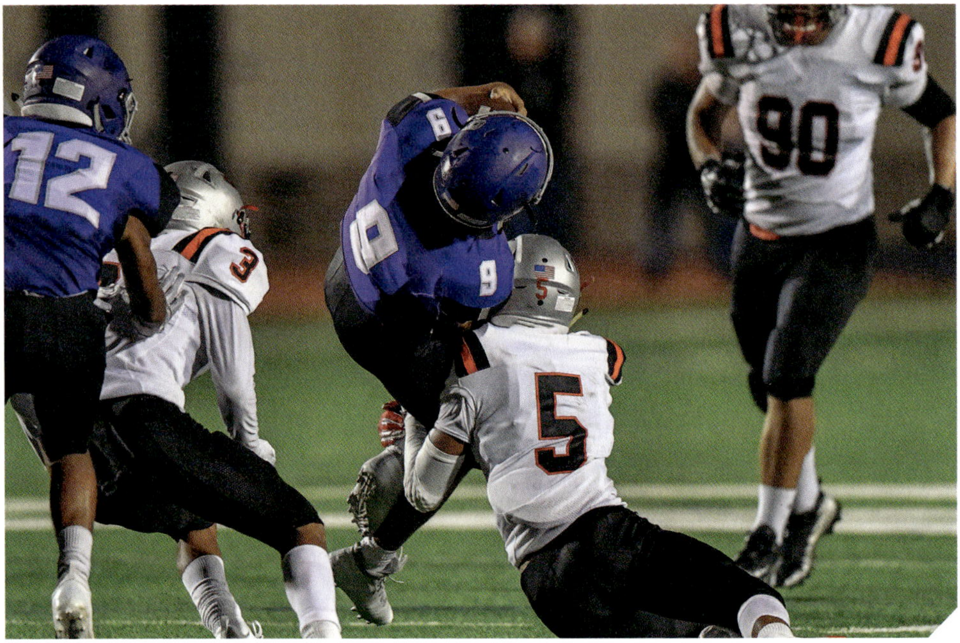

Bei Sportverletzungen ist schnelles Handeln gefragt. Die Erstversorgung entscheidet meist maßgeblich über den Heilungsverlauf.

in genau dieser Reihenfolge. Mittlerweile finden sich in diesem Zusammenhang auch andere Konzepte: »PRICE« (*Protection, Rest, Ice, Compression, Elevation*), »POLICE« (*Protection, Optimal Loading, Ice, Compression, Elevation*) oder auch »PEACE & LOVE« (Seite 37) sind moderne Ansätze für die Erstversorgung nach einer Verletzung. Grundsätzlich geht es darum, einen Leitfaden für die Akutversorgung zu geben, um im Notfall schneller reagieren zu können.

Bei schwereren Verletzungen wie Knochenbrüchen oder größeren Muskelfaserrissen geht es beispielsweise darum, die verletzte Region korrekt ruhig zu stellen, um weitere Gewebeschäden zu vermeiden. Dies ist vor allem für den Transport vom Spielfeld in die Kabine oder in die Klinik wichtig. Bei Kopfverletzungen ist zudem eine rasche Diagnostik notwendig, um mögliche Hirnschäden abzuklären.

Moderne Stadien wie das U.S. Bank Stadium der Minnesota Vikings sind deshalb nicht nur mit einem Röntgengerät, sondern auch mit einem Magnetresonanztomografen (MRT) ausgestattet. Das ist keine leichte Aufgabe, denn in einem ausverkauften Stadion mit über 70 000 Plätzen entstehen enorme Vibrationen. Deshalb wird der MRT in einer künstlichen Schwebe gehalten, um störungsfreie Bilder zu erzeugen. Zudem können kleinere chirurgische Eingriffe direkt im Untergeschoss des Stadions durchgeführt werden. Ein direkter Zugang zu medizinischen Ressourcen spart Zeit und kann im besten Fall Leben retten.

Dafür sollten die Erfahrungen und Erkenntnisse aus dem Profisport auf den Breitensport übertragen werden. Durch die Verbreitung neuer Ansätze kann sich jeder Freizeitsportler besser vorbereiten. Das gilt nicht nur für mögliche Verletzungen, sondern auch für die Situation als Ersthelfer. Natürlich steht nicht immer sofort ein MRT zur Verfügung, aber im Rahmen der Möglichkeiten kann dennoch eine optimale Versorgung gewährleistet werden.

KRITIK AN DER RICE-REGEL

Die RICE-Regel geht vermutlich auf einen tragischen Unfall im Jahr 1962 zurück. In Somerville, Massachusetts, versuchte ein kleiner Junge auf einen fahrenden Güterzug zu springen und wurde dabei so schwer verletzt, dass ein Arm vollständig vom Körper abgetrennt wurde. Obwohl es damals noch kein dokumentiertes chirurgisches Verfahren zur Wiederherstellung eines abgetrennten Körperteils gab, wagte der junge Oberarzt Dr. Ronald A. Malt vom Massachusetts General Hospital (MGH) mit seinem Team die schwierige Operation.[54]

Der Erfolg der Operation erregte weltweites Aufsehen und wurde von Journalisten aus aller Welt aufgegriffen. Der Ablauf der langwierigen und äußerst komplizierten Operation war jedoch so schwer zu verstehen, dass sich die Journalisten vor allem auf die Aspekte konzentrierten, die für die Leser faszinierend und nachvollziehbar waren. Anstatt der herausragenden chirurgischen Leistung wurde der Einsatz von Eis zur Erhaltung des abgetrennten Armes zum Hauptthema der Berichterstattung.[55]

Mit jeder Wiederholung der Geschichte änderten sich die Fakten. Da die Anwendung von Eis in der Medizin vor 1962 noch nicht zum Standard gehörte, fand die Idee großen Zuspruch. 1978 wurde die RICE-Regel erstmals im *Sportsmedicine Book* des Sportmediziners Dr. Gabe Mirkin beschrieben. Damit setzte sich in der Öffentlichkeit schnell die Erkenntnis durch, dass grundsätzlich jede akute Verletzung zunächst mit Eis behandelt werden sollte.

Mit der Grundidee von Dr. Malt, den abgetrennten Arm vor dem Absterben zu retten, hatte das nicht mehr viel zu tun. Dennoch hat sich die Methode bis heute gehalten und wird an vielen Universitäten und Ausbildungsinstituten nach wie vor gelehrt. Im Profisport gehört das Eisspray in jeden Medizinkoffer und auch im Breitensport bleibt das Kühlpack das Hausmittel Nummer eins. Aber ist das wirklich das, was dein Körper in dem Moment braucht?

Wie sieht es zum Beispiel mit der Kompression aus? Die Idee ist, die Blutung zu stoppen und eine mögliche Schwellung zu verhindern. Insbesondere bei Bandverletzungen des Sprunggelenks wurde diese Methode intensiv erforscht.[56] Trotz langjähriger Studien ist es unklar, welche Art,

Dauer oder Häufigkeit der Kompression am wirksamsten ist.[57] Daher kann aus wissenschaftlicher Sicht keine eindeutige Empfehlung für die Anwendung der Kompression bei akuten Sportverletzungen gegeben werden.[58]

Die Hochlagerung eines verletzten Körperteils soll durch die Wirkung der Schwerkraft zu einem verstärkten venösen Rückfluss führen. Dieser physiologische Mechanismus ermöglicht den Abfluss überschüssiger Flüssigkeit, was wiederum zu einer Verringerung der Schwellung führen kann.[59] Trotz der potenziellen Vorteile dieser Methode ist die Evidenz in der wissenschaftlichen Literatur sehr begrenzt.

Sowohl die Kompression als auch die Hochlagerung sind einfach anzuwenden und haben keine negativen Auswirkungen auf die Wundheilung, abgesehen von einer möglicherweise zu festen Wickelung. Trotz des bisher fehlenden Nachweises ihrer Wirksamkeit können diese Maßnahmen dennoch in Betracht gezogen werden. Beide Methoden sind grundsätzlich gut verträglich und können mit geringem Aufwand zu Hause durchgeführt werden. Sie sollten jedoch nicht als primäre Maßnahmen angesehen werden.

Einigkeit scheint es nur bei der Immobilisation zu geben: Der Körper braucht erst einmal Ruhe, um mit der Wundheilung beginnen zu können. Vor allem bei Knochenbrüchen ist klar, dass der betroffene Bereich nach der Verletzung zunächst entlastet werden muss, um weitere Schäden zu vermeiden. Nach dieser Ruhephase ist es jedoch wichtig, das Gewebe je nach Schwere der Verletzung frühzeitig zu mobilisieren und aktiv zu bewegen.[60]

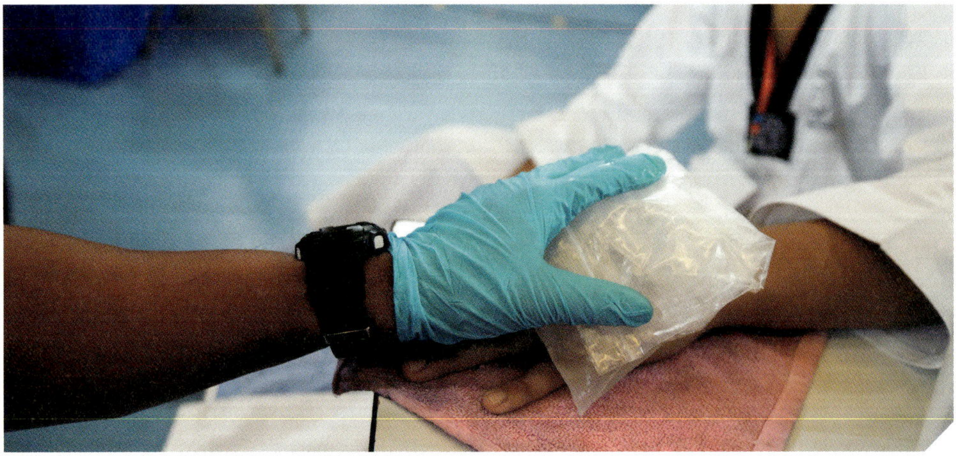

Sportverletzungen werden nach wie vor mit einem Eisbeutel behandelt – dieser gehört standardmäßig zur Erstversorgung.

35 Jahre nach der ersten Beschreibung der RICE-Regel veröffentlichte der Autor Gary Reinl das Buch *Iced! The Illusionary Treatment Option*, in dem er die Methode auf der Grundlage neuester wissenschaftlicher Erkenntnisse hinterfragt. Das Vorwort zur zweiten Auflage des Buches stammt von Dr. Mirkin, der 2015 seine Meinung zur RICE-Regel von 1978 öffentlich revidierte. Die Wissenschaft entwickelt sich weiter und damit auch die RICE-Regel. Heute ist sie nicht mehr die empfohlene Methode zur Behandlung akuter Sportverletzungen.[61]

DIE RICE- BEZIEHUNGSWEISE DIE PECH-REGEL WIRD HEUTE NICHT MEHR ZUR BEHANDLUNG AKUTER SPORTVERLETZUNGEN EMPFOHLEN.

KÜHLEN ODER NICHT KÜHLEN?

Es wird weiterhin angenommen, dass die Anwendung von Eis die Entzündung nach einer Verletzung reduziert und somit die Heilung fördert. Entscheidend ist jedoch, dass die Entzündungsphase ungestört abläuft.[62] Wie du inzwischen weißt, ist sie ein wesentlicher Teil der Wundheilung. Durch das Eis werden die Blutgefäße zusätzlich verengt. Das führt zu einem verminderten Abtransport von Stoffwechselendprodukten und zu einer schlechteren Sauerstoffversorgung des Gewebes.

Obwohl die initiale Reaktion des Körpers darin besteht, die Gefäße zu verengen und den Blutfluss zu verringern, um die Blutung zu stoppen, dauert dieser Prozess nur etwa eine Minute. Daher müsste das Eis direkt im Moment der Verletzung angewendet werden. Danach nimmt die Durchblutung wieder zu und dieser natürliche Prozess wird durch die Eisbehandlung gestört. Weitere Untersuchungen haben gezeigt, dass praktisch alle Stoffwechselvorgänge durch Eis reduziert werden, was zu einer deutlichen Verzögerung der Entzündungsphase führt.[63]

Im Rahmen der Schmerztherapie kann die Kälteanwendung dennoch wirksam und sinnvoll sein. Insbesondere kurze, mehrmals täglich wiederholte Anwendungen scheinen sich positiv auf die Wundheilung auszuwirken.[64] Die Frage, ob gekühlt werden soll oder nicht, muss jedoch differenziert betrachtet werden. Die direkte Anwendung von Eissprays oder Kühlpacks auf der Haut kann mehr schaden als nützen.[65] Dagegen kann ein kaltes nasses Handtuch eine kühlende Wirkung haben, wenn das Leitungswasser zwischen acht und zwölf Grad Celsius kalt ist. So wird das verletzte Gewebe gekühlt, ohne die Wundheilung zu beeinträchtigen.[66] Damit kann die Eisbehandlung eine kostengünstige Methode zur Schmerzlinderung sein.

SCHWELLUNG - WAS SAGT DEIN KÖRPER?

Unter normalen Bedingungen ist der Flüssigkeitsaustausch immer im Gleichgewicht. So viel Flüssigkeit, wie ins Gewebe abgegeben wird, wird auch wieder aufgenommen. Das Lymphsystem spielt dabei eine zentrale Rolle. Eine Schwellung entsteht immer dann, wenn sich ungewöhnlich viel Flüssigkeit im Gewebe oder in Hohlräumen des Körpers ansammelt. Das kann verschiedene Ursachen haben. Der medizinisch korrekte Begriff dafür lautet Ödem, die Schwellung selbst ist zunächst nur das Symptom.[67]

Wenn ein Ödem auftritt, ist in der Regel das Gleichgewicht zwischen Abgabe und Aufnahme gestört. Während der Entzündungsphase ist beispielsweise die Durchblutung erhöht. Andererseits sorgen Entzündungsmediatoren wie Histamin und Bradykinin dafür, dass die Wände der kleinsten Blutgefäße durchlässiger werden. Außerdem staut sich das Blut in den Venen durch den erhöhten Proteingehalt nach einer Verletzung zurück.[68]

Das Lymphsystem wird an seine physiologischen Grenzen gebracht. So bleibt trotz voller Leistungsfähigkeit ein Überschuss an Flüssigkeit im Gewebe zurück, der nicht wieder aufgenommen werden kann. Die Schwellung ist leicht zu erkennen, da sie sichtbar und tastbar ist.

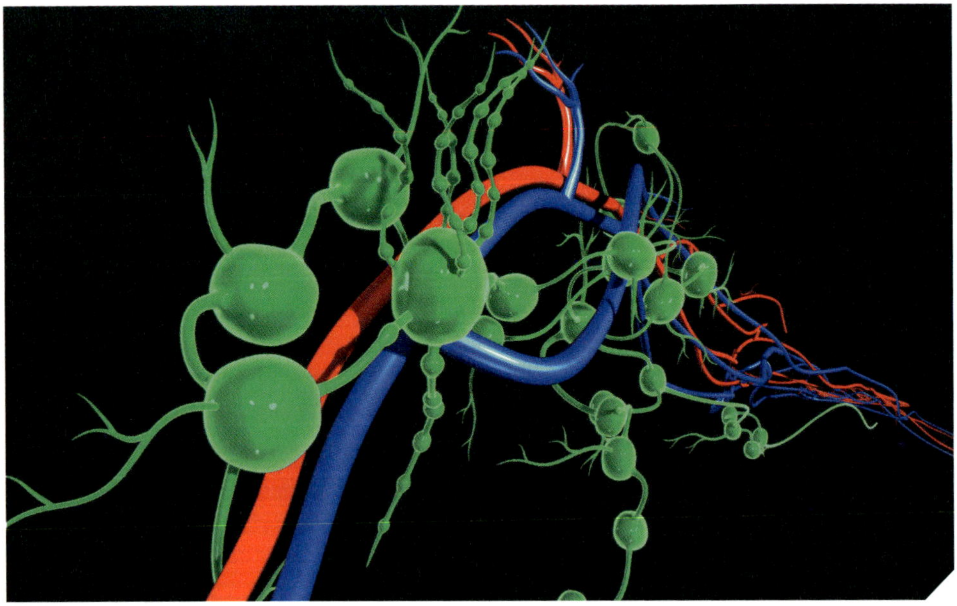

Die Lymphgefäße und Lymphknoten umgeben die Blutgefäße, in denen sauerstoffreiches und -armes Blut fließt.

Bleibt beim Eindrücken eine Delle zurück, bedeutet das, dass viele Proteine abgebaut wurden oder der Körper noch dabei ist, Proteine abzubauen. Es fühlt sich an wie Marmelade unter der Haut. Das deutet darauf hin, dass sich der Körper noch in der Entzündungsphase befindet.[69]

Da Proteine nur über das Lymphsystem und nicht über das Blutgefäßsystem abtransportiert werden können, muss der Körper beim Abbau unterstützt werden. In der Akutphase wird dazu häufig die manuelle Lymphdrainage empfohlen. Für einen effizienten Rücktransport der Flüssigkeit aus dem Gewebe in den Blutkreislauf sind jedoch erhebliche Druckverhältnisse erforderlich, die mit den Händen allein nur schwer zu erreichen sind. Zudem gibt es nur wenige Daten zur Wirksamkeit der manuellen Lymphdrainage bei akuten Sportverletzungen.[70] Daher wird eine Kombination aus unterstützender Kompression durch Kompressionswickel oder mechanische Kompressionsstiefel und Hochlagerung empfohlen.[71]

Im Zusammenhang mit Sportverletzungen können Ödeme auch im Knochen auftreten. Wird der Knochen bei einer Verletzung einem starken mechanischen Reiz ausgesetzt, kann ein sogenannter *Bone Bruise* entstehen.[72] Die Schwellung ist oft mit Schmerzen verbunden. Knochenödeme können aber auch durch lang anhaltende Stoßbelastungen ausgelöst werden. Gerade in Sportarten wie dem Kunstturnen sind sie ein häufiges Verletzungsbild.

Das Ödem ist ein völlig normaler Prozess und gibt einen Hinweis auf den Fortschritt der Wundheilung. Grundsätzlich ist die Größe des Ödems ausschlaggebend für die Dauer des Abbaus. Je nach Gewebe kann dies einige Tage bis mehrere Monate dauern. Wichtig ist, dass das verletzte Gebiet entlastet wird, damit das Lymphsystem nicht zusätzlich belastet wird und die überschüssige Flüssigkeit und Stoffwechselprodukte abtransportiert werden können.

PEACE & LOVE – EINE BESSERE ALTERNATIVE?

In den letzten Jahren haben sich die Ansätze zur Behandlung akuter Sportverletzungen ständig weiterentwickelt. Eine wichtige Erweiterung der von Dr. Mirkin eingeführten RICE-Regel ist die sogenannte PRICE-Regel. Diese Methode wurde speziell für die Behandlung von Sprunggelenksverletzungen entwickelt, wobei der Schwerpunkt auf dem Schutz des verletzten Gewebes lag. Die Kälteanwendung blieb Teil der Methode, aber es wurde bereits betont, dass die Anwendungsdauer auf kurze Intervalle von maximal fünf bis zehn Minuten begrenzt werden sollte.[73]

Eine wegweisende Veränderung erfolgte im Jahr 2011 mit der Einführung der POLICE-Regel, die erstmals auch das Belastungsmanagement berücksichtigte. Damit wurde die Bedeutung einer frühzeitigen Mobilisierung bei der Behandlung von akuten Sportverletzungen unterstrichen.[74] Aber auch die POLICE-Regel nutzte weiterhin die Kombination von Kälteanwendung, Kompression und Hochlagerung.

Erst mit der Einführung der PEACE-&-LOVE-Regel im Jahr 2019 hat sich die Sportmedizin auf einen ganzheitlicheren Ansatz konzentriert. Diese Methode zeichnet sich nicht nur durch ihre Anwendung in der Akutversorgung aus, sondern auch durch die Vorgaben für die ersten Phasen der Nachbehandlung.[75] Zunächst braucht der Körper PEACE, was auf Deutsch »Frieden« bedeutet. PEACE steht für:

- ***Protection*** (Schutz): Um das Gewebe zu schützen, ist es wichtig, den betroffenen Bereich vor weiteren Belastungen oder Verletzungen zu bewahren.
- ***Elevate*** (Hochlagern): Das Hochlagern des verletzten Bereichs kann den venösen Rückfluss fördern und die Schwellung reduzieren.
- ***Avoid Anti-Inflammatories*** (vermeide Entzündungshemmer): Bestimmte Medikamente, aber auch Kälteanwendungen reduzieren die Entzündungsreaktion und verzögern damit den physiologischen Ablauf der Wundheilung. Dennoch können sie die Schmerztherapie unterstützen. Hier gilt: So viel wie nötig, so wenig wie möglich.
- ***Compress*** (Kompression): Die Anwendung von Kompression zur Blutstillung und zur Verhinderung von Schwellungen ist nach wie vor ein wichtiger Bestandteil der Akutversorgung.
- ***Educate*** (Aufklärung): Jeder Athlet ist selbst dafür verantwortlich, sich über seine Verletzung zu informieren und sich aktiv am Heilungsprozess zu beteiligen. Ganz nach dem Motto »Your body knows best« geht es darum, das Vertrauen in den Körper zurückzugewinnen.

Zum ersten Mal wurden die potenziell schädlichen Wirkungen von entzündungshemmenden Medikamenten wie Acetylsalicylsäure, Diclofenac, Ibuprofen oder Paracetamol und deren Einsatz bei akuten Sportverletzungen beschrieben. Auch zu Kälteanwendungen nehmen die Autoren klar Stellung und empfehlen diese ausdrücklich nicht mehr.[76] Ziel ist es, den Körper bei der Heilung zu unterstützen, nicht ihn zu heilen. Unnötige passive Anwendungen sind dabei ebenso zu vermeiden wie zu schnelle bildgebende Verfahren wie MRT oder Röntgen.

Nach den ersten Tagen, in denen der Körper allmählich mit der Regeneration beginnt, ist LOVE, zu Deutsch »Liebe«, von entscheidender Bedeutung. Dieser aktive Behandlungsansatz zielt darauf ab, Bewegung so früh wie möglich zuzulassen, sobald die klinischen Symptome es erlauben. Die LOVE-Regel beruht auf folgenden Prinzipien:

- ***Load*** (Belastung): Je früher das verletzte Gewebe wieder belastet werden kann, desto besser. Dabei kannst du dich vom Schmerz leiten lassen. Dein Körper zeigt dir, wie schnell du dich steigern kannst.[77]
- ***Optimism*** (Optimismus): Psychologische Faktoren wie Katastrophisierung, Depression und Angst können den Erfolg der Rehabilitation beeinträchtigen. Deshalb sind eine positive Einstellung und der Glaube an den eigenen Körper wichtig.[78]
- ***Vascularisation*** (Blutversorgung): Leichte Formen des Ausdauertrainings können die Durchblutung des verletzten Gewebes erhöhen, was sich positiv auf den Heilungsverlauf und die Schmerzwahrnehmung auswirken kann.[79]
- ***Exercise*** (Training): Gezielte Übungen fördern die Beweglichkeit, Kraft und Koordination, was wiederum zur Wiederherstellung der normalen Funktion des verletzten Gewebes beiträgt. Für einen optimalen Heilungsverlauf ist das Training unerlässlich.[80]

Bei der Behandlung von Sportverletzungen geht es um mehr als kurzfristige Effekte. Im Mittelpunkt steht der Mensch hinter der Verletzung mit seinen individuellen Bedürfnissen. Die PEACE-&-LOVE-Regel bietet dir einen ersten Ansatz, um sowohl physische als auch psychische Faktoren im Heilungsprozess zu berücksichtigen.

Ein Profisportler verfügt natürlich über umfangreiche Ressourcen und ein großes medizinisches Team. Aber auch im Breitensport kannst du von diesem Wissen profitieren. Es ist entscheidend, wie du mit Sportverletzungen umgehst. Nachdem du nun die Ursachen kennst, geht es darum, wie du die Verletzungen konkret behandeln kannst.

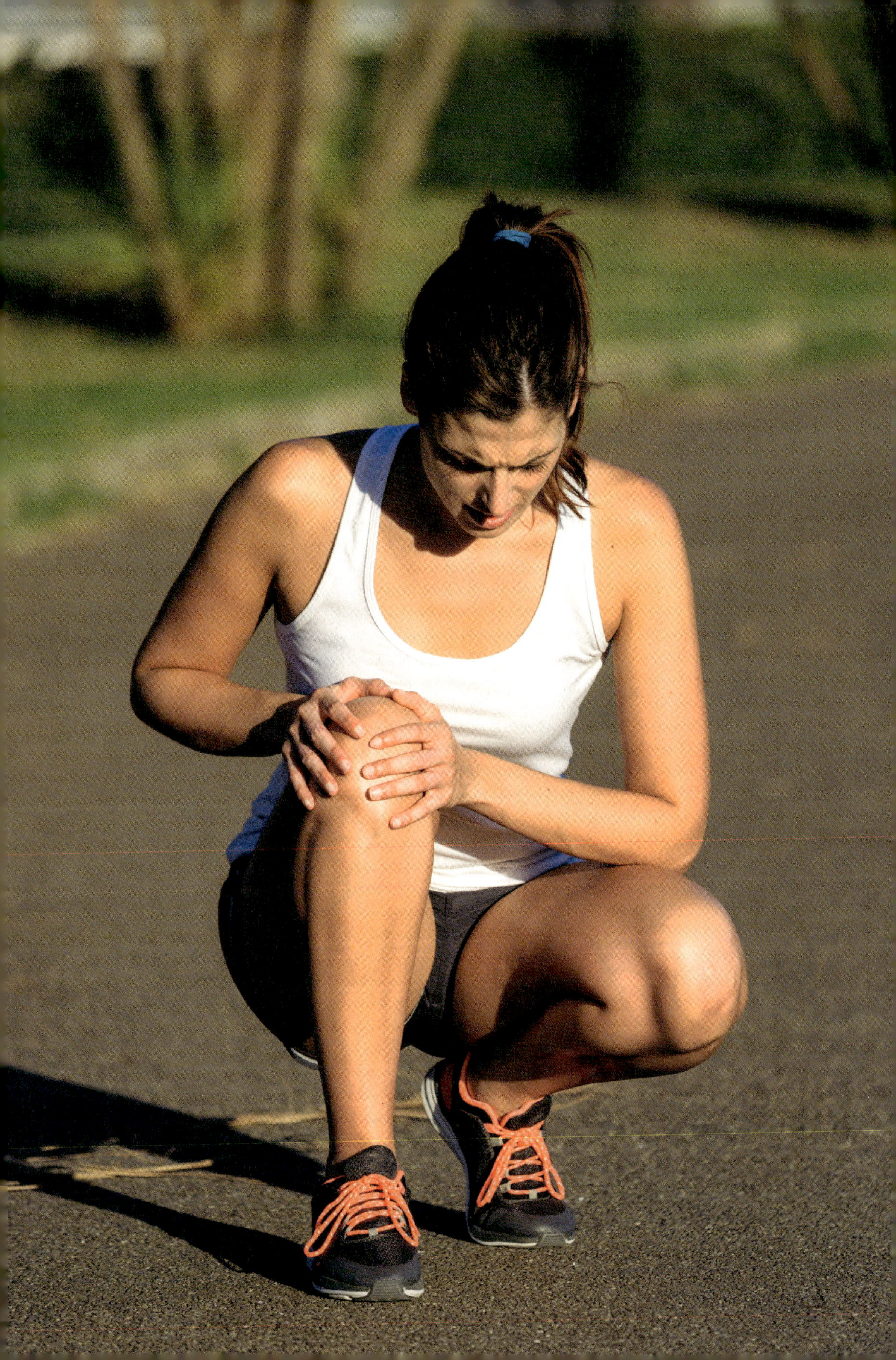

KAPITEL 2

HÄUFIGE SPORTVERLETZUNGEN

Wenn Sportverletzungen nicht adäquat behandelt werden, können sie langfristige Auswirkungen auf die körperliche Leistungsfähigkeit haben. Deshalb ist es wichtig, die häufigsten Verletzungen zu kennen und die Rehabilitationsansätze zu verstehen. Bedeutet ein Bandscheibenvorfall zwangsläufig das Ende einer erfolgreichen Sportkarriere? Was hat es mit einer Frozen Shoulder auf sich? Und muss ein Kreuzbandriss immer operiert werden?

Ziel dieses Kapitels ist es, dir nicht nur die Vielfalt der Sportverletzungen und ihre Besonderheiten aufzuzeigen, sondern dir auch einen Überblick über die aktuellen wissenschaftlichen Erkenntnisse zu geben. Das soll dir dabei helfen, die Verletzungen besser zu verstehen und Mythen zu entlarven, um dich bei der Rückkehr zu deiner sportlichen Aktivität optimal zu unterstützen.

Darüber hinaus lernst du in kurzen Fallstudien die Geschichten von Profisportlern kennen, die sich erfolgreich von Verletzungen erholt haben oder gerade noch dabei sind und trotz dieser Herausforderungen ihre sportlichen Ziele wieder vor Augen haben.

MENISKUSRISS

Die Menisken sind kleine, aber sehr wichtige Bestandteile des Kniegelenks und spielen eine entscheidende Rolle für die Stabilität und Funktion aller Bewegungen des Knies. Auf der Außenseite ist der Meniskus etwas runder und liegt insgesamt freier im Gelenkspalt, auf der Innenseite ist er etwas halbmondförmiger und fest mit dem Innenband verbunden.

Durch ihre besondere Struktur verbessern die Menisken die Gleitfähigkeit des Kniegelenks, indem sie die knöchernen Unterschiede zwischen Ober- und Unterschenkel ausgleichen. Außerdem tragen sie zu einer gleichmäßigen Verteilung der Gelenkflüssigkeit und damit zu einer ausreichenden Versorgung des Gelenkknorpels mit Nährstoffen bei.[81]

Aufsicht auf das rechte Knie

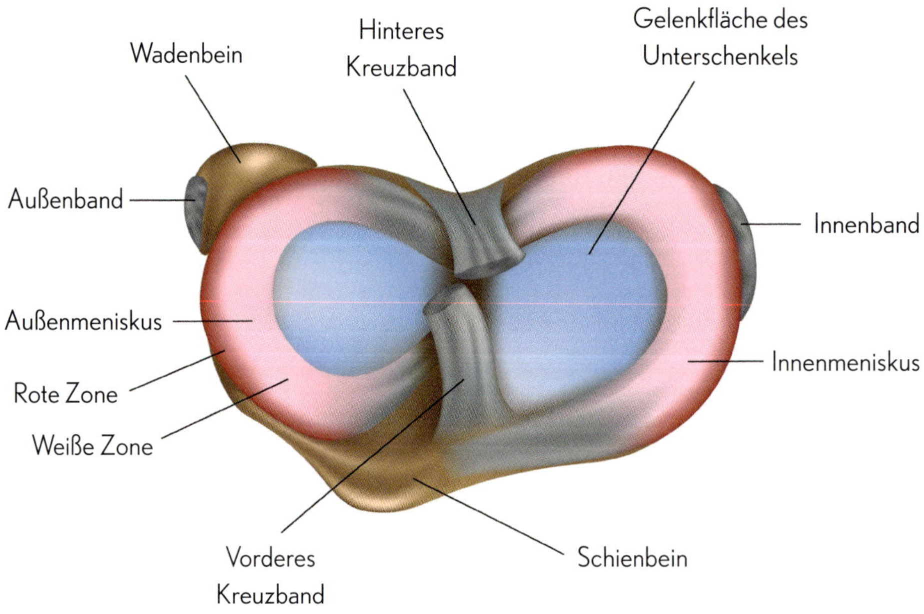

Der Blick von oben auf das rechte Kniegelenk zeigt, wie die beiden Menisken im Kniegelenk liegen.

ALISON DOS SANTOS

Alison dos Santos ist ein brasilianischer Leichtathlet und hat sich auf den 400-Meter-Hürdenlauf spezialisiert. Nachdem er 2021 bei den Olympischen Spielen Bronze gewann, setzte er sich bei den Weltmeisterschaften 2022 in Eugene (USA) gegen seine Kontrahenten durch und sicherte sich die Goldmedaille.

Im Frühjahr 2023 erlitt dos Santos nach einer intensiven Trainingseinheit einen unerwarteten Rückschlag. Beim Aufstehen vom Boden verspürte er plötzlich einen stechenden Schmerz im rechten Kniegelenk, das sich regelrecht »blockiert« anfühlte und ein Auftreten unmöglich machte. Nach einer genauen Untersuchung wurde ein Riss des Außenmeniskus festgestellt.

Dos Santos hatte seit mehreren Jahren immer wieder Probleme mit dem rechten Knie. Daher konnte der Meniskusriss nicht auf eine spezifische Trainingsverletzung zurückgeführt werden. Bei der Operation wurde ein Teil des Meniskus entfernt. Unmittelbar danach begann dos Santos in enger Zusammenarbeit mit den Physiotherapeuten mit der Rehabilitation.

Bei den Weltmeisterschaften 2023 in Budapest verpasste er seine Bestzeit um eine Sekunde und konnte somit seinen Titel aus dem Vorjahr nicht verteidigen. Es bleibt also spannend, ob dos Santos im Hinblick auf die Olympischen Spiele 2024 in Paris wieder angreifen kann.

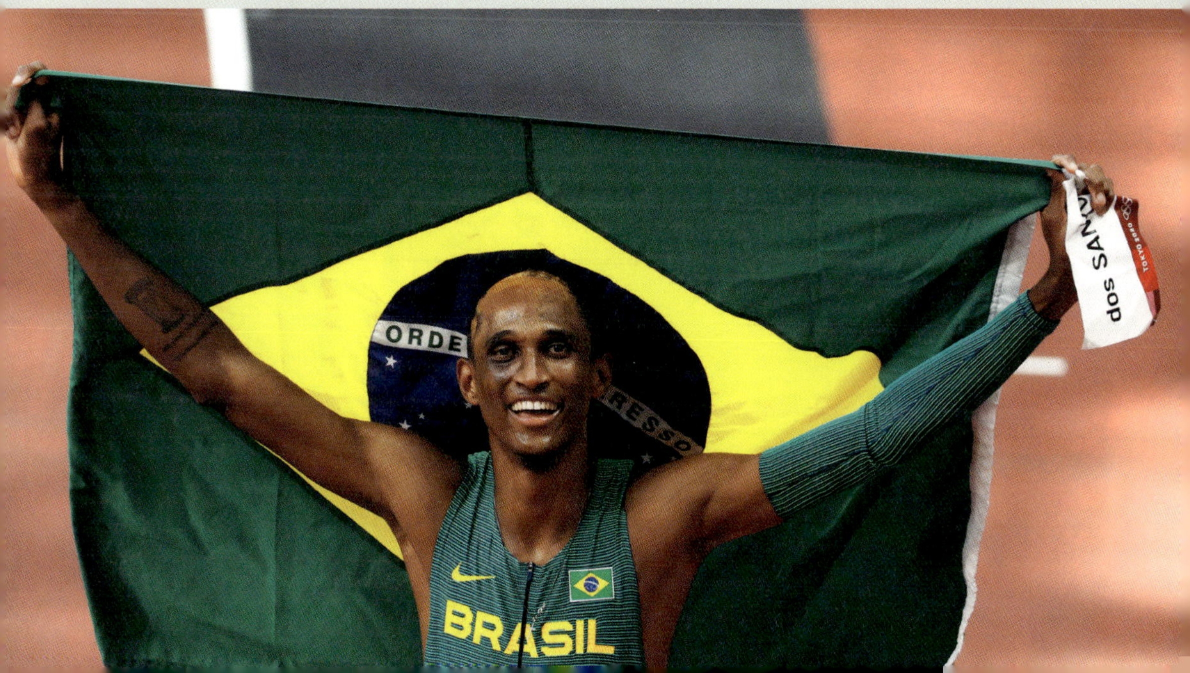

Bei der Beugung, aber auch bei der Streckung des Kniegelenks werden die Menisken durch die Faserzüge der umgebenden Muskulatur aktiv mitbewegt. Das ist wichtig, um die einwirkenden Kräfte gleichmäßig auf das gesamte Gelenk übertragen zu können, weshalb die Menisken umgangssprachlich auch als »Stoßdämpfer« bezeichnet werden.[82] Das ist allerdings nicht ganz korrekt.[83]

Neuere Erkenntnisse lassen daran zweifeln, dass allein die Menisken für diese Funktion verantwortlich sind. Vor allem die Tatsache, dass die Stoßdämpfung auch nach einer Meniskusentfernung oder bei symptomlosen Verletzungen erhalten bleibt, bestätigt diesen Verdacht.[84] Viel wahrscheinlicher ist, dass diese Funktion von allen Strukturen des Kniegelenks übernommen wird, woran natürlich auch die Menisken beteiligt sind.[85]

Generell gilt, dass spezifische Funktionen im menschlichen Körper nie von einem einzelnen Gewebe oder einer einzelnen Struktur allein übernommen werden. Dein Organismus ist ein hochkomplexes System, in dem zahlreiche Gewebe, Organe und Strukturen eng miteinander verknüpft sind, um den vielfältigen Anforderungen des Lebens gerecht zu werden.

Der innere Teil des Meniskus wird ausschließlich durch den Austausch von der Gelenkflüssigkeit ernährt. Da sich in diesem Bereich keine Blutgefäße befinden, wird er auch als »weiße Zone« bezeichnet. Nur etwa das äußere Drittel in der Nähe der Gelenkkapsel wird von Blutgefäßen versorgt und deshalb auch als »rote Zone« bezeichnet. Vor allem die Übergänge zwischen den beiden Zonen sind häufig von Längsrissen betroffen.[86]

Meniskusverletzungen können sich klinisch sehr unterschiedlich darstellen. Sie können asymptomatisch verlaufen, ohne dass der Betroffene etwas bemerkt, oder aber mit erheblichen Schmerzen und Einschränkungen der Gelenkfunktion einhergehen. Die Art und der Schweregrad der Symptome hängen von verschiedenen Faktoren ab, unter anderem von der Lokalisation und dem Ausmaß der Verletzung sowie von individuellen Unterschieden in der Schmerztoleranz und dem Aktivitätsniveau.

Die klassische Unterscheidung zwischen traumatischen und degenerativen Meniskusschäden ist in den letzten Jahren einem differenzierteren Verständnis gewichen. Es wurde immer deutlicher, dass auch akute Verletzungen, die vor allem bei jüngeren Menschen auftreten, häufig mit einer bereits bestehenden Degeneration des Meniskus einhergehen.[87] Das bedeutet nicht zwangsläufig, dass es in jedem Fall zu einem Meniskusriss kommt, aber es zeigt, dass das

Meniskusverletzungen

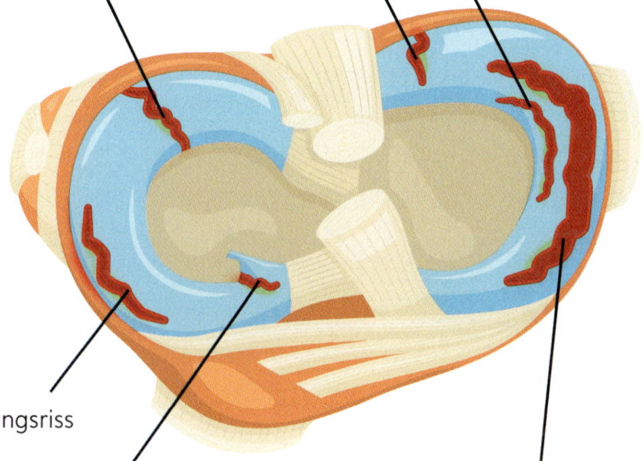

Der Meniskus kann auf verschiedene Arten reißen. Je nachdem, in welche Richtung der Riss verläuft, wird die Verletzung entsprechend bezeichnet.

Verletzungsrisiko in solchen Fällen deutlich erhöht ist. Die gute Nachricht ist, dass dieses Risiko durch vorbeugende Maßnahmen minimiert werden kann.[88]

Meniskusverletzungen sind in der Regel gut behandelbar. Die Rehabilitation bis zur vollen sportlichen Leistungsfähigkeit dauert durchschnittlich vier bis sechs Monate. Bei komplexeren Verletzungen kann es natürlich auch länger dauern.[89] Die Erfolgsquote, um nach einem isolierten Meniskusriss wieder voll belastbar zu sein, liegt bei Freizeitsportlern bei etwa 90 Prozent.[90] Der gesamte Heilungsprozess dauert im Durchschnitt etwa ein Jahr. Deshalb ist es wichtig, die Kniegelenke auch nach der Rückkehr zur sportlichen Belastung weiter zu trainieren, um die Funktion der Menisken zu unterstützen.[91]

Degeneration bezeichnet funktionelle und/oder strukturelle Veränderungen von Zellen, Geweben, Organen oder des gesamten Organismus, die eine Verschlechterung gegenüber der optimalen physiologischen Leistungsfähigkeit darstellen.

RED FLAGS UND IHR EINSATZ BEI ORTHOPÄDISCHEN UNTERSUCHUNGEN

Im Gesundheitssystem sind klinische Warnsignale weit verbreitet. Sie spielen auch in der orthopädischen Untersuchung eine entscheidende Rolle. *Red Flags* sind absolute Kontraindikationen – Faktoren, die eine medizinische Anwendung verbieten – für eine weitere Behandlung und erfordern eine sofortige ärztliche Abklärung, da sie auf schwerwiegende gesundheitliche Probleme hinweisen können.

Beispiele für solche *Red Flags* sind starke, anhaltende Schmerzen, die nicht durch übliche Behandlungsmaßnahmen gelindert werden können, oder neurologische Symptome wie Taubheit, Kribbeln oder Lähmungen. Auch bei unerklärlichem Gewichtsverlust, Fieber oder anderen systemischen Beschwerden solltest du hellhörig werden. Es gibt jedoch keinen diagnostischen Test oder eine *Red Flag*, auf die du dich hundertprozentig verlassen kannst.[92]

Die überwiegende Mehrheit der *Red Flags* hat eine geringe diagnostische Genauigkeit und ist daher nicht aussagekräftig, wenn es um das Vorliegen oder Nichtvorliegen einer schwerwiegenden Erkrankung geht. Bei der Interpretation medizinischer Leitlinien ist daher Vorsicht geboten. Dies gilt insbesondere für konkrete Empfehlungen, was bei einer bestimmten *Red Flag* zu tun ist. Deswegen solltest du deine Symptome auch nicht einfach googeln.

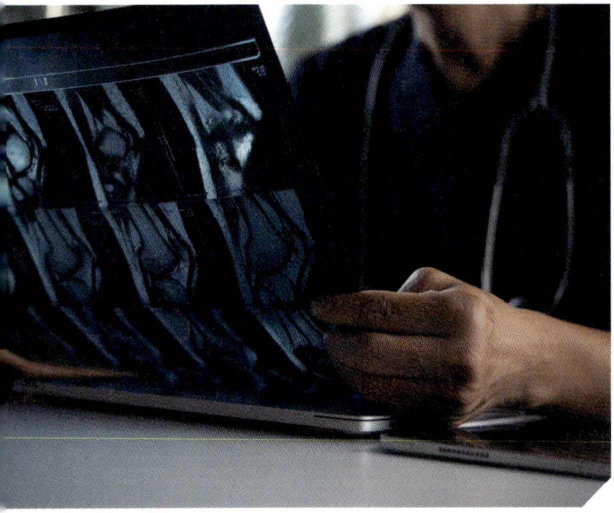

Nur das MRT-Bild sollte immer mit klinischen Befunden abgeglichen werden.

Unter Berücksichtigung der Grenzen der aktuellen Forschung können *Red Flags* jedoch auch hilfreich sein. Am Beispiel des Kniegelenks kann eine Kombination verschiedener Faktoren den Hinweis auf einen bestehenden Meniskusschaden konkretisieren. Das kann zum Beispiel eine akute Verletzung während des Trainings in Kombination mit anhaltenden Schmerzen und einem Blockadegefühl im Kniegelenk sein. Wenn du dann noch versuchst, von einem Bein auf das andere zu springen, und der Körper schreit: »Tu's nicht!«, solltest du die sportliche Belastung unbedingt abbrechen und einen Arzt aufsuchen. Ist das Kniegelenk mechanisch blockiert, ist eine Operation nach heutigem

Stand der Wissenschaft unbedingt zu empfehlen. Bleibt die Funktion des Kniegelenks eingeschränkt, sind die möglichen Langzeitfolgen gravierender als das Operationsrisiko.[93]

Eine vernünftige Diagnostik ist wichtig, um unnötige medizinische Anwendungen oder weitere Untersuchungen zu vermeiden. Das MRT sollte nicht der alleinige Faktor bei der Entscheidung für eine Operation sein, da fast alle Kniegelenke Auffälligkeiten in mindestens einer Struktur aufweisen. Letztlich muss individuell entschieden und die vorhandene Funktionsfähigkeit berücksichtigt werden.[94]

MECHANISCHE BLOCKADEN

Eine Wirbelblockade kann Bewegungseinschränkungen und Schmerzen im Rücken verursachen. Im Gegensatz dazu kommt es zu einer mechanischen Blockade, wenn die normale Gelenkfunktion durch ein Hindernis im Gelenkspalt vollständig eingeschränkt wird, beispielsweise durch einen gerissenen Meniskus.

ZUFALLSBEFUNDE IM MRT

Mit zunehmendem Alter steigt das Risiko für degenerative Erkrankungen der Gelenke, einschließlich des Meniskusgewebes. Bereits bei Menschen mittleren Alters können mittels MRT-Untersuchung erste Veränderungen festgestellt werden, ohne dass überhaupt Symptome auftreten.[95] Daraus ergibt sich die Frage, wie die Untersuchungsergebnisse interpretiert werden sollten. Was sieht man wirklich auf dem Bild und welchen Einfluss hat der Befund auf die langfristige Gesundheit des Kniegelenks?

Stell dir einmal vor, du erzählst deinem Freund von deinem letzten Urlaub. Du zeigst ihm die Bilder vom Strand, von den Wanderungen und natürlich auch vom Krafttraining. Eines dieser Bilder schaut ihr euch genauer an. Es zeigt den Blick über die gesamte Küste. Im Vordergrund der weiße Sand, im Hintergrund das türkisblaue Meer, der Himmel wolkenlos. Es sind einzelne Möwen zu erkennen, und bei genauerem Hinsehen merkst du, dass das Wasser Treibgut an den Strand gespült hat. Aber wie warm ist es an diesem Tag?

Jeder Mensch hat seine eigenen Erfahrungswerte, auf die er zurückgreift, wenn er etwas Neues erlebt. Wenn du zehn Leute fragst, wie warm es an diesem Strand ist, wirst du zehn verschiedene

Antworten bekommen. Niemand, der dich nicht persönlich kennt, kann sagen, ob du gerade am Strand gejoggt bist, um dich auf einen Marathon vorzubereiten, ob du erkältet warst und die frische Luft genossen hast oder ob du dich nur geärgert hast, weil eine Möwe dein Eis mitsamt der Waffel gestohlen hat. Ohne den konkreten Kontext ist ein Foto zunächst nur eine Momentaufnahme.[96]

> Was für Urlaubsfotos gilt, trifft auch auf die Bildgebung zu, die während einer medizinischen Untersuchung gemacht wird. Ohne den Kontext ist ein MRT-Bild nur eine Momentaufnahme.

Genauso verhält es sich mit der Interpretation von MRT-Bildern. Es ist in erster Linie ein Foto, eine Momentaufnahme deines Gelenks. Die Technik ermöglicht es, Gelenkstrukturen und Organe detailliert darzustellen. Ein MRT-Befund kann jedoch nichts darüber aussagen, ob du Schmerzen hast oder wie du dich gerade fühlst.

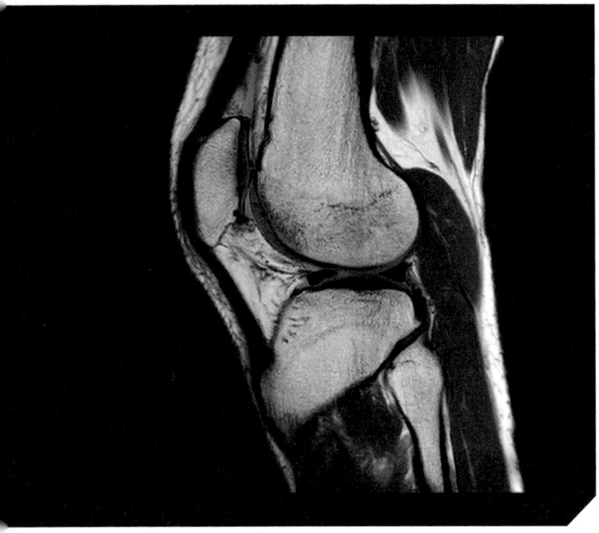

Im MRT werden die anatomischen Strukturen detailliert abgebildet.

In einer Studie wurden 230 Knie von beschwerdefreien Personen im MRT untersucht.[97] In 97 Prozent der Fälle fanden sich Auffälligkeiten in den späteren Befunden: 30 Prozent wiesen einen Meniskusriss auf, 31 Prozent zum Teil schwere Knorpelschäden, 57 Prozent Auffälligkeiten am Gelenk zwischen Kniescheibe und Oberschenkel und 21 Prozent mittelschwere Schäden am Sehnenapparat.

Zwischen dem MRT-Befund und der tatsächlichen klinischen Situation können also oft große Unterschiede bestehen. Und es ist verständlich, dass du dir Sorgen machst, weil dein Kniegelenk »abgenutzt« aussieht und »Verschleiß« zeigt. Deshalb sollte unabhängig von den bildgebenden Verfahren die klinische Beurteilung und die Zielstellung des einzelnen Patienten im Vordergrund stehen, um eine optimale Einschätzung der Situation zu gewährleisten und darauf aufbauend einen Behandlungsansatz formulieren zu können.

PRIMÄR KONSERVATIVER THERAPIEANSATZ

Operieren oder nicht operieren? Das ist hier die Frage. Nach einer aktuellen Leitlinie aus Dänemark wird bei degenerativen Meniskusschäden ohne mechanische Blockade oder Einklemmgefühl zunächst eine dreimonatige konservative Therapie empfohlen. Diese beinhaltet ein progressives Krafttraining, das dem Patienten die Möglichkeit gibt, die Funktion des Kniegelenks aktiv zu verbessern. Ist das Kniegelenk auch nach drei Monaten konsequentem Training mechanisch blockiert oder in seiner Funktion erheblich eingeschränkt, ist eine Operation unumgänglich.

Im Leistungssport stößt der konservative Ansatz oft auf Unzufriedenheit bei Athleten und Trainern, da er zu längeren Ausfallzeiten führen kann, insbesondere wenn er nicht erfolgreich ist. Die vorliegenden Ergebnisse und Empfehlungen beziehen sich jedoch hauptsächlich auf Breitensportler, da es im Spitzensport oft schwierig ist, genügend Probanden für aussagekräftige Studiengruppen zu rekrutieren. Und hier scheint die Operation keinen Vorteil gegenüber der konservativen Therapie zu haben.[98]

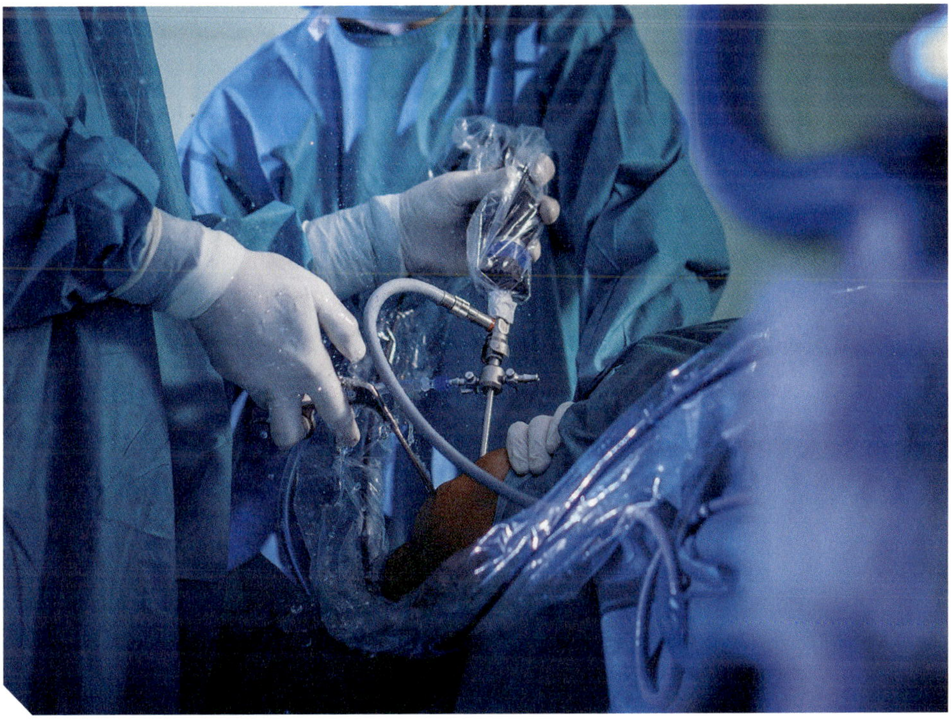

Die arthroskopische Behandlung einer Meniskusverletzung ist ein minimalinvasiver chirurgischer Eingriff, bei dem schonend operiert werden kann.

OPERIEREN ODER NICHT OPERIEREN?

Bei isolierten Meniskusverletzungen bringt eine Operation oft keinen Vorteil gegenüber einer konservativen Therapie. Auch im Vergleich zu einer Scheinoperation konnte langfristig kein signifikanter Unterschied festgestellt werden. Eine Meniskusverletzung sollte daher zunächst mit einem progressiven Trainingsprogramm behandelt werden. Nur bei einer mechanischen Blockierung oder Einklemmung ist eine Operation meist unumgänglich.

Eine weitere Studie untersuchte die Behandlung von 146 Patienten mit degenerativen Innenmeniskusrissen. Die Hälfte der Probanden wurde arthroskopisch am Meniskus operiert. Bei der anderen Hälfte wurde nach dem ersten Hautschnitt gewartet und das Gewebe anschließend wieder zusammengenäht. Der Meniskus wurde also nicht verändert, aber die Operation war von außen sichtbar. Im Vergleich zeigten beide Gruppen auch langfristig positive Ergebnisse, was darauf hindeutet, dass die Operation selbst nicht der entscheidende Faktor ist.[99]

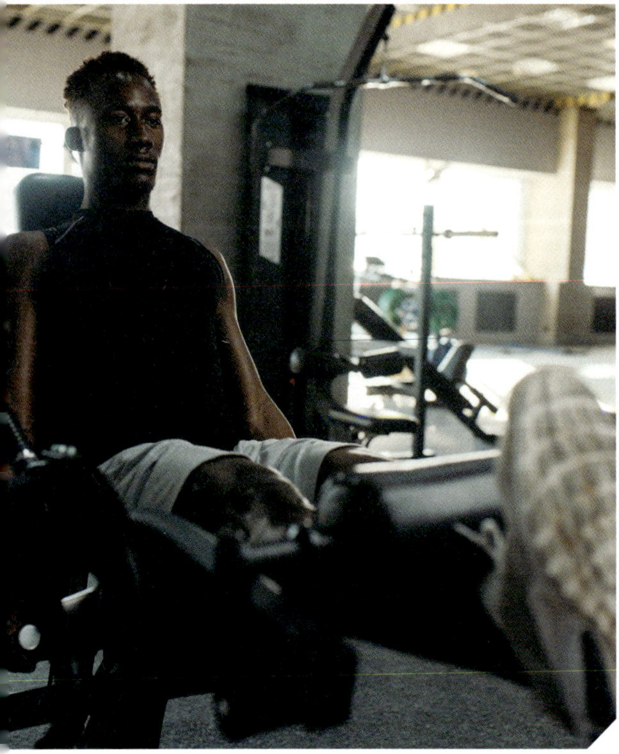

Das richtige Krafttraining bereitet dich auf eine erfolgreiche Rückkehr zum Sport vor.

Das Trainingsprogramm macht den Unterschied. Und damit kannst du im Prinzip sofort nach der Verletzung beginnen. Im vierten Kapitel findest du einen allgemeinen Ansatz für das Training bei Knieproblemen, um den fortschreitenden Abbau der strukturellen Belastbarkeit zu verlangsamen. Denn nach einer Verletzung wirst du auf jeden Fall schwächer. Und das gilt nicht nur für das verletzte Knie. Auch die Gegenseite wird weniger belastet.

Deshalb ist es wichtig, auch nach einer erfolgreichen Rehabilitation beide Kniegelenke zu stärken. Die Rückkehr zum Sport bleibt eine individuelle Entscheidung und sollte nicht aufgrund der vergangenen Zeit, sondern aufgrund verschiedener Kriterien wie Funktions- und Krafttests sowie psychosozialer Faktoren getroffen werden.[100]

KREUZBANDRISS

Von Kreuzbandrissen sind vor allem junge und körperlich aktive Menschen betroffen. Allein in den USA wird die Zahl der Kreuzbandrisse auf 200 000 pro Jahr geschätzt.[101] Besonders häufig tritt diese Verletzung bei Sportarten wie Fußball, Ski Alpin und Basketball auf.[102] Der folgende Abschnitt befasst sich mit dem vorderen Kreuzband (VKB). Zur Behandlung einer Kreuzbandverletzung wird in etwa 65 Prozent der Fälle frühzeitig eine Operation durchgeführt, bei der das Kreuzband rekonstruiert wird.[103] Danach erfolgt die physiotherapeutische Nachbehandlung. Aber ist das wirklich der richtige Weg? Werden so wirklich die besten Ergebnisse erzielt?[104]

Etwa 70 Prozent der Kreuzbandrisse entstehen in sogenannten *Non-Contact*-Situationen. Das kann zum Beispiel die Landung nach einem Sprung oder ein plötzlicher Richtungswechsel verbunden mit einer Drehbewegung sein.[105] Die dabei für Sekundenbruchteile auftretenden mechanischen Kräfte können die Belastbarkeit der Kreuzbandfasern übersteigen, sodass es zu einem strukturellen Riss kommt.

Bei Sportarten mit vielen Sprüngen oder Richtungswechseln treten Kreuzbandrisse bei Frauen statistisch zwei- bis zehnmal häufiger auf als bei Männern.[106] Der enorme Unterschied ist vor allem hormonell, muskulär und biomechanisch bedingt, aber auch auf die geringere professionelle Betreuung von Frauen im Leistungs- und Breitensport zurückzuführen.[107]

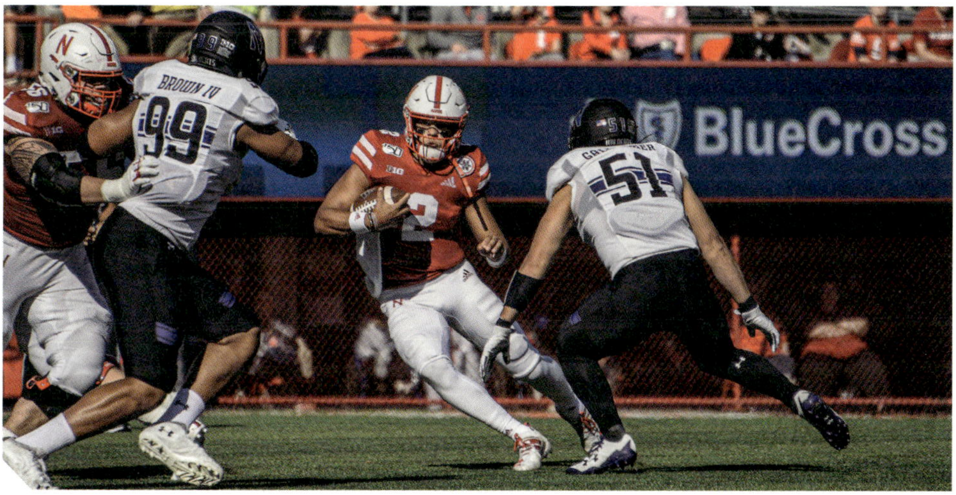

Die meisten Kreuzbandrisse ereignen sich ohne direkten Gegnerkontakt.

LINDSEY VONN

Lindsey Vonn ist eine der erfolgreichsten Ski-Alpin-Rennfahrerinnen aller Zeiten. Sie gewann insgesamt vier Gesamtweltcups, wurde bei den Olympischen Winterspielen 2010 in Vancouver Olympiasiegerin in der Abfahrt und stand in ihrer Karriere bei 82 Weltcuprennen ganz oben auf dem Podest. Doch der Erfolg brachte auch schwere Verletzungen mit sich. Gerade im Ski Alpin wirken hohe Kräfte, denen der Körper bei einem Sturz meist schutzlos ausgeliefert ist.

Beim ersten Rennen der Saison im österreichischen Schladming verletzte sich Vonn am 5. Februar 2013 beim Super-G. Sie stürzte den Hang hinunter, schrie vor Schmerzen und musste mit dem Helikopter abtransportiert werden. Kurz nach dem Unfall bestätigte der medizinische Leiter des US-Ski-Teams, dass sich Vonn das vordere Kreuzband und das Innenband im rechten Knie gerissen hatte. Zusätzlich wurde im MRT ein kleiner Riss im Schienbeinkopf festgestellt. Fünf Tage nach der Verletzung wurde das vordere Kreuzband durch ein körpereigenes Sehnentransplantat ersetzt und das Innenband geflickt.

Beeindruckend ist aber vor allem ihr Weg zurück in den Sport. Normalerweise dauert die Rehabilitation nach einer so schweren Verletzung mindestens ein Jahr. Vor allem in einer Sportart, in der so große Kräfte wirken. 176 Tage (rund sechs Monate) nach der Operation konnte Vonn die Krafttests mit einem sehr guten Wert von 98,8 Prozent absolvieren. Nach 203 Tagen (rund sieben Monate) stand sie wieder auf Skiern und konnte nach 292 Tagen (rund neuneinhalb Monate) wieder am normalen Training teilnehmen.

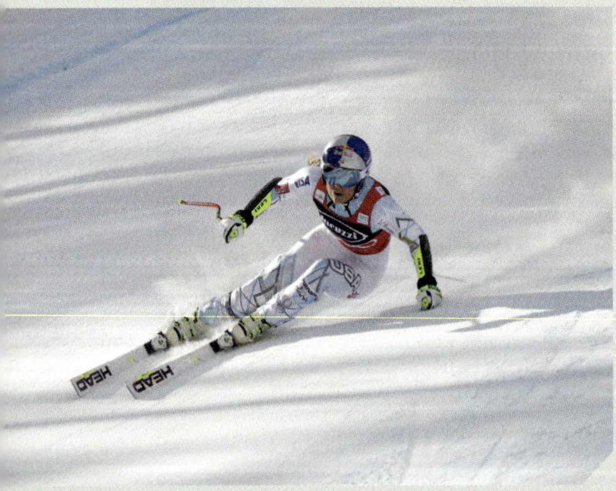

In dieser Zeit war Vonn 275 Stunden in physiotherapeutischer Betreuung, verbrachte 212 Stunden auf dem Fahrradergometer und absolvierte 9 740 Kniebeugen. Am 6. Dezember 2013 nahm sie wieder an einem Weltcup teil. Das ist natürlich ein optimaler Verlauf, soll dir aber zeigen, dass eine Rehabilitation ohne aktiven Einsatz und strukturiertes Training nicht möglich ist. Die Operation kann den anatomischen Schaden beheben, aber nur das Training macht das Knie wieder belastbar.

DAS VORDERE KREUZBAND IST NICHT NUR EIN BAND

In jedem Kniegelenk gibt es ein vorderes Kreuzband (VKB) und ein hinteres Kreuzband (HKB). Beide Kreuzbänder liegen – wie der Name schon sagt – über Kreuz und bestehen aus Faserbündeln, die ineinander verdreht sind. Wenn du deinen Mittelfinger über den Zeigefinger legst, erkennst du die anatomische Lage der Kreuzbänder im Kniegelenk. Sie bestehen zum größten Teil aus festen Typ-I-Kollagenfasern, um die auf das Kniegelenk einwirkenden Kräfte aufzunehmen. Das gilt vor allem für Belastungen bei der Kniestreckung und bei der Innenrotation des Oberschenkels gegenüber dem Unterschenkel. Etwa zehn Prozent sind Typ-III-Kollagenfasern, die dem Band seine Flexibilität verleihen.[108] Damit erfüllt es seine Funktion als mechanischer Stabilisator des Kniegelenks.[109] Aber ist das schon alles?

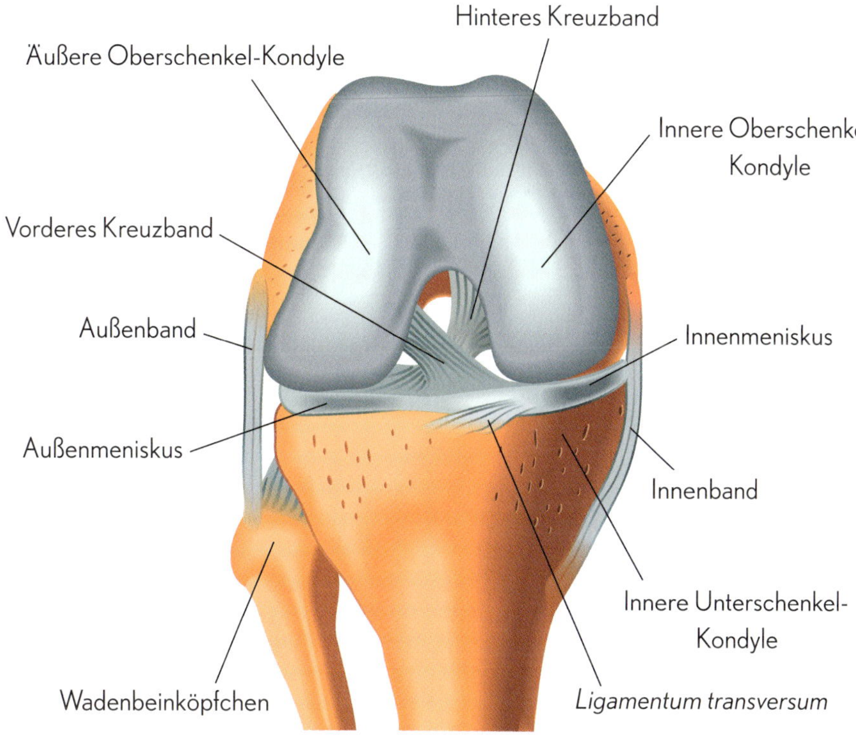

Das (hier das rechte) Knie wird von zahlreichen Bändern, unter anderem den Kreuzbändern, gehalten und stabilisiert.

Bereits 1984 konnten die ersten freien Nervenenden im vorderen Kreuzband mikroskopisch nachgewiesen werden.[110] Diese Entdeckung bestätigte, dass die Kreuzbänder auch ein Messinstrument sind. Kleine Sensoren in den Fasern leiten ihre Informationen über die Dehnung und den Belastungszustand der Kreuzbänder direkt an das Gehirn weiter. So weiß der Körper immer, in welcher Position sich das Kniegelenk gerade befindet, und kann die Spannung der umgebenden Muskulatur entsprechend anpassen.[111]

Unterstützt wird dieser Sinneseindruck durch Rezeptoren in der Gelenkkapsel, in Teilen der Menisken und in der Haut. So erhält das Gehirn ein Livebild des Kniegelenks und kann die verschiedenen Bewegungen richtig steuern und bei Veränderungen entsprechend reagieren.[112] Fehlen diese Informationen, beispielsweise durch einen Kreuzbandriss, ist die Wahrnehmung stark eingeschränkt. Das ist so, als ob du mit geschlossenen Augen beurteilen müsstest, ob es draußen regnet oder die Sonne scheint. Für dein Kniegelenk bedeutet das eine massive Störung der Bewegungskoordination.[113] Äußerlich sichtbar wird das durch das sogenannte *Giving-Way*-Phänomen. Es beschreibt den kurzzeitigen Verlust der Oberschenkelspannung, sodass das Knie nach vorn und innen wegknickt.[114]

WIE DIE SENSOREN IM KNIEGELENK ARBEITEN

Über den Belastungszustand der Kreuzbänder erhält dein Körper entscheidende Informationen darüber, in welcher Position sich das Kniegelenk gerade befindet, und kann die Spannung der umgebenden Muskulatur der Situation entsprechend anpassen.

Die Kreuzbänder sind mehr als zwei einfache Bänder. Sie sind zentrale Strukturen für den komplexen Bewegungsablauf im Kniegelenk. Ohne sie fehlen entscheidende Informationen, um das Kniegelenk während einer Bewegung zu stabilisieren. Unverzichtbar sind sie jedoch nicht. Gerade in den letzten Jahren hat sich die klinische Meinung dahingehend verändert, dass ein Kreuzbandriss nicht unbedingt operiert werden muss.[115] Und selbst wenn das Band anatomisch nicht mehr zusammenwächst, bleibt die Funktion des Kniegelenks oft vollständig erhalten. Doch wie ist das möglich? Wie gleicht der Körper diesen Verlust aus?

PROPRIOZEPTION - DEIN SECHSTER SINN

Propriozeption bezeichnet die Fähigkeit des Körpers, seine Lage im Raum zu erkennen und die Bewegungen der Gliedmaßen ohne visuelle oder vestibuläre (Gleichgewichts-)Informationen zu steuern. Dieses komplexe Sinnessystem basiert auf Rezeptoren in Muskeln, Sehnen, Gelenken und der Haut.[116] Auf diese Weise erhält das zentrale Nervensystem ständig Rückmeldung über die Position und Bewegung der verschiedenen Körperteile.[117] Das kannst du dir wie die Liveverkehrskarte von Google Maps vorstellen. Indem der Algorithmus die Positionsinformationen der Satelliten zusammenrechnet, weiß er immer, wo du dich gerade befindest.

Das System ist so sensibel, dass bereits Gelenkveränderungen von ein bis zwei Grad wahrgenommen werden können.[118] Dadurch ist es möglich, präzise Bewegungen zu steuern, wie zum Beispiel ein Glas Wasser mit geschlossenen Augen zum Mund zu führen. In der Rehabilitation spielt die Verbesserung der Propriozeption eine zentrale Rolle, insbesondere wenn es darum geht, die volle Funktionsfähigkeit nach Verletzungen oder chirurgischen Eingriffen wiederherzustellen.

> Im Deutschen wird der Begriff Propriozeption oft mit »Tiefenwahrnehmung« übersetzt, was jedoch nicht ganz korrekt ist. Das Wort *proprio* bedeutet »eigen«. Und da nicht nur statische Informationen aus der »Tiefe«, sondern auch alle dynamischen Veränderungen der Bewegung erfasst werden können, ist der Begriff »Eigenwahrnehmung« präziser.

Sportverletzungen können zu einer Beeinträchtigung der Propriozeption führen, wenn die Leistungsfähigkeit der Rezeptoren beeinträchtigt ist. Wie du weißt, kann ein vorderer Kreuzbandriss zu einem *Giving-Way*-Phänomen führen. Dieses Phänomen tritt auch häufig bei Sprunggelenksverletzungen auf. Selbst nach erfolgreicher Rehabilitation haben Sportler oft noch Defizite in der Kontrolle und Wahrnehmung des betroffenen Gelenks.[119] Diese fortbestehenden Einschränkungen können langfristig einen Risikofaktor für eine erneute Verletzung darstellen.[120]

Grundsätzlich erhält ein gesunder Körper bei jeder Bewegung eine propriozeptive Rückmeldung über die aktuelle Position des Körpers im Raum, kann diese Informationen vergleichen und daraus eine motorische Antwort ableiten. Im Gegensatz zu anderen Sinnen kann die Propriozeption jedoch nicht vom Körper getrennt und isoliert trainiert werden. Sie ist eng mit dem motorischen Regelkreis verknüpft. Damit stellt sich die Frage, was propriozeptives Training eigentlich ist.

Nur weil eine Übung koordinativ anspruchsvoll ist und den Körper zwingt, viele neue Positionen einzunehmen, heißt das noch lange nicht, dass sie auch effektiv für ein bestimmtes Ziel ist. Die Verbesserung der Propriozeption kann nur in Abwesenheit anderer Sinne erfolgen, damit sich der Körper mehr auf den zu trainierenden Sinn konzentrieren muss.[121]

Um dich gezielt auf die Anforderungen deiner Sportart vorzubereiten, das Verletzungsrisiko zu minimieren oder nach einer Operation wieder ins Training einzusteigen, ist ein möglichst spezifischer Ansatz notwendig. Durch gezielte Übungen kann die Wahrnehmung und Kontrolle des eigenen Körpers gezielt verbessert werden. Dabei stehen dir verschiedene Trainingsformen zur Verfügung:

- **Koordinationstraining:** Unter dem Begriff »Koordination« werden verschiedene motorische Fähigkeiten zusammengefasst.[122] In der Praxis handelt es sich beim Koordinationstraining um konkrete Übungen, die das sportartspezifische Techniktraining unterstützen. Dabei ist es wichtig, dass der Sportler in der Lage ist, aktiv neue Positionen einzunehmen und die damit verbundenen Bewegungen willentlich zu verändern.[123] Ziel des Trainings ist es, die Kontrolle über komplexe Bewegungsabläufe zu verbessern, was in vielen Sportarten von großer Bedeutung ist.
- **Training auf instabilen Untergründen:** Diese Art des Trainings wird oft als »Balancetraining« bezeichnet. Allerdings ist »Balance« und damit die Fähigkeit, das Gleichgewicht zu halten, sehr spezifisch und hängt immer von der entsprechenden Bewegungsaufgabe ab. Wenn du beispielsweise eine Sportart ausübst, bei der du dich auf einem instabilen Untergrund bewegen musst, wie beim Ski Alpin, kann dieses Trainingskonzept sehr effektiv sein und dich auf die Bedingungen auf der Piste vorbereiten. Wenn du dich hingegen hauptsächlich auf festem Untergrund bewegst, wie zum Beispiel beim Judo, und dein Oberkörper dabei ständig in Bewegung ist, hat das Training auf einem instabilen Untergrund keinen positiven Effekt. Um deine Standsicherheit zu verbessern, kannst du deine Kniebeuge jedoch mit einer instabilen Langhantel trainieren, an der seitlich zwei Gewichte mit Gummibändern befestigt sind. Auf diese Weise wird dein Körper dazu gezwungen, auf den äußeren Reiz zu reagieren.[124] Während einer Rehabilitationsphase kann das Training auf instabilem Untergrund wiederum sehr sinnvoll sein. Es ermöglicht dir, dich während der Entlastungsphase niedrigschwellig zu bewegen, um das regenerierende Gewebe mit mechanischen Reizen zu informieren. Dadurch wird eine Überlastung der sich neu bildenden Fasern und damit eine Verzögerung der Wundheilung vermieden.[125]
- **Vibrationstraining:** Das Vibrationstraining wird in der Regel als Ganzkörpervibration auf einer beweglichen Vibrationsplatte durchgeführt. Im Krafttraining scheint es ein schnelles Aufwärmen zu ermöglichen und die Beweglichkeit zu verbessern.[126] Außerdem gibt es bereits vielversprechende Hinweise für eine Verbesserung des Gleichgewichts, vor allem bei älteren Menschen und möglicherweise auch bei Patienten mit neurologischen

Erkrankungen.[127,128] Darüber hinaus belegt die wissenschaftliche Literatur die positive Wirkung beim Einsatz des Vibrationstrainings zur Schmerzreduktion bei lang anhaltenden Schmerzen im unteren Rücken.[129] Insgesamt ist die Datenlage jedoch sehr begrenzt. Eine konkrete Trainingsempfehlung kann daher nicht gegeben werden. Wenn überhaupt, sollte es als Ergänzung zum Training und niemals als Hauptbestandteil eingesetzt werden.

Trotz eines Kreuzbandrisses ist der Körper in der Lage, die Einschränkung der Propriozeption und den damit verbundenen Funktionsverlust auszugleichen. Dieser Prozess basiert auf dem Prinzip der Neuroplastizität, das die Fähigkeit des Gehirns beschreibt, sich an Veränderungen anzupassen und neue neuronale Verbindungen zu bilden.[130] Obwohl Informationen über den Spannungszustand des vorderen Kreuzbandes fehlen, können andere Sensoren diese Aufgabe mit der Zeit übernehmen.[131] Angesichts dieser Tatsache stellt sich die Frage, ob ein vorderer Kreuzbandriss unbedingt operiert werden muss, wenn der Körper in der Lage ist, die Funktion im Laufe der Zeit auf andere Weise zu übernehmen.

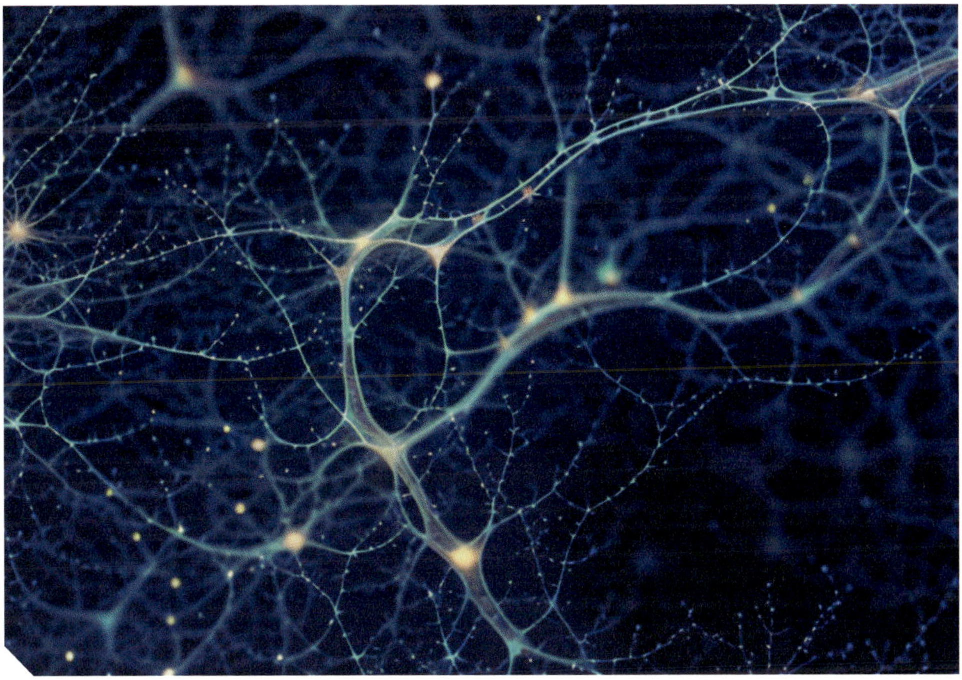

Die neuronalen Verbindungen im Gehirn bilden ein sehr feines und weitverzweigtes Netz.

DER SPASSFAKTOR VON TRAINING AUF INSTABILEN UNTERGRÜNDEN

Manchmal geht es beim Training nicht nur um die sportliche Leistung. Du sollst auch Spaß haben, und das ist beim Training auf instabilem Untergrund definitiv der Fall. Versuche doch mal, über zehn Meter auf einer Slackline zu balancieren. In solchen Momenten steht die konkrete Bewegungsaufgabe im Mittelpunkt. Auch wenn deine Kraft nicht unbedingt zunimmt und deine Stabilität nicht verbessert wird, macht es unglaublich viel Spaß und ist eine willkommene Abwechslung zum normalen Training.

MUSS EIN KREUZBANDRISS IMMER OPERIERT WERDEN?

In Nordamerika, Australien und Europa werden Kreuzbandrisse traditionell frühzeitig operiert, wobei das gerissene Kreuzband mit einem körpereigenen Sehnentransplantat ersetzt wird. Die Zahl dieser Operationen nimmt weiter zu.[132] Aber muss ein Kreuzband wirklich operiert werden? Diese Frage wird seit 1983 wissenschaftlich diskutiert.[133] Und obwohl der Trend eindeutig in Richtung konservative Therapie geht, ist die Sorge oft groß, dass die Rückkehr in den Alltag und erst recht in den Sport ohne Operation undenkbar ist. Dabei darf jedoch nicht vergessen werden, dass sowohl der operative als auch der konservative Weg seine Risiken hat und es in der Rehabilitation von Sportverletzungen generell kein One-Way-Ticket mit absoluter Sicherheit gibt.

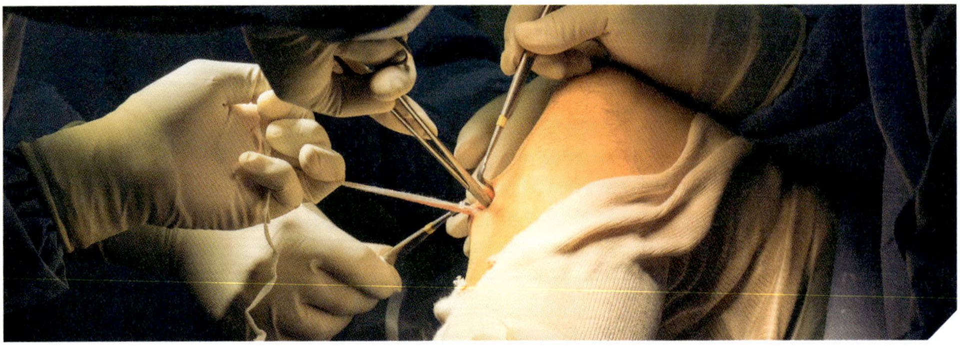

Die Rekonstruktion des vorderen Kreuzbandes erfolgt heutzutage arthroskopisch und kann routinemäßig durchgeführt werden.

Ein weiterer Grund für den veränderten Behandlungsansatz ist die Erkenntnis, dass ein gerissenes Kreuzband mit der Zeit heilen kann.[134] Galt früher die Regel »Einmal gerissen, immer gerissen«, deuten aktuelle Forschungsergebnisse bereits auf das Gegenteil hin.[135] Die Qualität dieser Studien ist derzeit noch nicht gut genug, um als wissenschaftlicher Beweis gelten zu können. Es liegen bislang noch nicht genügend verlässliche Daten vor. Sie erlauben aber einen Blick in die Zukunft der Rehabilitation von Kreuzbandrissen, in der ein rein konservativer Ansatz ohne Operation durchaus denkbar ist.[136]

Aber kann die Entscheidung, sich nicht operieren zu lassen, nicht dazu führen, dass das Risiko für einen degenerativen Knorpelschaden steigt?[137] Und ist das im Vergleich zu einem überschaubaren Operationsrisiko nicht viel schlimmer? Diese Fragen sind durchaus berechtigt, lassen sich aber nicht so einfach mit Ja oder Nein beantworten. Nach Auswertung verschiedener wissenschaftlicher Arbeiten und Langzeitstudien gibt es inzwischen deutliche Hinweise darauf, dass eine frühzeitige Operation das Risiko für einen Knorpelschaden innerhalb von fünf Jahren nach der Erstverletzung sogar erhöhen kann.[138]

Es ist jedoch wichtig zu verstehen, dass die Entscheidung für oder gegen eine Operation von verschiedenen Faktoren abhängt. Manche Patienten haben nach einem Riss keine oder nur geringe Beschwerden und können ihre Aktivitäten wie gewohnt fortsetzen, während andere erhebliche Einschränkungen in der Beweglichkeit oder Stabilität ihres Knies haben. Dadurch können Probleme beim Belastungsaufbau entstehen, was wiederum die Angst vor der Belastung erhöht und zu Vermeidungsstrategien führen kann.[139] Und das ist das eigentliche Problem, weil sich der Gelenkknorpel mehr als jedes andere Gewebe in deinem Körper nur während der Druckbelastung mit Nährstoffen versorgen kann.[140]

Am Beispiel eines Kreuzbandrisses wird deutlich, dass die moderne Medizin nicht in Schwarz-Weiß-Kategorien denken sollte. Es geht nicht nur um die strukturelle Verletzung, sondern um den Menschen dahinter und seine individuellen Voraussetzungen. Erst wenn alle diese Faktoren berücksichtigt werden, kann eine Entscheidung für oder gegen eine Operation getroffen werden.

Für jede Sportverletzung gilt: Ist sie einmal aufgetreten, ist das Risiko einer erneuten Verletzung deutlich erhöht. Beim Kreuzbandriss betrifft das vor allem das nicht verletzte Knie. Interessant, oder? Eine Studie mit 111 Probanden hat gezeigt, dass nur fünf Prozent der Patienten nach den aktuellen Leitlinien betreut wurden. 45 Prozent sahen nach drei Monaten keinen Therapeuten mehr, und 70 Prozent machten weder Sprung- noch Koordinationsübungen, um sich wieder auf die sportliche Belastung vorzubereiten.[141] Das führt zu einer deutlichen Abnahme der strukturellen Belastbarkeit. Und da der Fokus häufig auf dem verletzten Kniegelenk liegt, wird das unverletzte Bein schnell vernachlässigt, vor allem bei jungen Patienten unter 20 Jahren.[142]

Die physiotherapeutische Betreuung wird daher in den kommenden Jahren eine immer wichtigere Rolle für ein erfolgreiches Management nach Kreuzbandverletzungen spielen. Unabhängig davon, ob ein Kreuzbandriss operiert oder primär konservativ behandelt wird, müssen alle Patienten entscheidende Kriterien erfüllen, um sicher in den Alltag und erst recht auf das Spielfeld zurückkehren zu können.

KRITERIENBASIERTE REHABILITATION

Wenn du schon einmal operiert wurdest, erinnerst du dich mit Sicherheit an das Informationsblatt, das du bei deiner Entlassung aus dem Krankenhaus erhalten hast. Auf diesem Zettel stehen in der Regel konkrete Zeitangaben, ab wann du die Belastung wieder steigern darfst. Auch wenn du dich nicht mehr an dieses Blatt erinnern kannst oder es noch nie gesehen hast, ist das kein Problem. Es ist nämlich aus folgenden Gründen gar nicht möglich, den Verlauf der Rehabilitation nach zeitlichen Kriterien zu gestalten:

- unterschiedlich schnelle Wundheilungsphasen (Stoffwechsel),
- unterschiedliche körperliche Voraussetzungen (Trainingszustand),
- unterschiedliches aktives Engagement (Einsatzbereitschaft),
- unterschiedliche individuelle Zielstellungen (Erwartungshaltung),
- unterschiedliche psychische Herausforderungen (Stressbewältigung).

Wenn du dich in diesen Punkten mit deinen Freunden und Bekannten vergleichst, wirst du wahrscheinlich schnell feststellen, dass es zum Teil große Unterschiede gibt. Deshalb sind pauschale Aussagen wie »Nach drei Monaten kannst du wieder laufen« überhaupt nicht sinnvoll und führen eher zu innerem Stress oder Frustration, wenn die Rehabilitation im Vergleich zu anderen langsamer verläuft. Der neue Standard ist daher, die Rehabilitation nach konkreten Kriterien wie bei einer Checkliste zu gestalten.[143] Wenn du alle Kriterien erfüllst, darfst du eine Stufe weiter, wenn nicht, bist du körperlich noch nicht so weit und musst weiter gezielt trainieren, bis du alle Punkte abhaken kannst.

Ziel dieser Kriterien ist es, den Körper in der jeweiligen Phase zu unterstützen, ohne eine zu frühe Belastung der neuen Fasern und damit eine Verzögerung der Wundheilung zu verursachen. Darüber hinaus ist es nicht möglich, allein durch eine passive Untersuchung eine Aussage über die Sportfähigkeit oder ein mögliches Wiederverletzungsrisiko zu treffen.[144] Dafür sind aktive Testverfahren notwendig, die die sportliche Leistungsfähigkeit des Bewegungsapparates beurteilen können. Dabei werden die dynamische Kraftentwicklung, die Kraftausdauer und die neuromuskuläre Koordination untersucht.[145] Nur so ist eine Verlaufsplanung der Rehabilitation auch im Hinblick auf die Rückkehr zum Sport möglich.[146] Für den vorderen Kreuzbandriss ist das bekannteste Werk der *Melbourne ACL Rehabilitation Guide* der beiden Physiotherapeuten Randall Cooper und Mick Hughes.

BEVOR DU WIEDER LAUFEN GEHST, SOLLTEST DU DIESE KRITERIEN ERFÜLLEN

- Einbeinige Kniebeuge: > 15 Wiederholungen
- Einbeiniges Hüftstrecken: > 20 Wiederholungen
- Einbeiniges Wadenheben: > 20 Wiederholungen
- Kraftentwicklung in der Kniestreckung: > 70 Prozent im Vergleich zur Gegenseite
- Horizontaler Sprungtest: > 15 ununterbrochene Wiederholungen
- Vertikaler Sprungtest: > 15 ununterbrochene Wiederholungen

Vor allem die Krafttestung löst bei vielen Patienten Erstaunen aus. Nicht selten liegen die geforderten Kraftwerte für den *Return to Sport* deutlich über dem Niveau, auf dem vor der Verletzung trainiert wurde. Wenn das auch bei dir der Fall ist, solltest du dir ernsthaft die Frage stellen, ob du vor der Verletzung ausreichend auf die sportliche Aktivität vorbereitet warst. Leider muss diese Frage in vielen Fällen mit Nein beantwortet werden. Das heißt, du warst einfach zu schwach. Und das erhöht das Risiko für einen vorderen Kreuzbandriss.[147]

In den ersten sechs Monaten nach der Verletzung nehmen die Kraftwerte an beiden Beinen ab. Das ist vor allem auf die geringere Belastung während der Rehabilitation zurückzuführen und grundsätzlich unproblematisch. Bei der anschließenden Testung ist jedoch darauf zu achten, dass ein einfacher Vergleich zwischen verletztem und unverletztem Knie nicht ausreicht, da auch das unverletzte Bein schwächer ist als vor der Verletzung.[148] Daher sind konkrete Kriterien erforderlich:

- **Kniebeuge:** 1RM mit dem Anderthalbfachen des eigenen Körpergewichts
- **Einbeinige Beinpresse:** 1RM mit dem Anderthalbfachen des eigenen Körpergewichts

1RM steht für *One Repetition Maximum* und bezieht sich auf die maximale Last, die eine Person für eine einzige Wiederholung in einer bestimmten Übung bewältigen kann. Der 1RM-Test ist eine übliche Methode zur Messung der absoluten Kraftleistung.

Eine erfolgreiche Rehabilitation erfordert eine sorgfältige Auswahl der Belastung unter Berücksichtigung klinischer Kriterien. In diesem Prozess werden häufig Hilfsmittel wie Bandagen und Schienen verwendet, um das Gelenk zu stabilisieren und während der Belastung zu unterstützen. Dieser Ansatz wird als *Bracing* bezeichnet und ist integraler Bestandteil eines ganzheitlichen Rehabilitationsprogramms.[149] Es geht darum, das richtige Gleichgewicht zwischen Belastung und Entlastung zu finden, um eine optimale Heilung und Wiederherstellung der vollen Funktionsfähigkeit zu gewährleisten.

Wenn du schon einmal eine solche Schiene getragen hast, weißt du, dass sie leider oft verrutschen und die Beweglichkeit beim Training teilweise stark einschränken. Außerdem scheinen sie das vordere Kreuzband nach einer isolierten Verletzung nicht direkt zu schützen. Darüber hinaus gibt es keinen langfristigen Vorteil gegenüber einer Behandlung ohne Schiene. Der Einsatz sollte daher hinsichtlich der medizinischen Notwendigkeit hinterfragt werden.[150]

Eine erfolgreiche Rückkehr in den Sport hängt jedoch nicht nur von den körperlichen Voraussetzungen ab. Die psychologische Einstellung zum Rehabilitationsprozess spielt eine entscheidende Rolle für das Gesamtergebnis.[151] Ein gestärktes Selbstwertgefühl ermöglicht es dem Athleten,

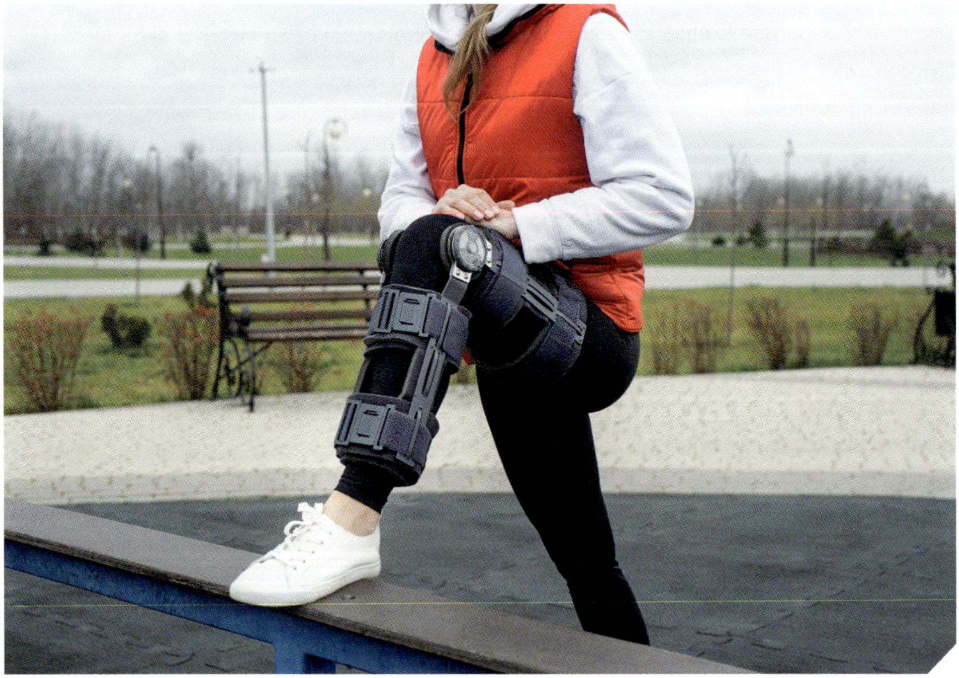

Nach der Operation wird das Kniegelenk häufig geschient, wobei die Orthese meist auch beim Training getragen werden soll, um das Knie zu unterstützen.

die Herausforderungen der Rehabilitation mit mehr Selbstvertrauen anzugehen. Selbstvertrauen ist entscheidend, um die notwendigen Schritte des Trainingsplans mit Überzeugung und Entschlossenheit umzusetzen.

Gleichzeitig dient die Motivation als treibende Kraft, die einen Sportler dazu inspiriert, hart zu arbeiten und seine Ziele zu erreichen. Optimismus schafft eine positive Einstellung, die hilft, mit Rückschlägen besser umzugehen und sich auf die langfristige Entwicklung zu konzentrieren.[152] Es ist wichtig zu verstehen, dass Rückschläge ein normaler Teil des Weges sind und als Chance zur Weiterentwicklung gesehen werden sollten.

Somit ist die *Mental Readiness* ein entscheidender Schritt in der Endphase der Rehabilitation von Kreuzbandrissen.[153] Um die zuvor genannten Faktoren zu überprüfen, wurde 2008 der *Anterior Cruciate Ligament-Return to Sport After Injury Scale* (kurz ACL-RSI-Fragebogen) vorgestellt. Er ist nach wie vor der einzige Fragebogen, der spezifisch für Kreuzbandverletzungen passt, und gibt konkrete Hinweise für ein mögliches Wiederverletzungsrisiko oder Vorhersagen für den *Return to Sport*.

Der Fragebogen hat eine prognostische Aussagekraft, das heißt, Patienten mit einem höheren Wert vor einem Trainingsprogramm haben nach dem Training eine bessere Kniefunktion.[154] Wenn du dich gerade in einer Rehabilitationsphase befindest, kannst du den Fragebogen direkt ausprobieren.

DER ACL-RSI-FRAGEBOGEN

Bist du zuversichtlich, dass du den Sport auf demselben Niveau wie vorher ausüben kannst?

1	2	3	4	5	6	7	8	9	10

Überhaupt nicht zuversichtlich ⟷ Völlig zuversichtlich

Befürchtest du, dass du dein Knie bei der Ausübung deines Sports wieder verletzen könntest?

1	2	3	4	5	6	7	8	9	10

Habe große Sorgen ⟷ Habe überhaupt keine Sorgen

Macht dich der Gedanke an die Ausübung deines Sports nervös?

1	2	3	4	5	6	7	8	9	10

Sehr nervös ⟷ Überhaupt nicht nervös

Bist du zuversichtlich, dass dein Knie bei der Ausübung deines Sports nicht nachgeben wird?

1	2	3	4	5	6	7	8	9	10

Überhaupt nicht zuversichtlich ⟷ Völlig zuversichtlich

Bist du zuversichtlich, dass dein Knie unter Belastung standhält?

1	2	3	4	5	6	7	8	9	10

Überhaupt nicht zuversichtlich ⟷ Völlig zuversichtlich

Findest du es frustrierend, dass du in Bezug auf deinen Sport dein Knie berücksichtigen musst?

1	2	3	4	5	6	7	8	9	10

Sehr frustrierend ⟷ Überhaupt nicht frustrierend

Bist du zuversichtlich, dass du deinen Sport ausüben kannst, ohne Bedenken wegen deines Knies zu haben?

1	2	3	4	5	6	7	8	9	10

Überhaupt nicht zuversichtlich ⟷ Völlig zuversichtlich

Hältst du es für wahrscheinlich, dein Knie durch die Teilnahme an deinem Sport wieder verletzen zu können?

1	2	3	4	5	6	7	8	9	10

Sehr wahrscheinlich ⟷ Völlig unwahrscheinlich

Hast du Angst, dass du dein Knie bei der Ausübung deines Sports versehentlich wieder verletzen könntest?

1	2	3	4	5	6	7	8	9	10

Habe große Angst ⟷ Habe überhaupt keine Angst

Hält dich der Gedanke daran, nochmals operiert und nachbehandelt werden zu müssen, davon ab, deinen Sport auszuüben?

1	2	3	4	5	6	7	8	9	10

Die ganze Zeit ⟷ Zu keinem Zeitpunkt

Bist du zuversichtlich, deinen Sport gut ausüben zu können?

1	2	3	4	5	6	7	8	9	10

Überhaupt nicht zuversichtlich ⟷ Völlig zuversichtlich

Bist du gelassen, wenn es um die Ausübung deines Sports geht?

1	2	3	4	5	6	7	8	9	10

Gar nicht gelassen ⟷ Völlig gelassen

Auswertung RSI-Fragebogen

- Addiere die Werte jeder Frage und teile die Summe durch die Anzahl der Fragen.
- Ein Wert unter 5,1 steht für Personen, die ihrem Kniegelenk noch kein Vertrauen schenken und eine signifikante Angst vor einer Wiederverletzung haben. Diese Patienten kehren seltener in den Sport zurück.
- Der Wert kann sich durch Training verändern und kann deshalb auch als Verlaufskontrolle verwendet werden.
- Ein Zusammenhang mit körperlichen Tests muss nicht bestehen. Deswegen können Patienten mit guten oder sehr guten physischen Ergebnissen zusätzlich mit Informationen oder verhaltenstherapeutischen Ansätzen betreut werden.

BÄNDERRISS AM SPRUNGGELENK

Umgeknickt! Die sogenannte laterale (äußere) Sprunggelenksverletzung ist eine der häufigsten Verletzungen im Profi- und Breitensport und betrifft grundsätzlich alle Sportarten, die intensive Richtungswechsel oder hohe Sprungbelastungen beinhalten.[155] Da die meisten Verletzungen gegen Ende einer sportlichen Belastung auftreten, scheint die Ermüdung ein entscheidender Faktor für das Auftreten von Sprunggelenksverletzungen zu sein.[156]

Das Sprunggelenk wird durch drei verschiedene Bandapparate gesichert. Verletzungen entstehen häufig beim Umknicken des Fußes nach außen, wobei der äußere Bandapparat in Mitleidenschaft gezogen wird. In den meisten Fällen kommt es dabei zu einem Riss des vorderen Außenbandes (vorderes talofibulares Band).[157] Je nach Krafteinwirkung auf das Sprunggelenk können verschiedene Kombinationsverletzungen bis hin zu Knochenbrüchen auftreten.

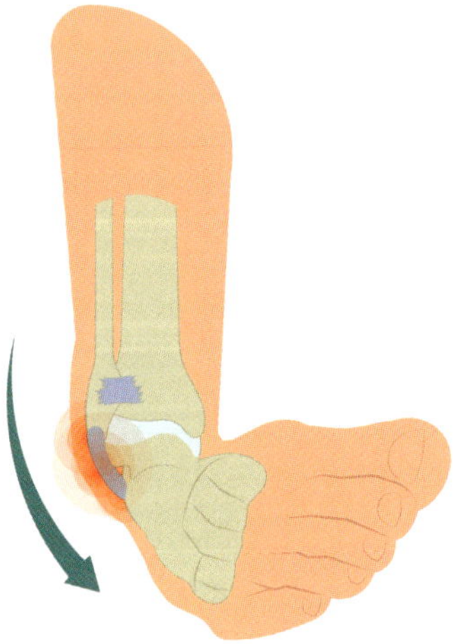

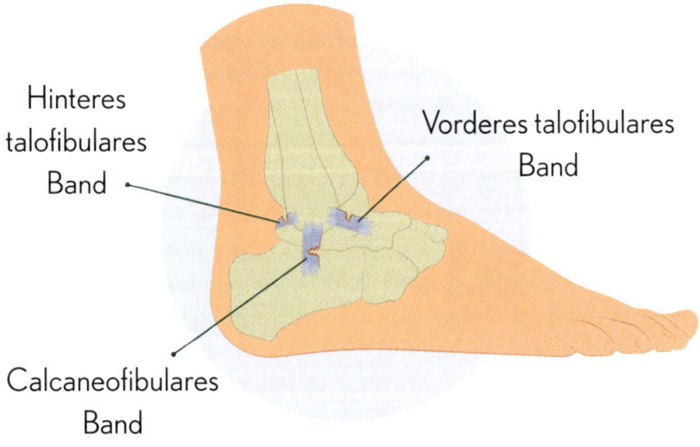

Beim Umknicken nach außen kommt es in den meisten Fällen zu einem Riss des vorderen talofibularen Bandes.

SERENA WILLIAMS

Serena Williams ist mit 23 Grand-Slam-Titeln und vier olympischen Goldmedaillen eine der erfolgreichsten Tennisspielerinnen aller Zeiten. In ihrer langen Karriere konnte sie sich von zahlreichen Verletzungen zurückkämpfen. Die Saison 2013 begann mit einem dominanten Sieg bei den Brisbane Open.

Bei den anschließenden Australian Open galt sie als klare Favoritin auf den Titel. Doch in der ersten Runde stürzte Williams nach einem schnellen Ballwechsel unglücklich und ging unter Schmerzen zu Boden. Sie wurde sofort medizinisch versorgt und konnte ihr Auftaktmatch mit einem getapten Fuß gewinnen.

Die anschließende Untersuchung ergab eine Verletzung des äußeren Bandapparates – bei einem Turnier mit maximal 48 Stunden Pause zwischen zwei Spielen keine gute Ausgangslage. Hinzu kommt, dass Williams' Spiel von kraftvollen Bewegungen geprägt ist. Es war also fraglich, ob sie das Turnier überhaupt würde fortsetzen können.

Als es in die zweite Runde ging, war ihr Körper also bereits mit der Wundheilung beschäftigt. Auch wenn sie die folgenden Spiele gewinnen konnte, war die Beweglichkeit des Sprunggelenks und damit ihr Spiel stark eingeschränkt. So musste sich Williams schließlich im Viertelfinale ihrer Landsfrau Sloane Stephens geschlagen geben.

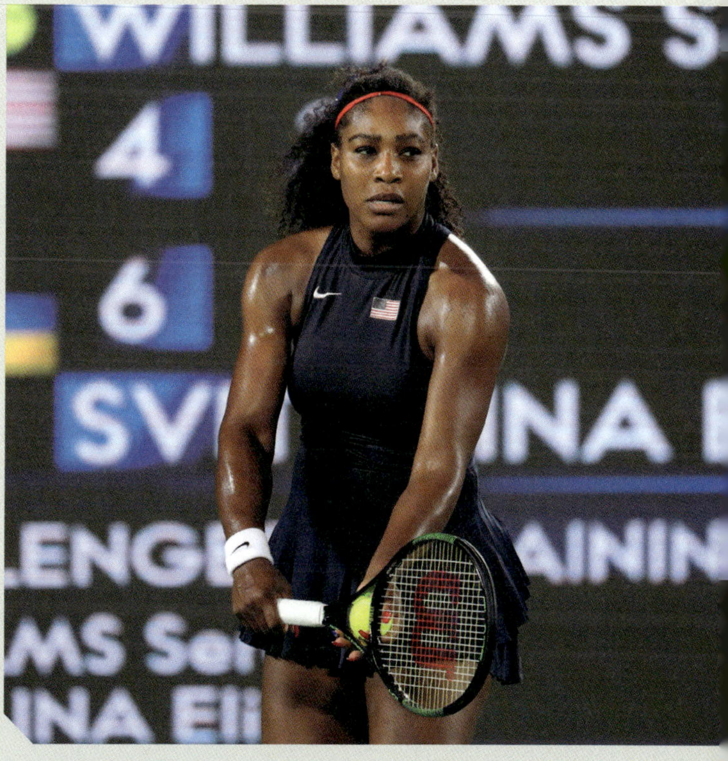

Aufgrund seines anatomischen Aufbaus ist das Sprunggelenk, das aus einem oberen und einem unteren Teil besteht, insbesondere bei Bewegungen nach außen anfälliger für Verletzungen. Normalerweise ist dein Körper in der Lage, die einwirkenden Kräfte zu kontrollieren und auszugleichen. Je mehr Risikofaktoren jedoch zusammenkommen, desto wahrscheinlicher wird eine Verletzung:

- **Vorverletzung:** Eine vorherige Sprunggelenksverletzung ist der größte Risikofaktor für eine erneute Verletzung, auch auf der Gegenseite.[158] Warum das so ist, erfährst du auf den nächsten Seiten.
- **Schlechtes Warm-up:** Ohne entsprechendes Aufwärmen kann die Beweglichkeit oder die Koordination des Sprunggelenks eingeschränkt und noch nicht auf dem erforderlichen Niveau sein, das du für deine Sportart brauchst.[159] Deshalb gibt es beim Joggen zum Beispiel das Lauf-ABC, mit dem du dich auf die Trainingseinheit vorbereiten kannst.
- **Kraftdefizit:** Eine zu geringe Kraftentwicklung oder verzögerte Reaktionszeiten der Unterschenkelmuskulatur können grundsätzlich das Verletzungsrisiko erhöhen.[160]
- **Fehlende Schutzausrüstung:** Insbesondere bei Sportarten mit vielen Richtungswechseln oder hoher Belastung der Sprunggelenke kann eine unzureichende Ausrüstung einen Risikofaktor darstellen.[161] Das bedeutet jedoch nicht, dass eine Sprunggelenksunterstützung in jeder Sportart unbedingt notwendig ist.

Auch im Alltag kann es in einem unbedachten Moment zu einem plötzlichen Versagen der Stabilität kommen. Dazu braucht es aber immer ein auslösendes Ereignis. Und wenn du dich nicht wie Serena Williams auf dem Tennisplatz sofort ärztlich behandeln lassen kannst, gibt es doch einige einfache Methoden, um das Ausmaß der Verletzung abzuschätzen.

KANNST DU WEITERMACHEN?

Diese entscheidende Frage stellst du dir sofort, und zwar unabhängig davon, ob du gerade mitten auf dem Spielfeld oder tief im Wald liegst. Um das Ausmaß einer Sprunggelenksverletzung abzuschätzen, hat die Sportmedizin in den letzten Jahren verschiedene Testverfahren entwickelt. Grundsätzlich geht es immer darum, schwerwiegende Verletzungen auszuschließen und die Funktionsfähigkeit zu bewerten.

Eine einfache Möglichkeit ist die Anwendung der *Ottawa Ankle Rules.* Dabei werden verschiedene Druckpunkte am Sprunggelenk getestet, um festzustellen, ob weitere diagnostische Maßnahmen, wie zum Beispiel eine Röntgenuntersuchung, erforderlich sind. Ein negatives Testergebnis schließt mit hoher Wahrscheinlichkeit eine knöcherne Verletzung des Unterschenkels oder des Fußes aus.[162]

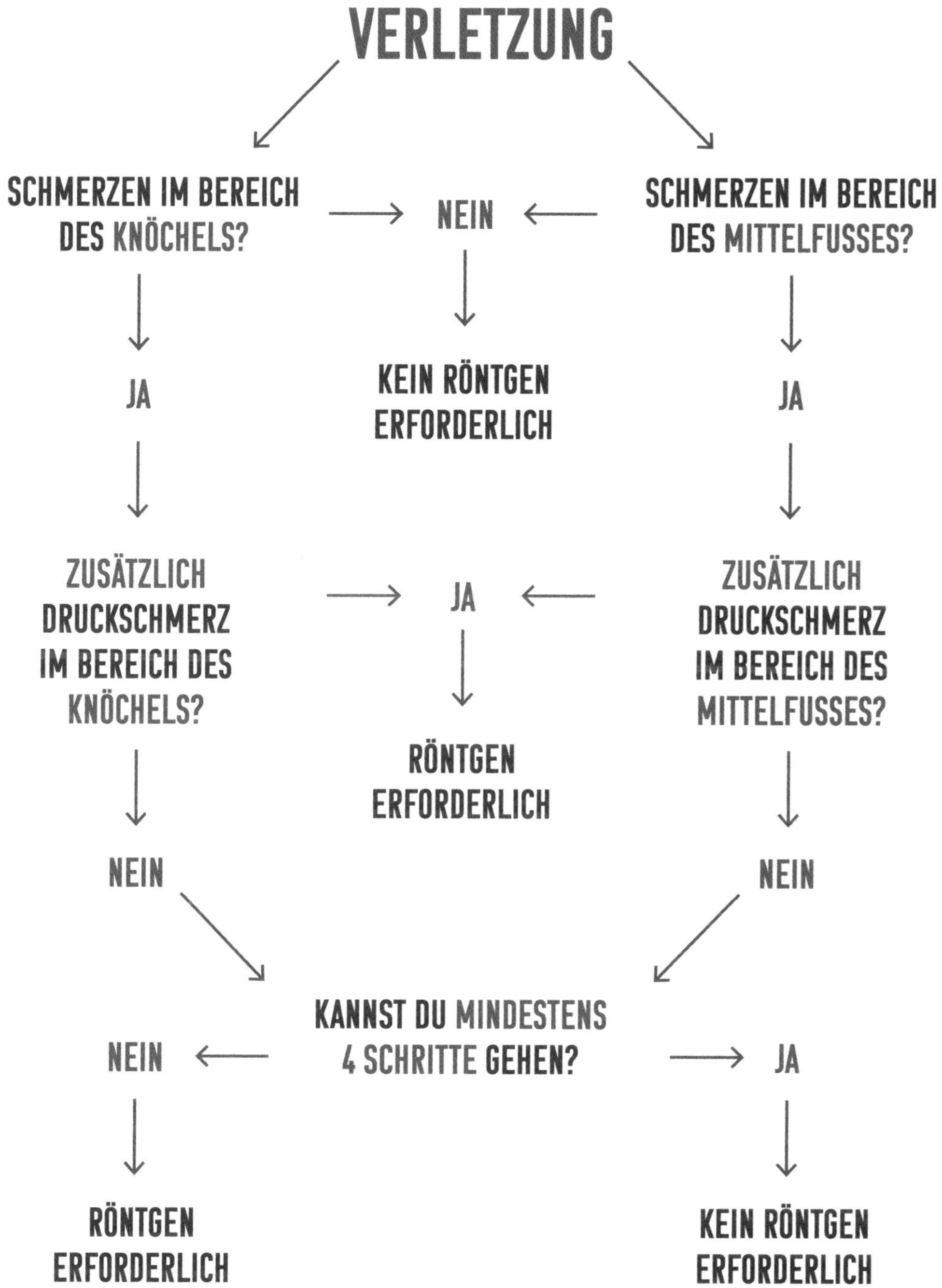

Praktische Umsetzung der Ottawa Ankle Rules

Ansicht von außen

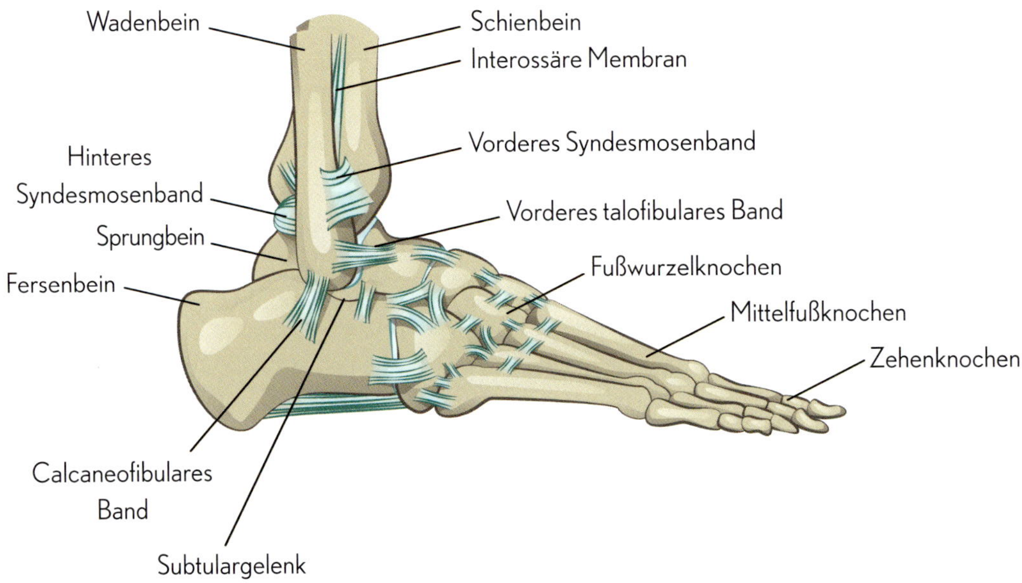

Ansicht von innen

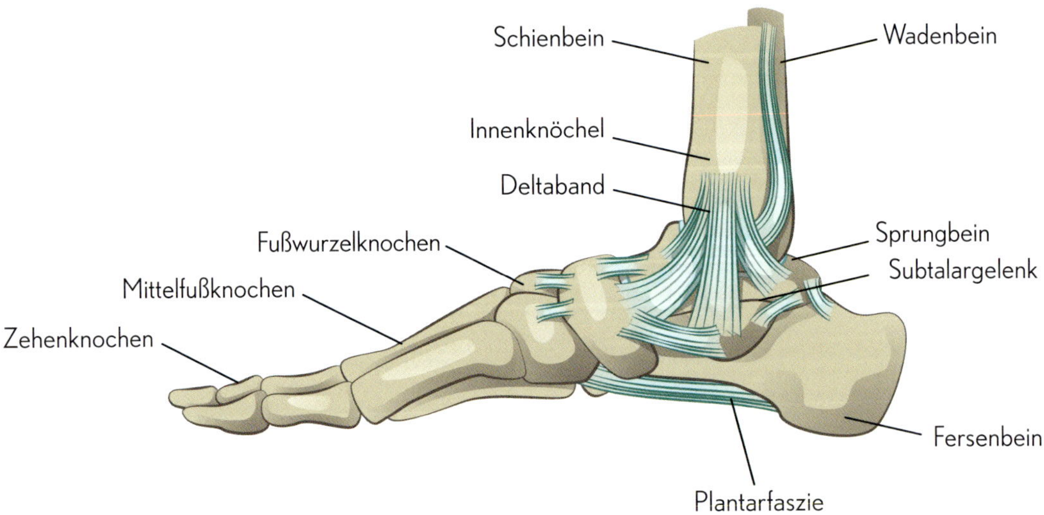

Die anatomische Darstellung der Knochen und Bänder des Fußes zeigt den komplexen Aufbau dieser Region.

Anschließend sollten die Beweglichkeit des Sprunggelenks und der Bandapparat des Unterschenkels genauer untersucht werden. Hierzu wird in der Literatur häufig der sogenannte *Knee to Wall Test* empfohlen.[163] Dabei stellst du dich im Ausfallschritt vor eine Wand und versuchst, das vordere Knie so weit über die Fußspitze nach vorn zu schieben, dass du die Wand gerade nicht berührst und die Ferse noch auf dem Boden steht.

Bei auftretenden Schmerzen ist eine ärztliche Abklärung erforderlich, insbesondere wenn die Beschwerden nach dem Test anhalten oder sich verschlimmern. Ist hingegen kein signifikanter Unterschied in der Beweglichkeit des Sprunggelenks im Vergleich zur Gegenseite festzustellen, kannst du mit der Untersuchung der Kraftentwicklung fortfahren.

Dazu stellst du dich wieder vor eine Wand oder einen festen Gegenstand, bringst das Knie ganz nach vorn über die Fußspitze und versuchst dann, die Wand »wegzuschieben«. Diese Bewegung ähnelt dem Calf Raise aus dem vierten Kapitel. Anschließend wird die gleiche Bewegung mit gestrecktem Sprunggelenk wiederholt. Ist das Ergebnis unauffällig, kann der Fuß vorerst ohne Bedenken weiter belastet werden.

Nach einer kurzen Ruhephase von maximal zehn Tagen sollte das Sprunggelenk in der Rehabilitation mit einer Schiene gestützt werden, wobei sich das *Bracing* gegenüber Tapeverbänden oder Bandagen als effektiver erwiesen hat.[164] Diese Vorgehensweise kennst du bereits von einer Kreuzbandverletzung.

Trotz optimaler Rehabilitationsmaßnahmen kommt es nach der Erstverletzung in 74 Prozent der Fälle zu einer erneuten Sprunggelenksverletzung.[165] Was sind die Ursachen und welche Folgen kann das haben?

INSTABILITÄT UND HYPERMOBILITÄT

Nach einer Sprunggelenksverletzung berichten viele Patienten über wiederkehrende Instabilitäten oder Funktionseinschränkungen des Fußes. Insbesondere wenn die Verletzung sehr früh in der sportlichen Karriere auftritt, scheint das Risiko für dauerhafte Instabilitätsprobleme erhöht zu sein. Die derzeitigen Behandlungsansätze scheinen also nicht immer zufriedenstellende Ergebnisse zu bringen.[166] In diesem Zusammenhang werden häufig zwei Begriffe verwechselt oder synonym verwendet: Instabilität und Hypermobilität.

Hypermobilität beschreibt einen Zustand der verfügbaren Gelenkbeweglichkeit. In der Medizin gibt es Normwerte, um verschiedene Körper oder Situationen miteinander vergleichen zu

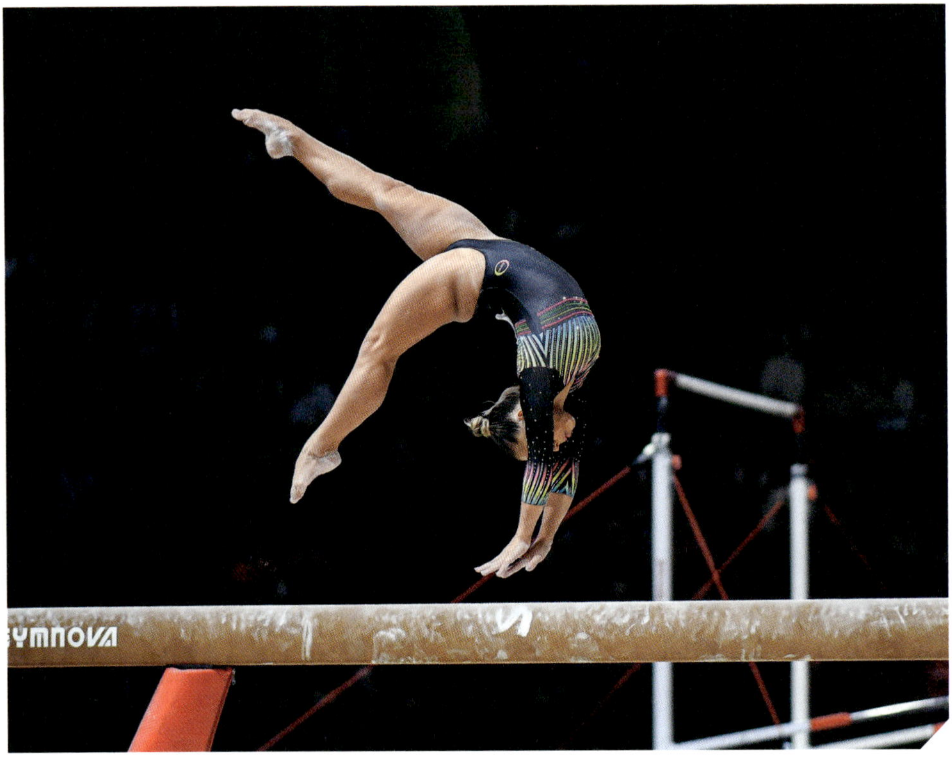

Jede Sportart stellt unterschiedliche Anforderungen an den Körper. Beim Kunstturnen ist zum Beispiel eine hohe Beweglichkeit vonnöten.

können. Der menschliche Körper kann sich jedoch sehr variantenreich entwickeln, weshalb eine reine Zustandsbeschreibung noch keine Diagnose darstellt. Das bedeutet, dass du dir keine Sorgen machen musst, auch wenn ein Gelenk mal »hypo« (weniger) oder »hyper« (mehr) beweglich ist.

Ohne konkreten Bezug zu deiner Sportart sind Aussagen wie »Du bist zu unbeweglich« oder »Das ist aber fest« nicht relevant. Nur weil deine Gelenkbeweglichkeit außerhalb der Norm liegt, heißt das nicht zwangsläufig, dass das Risiko für eine Verletzung steigt. Aus diesem Grund sind passive Testverfahren in der Sportmedizin problematisch und können zu Verunsicherung führen, wenn ihre Ergebnisse isoliert betrachtet werden.[167]

Andererseits können Extremsituationen immer einen Einfluss auf das Verletzungsrisiko haben, insbesondere dann, wenn sie einseitig auftreten und dadurch ein erheblicher Unterschied zur Gegenseite entsteht. Ein direkter Zusammenhang ist selbst bei einer Kombination von aktiven und passiven Testverfahren nur sehr schwer herzustellen.[168] Im dritten Kapitel erfährst du, wie diese Tests aufgebaut sind und welche Aussagekraft sie in der Praxis haben.

Fühlst du dich bei bestimmten Belastungen und Bewegungen innerhalb deiner Sportart eingeschränkt? Wenn nicht, dann kannst du weitermachen wie bisher. Wenn du diese Frage jedoch mit Ja beantworten kannst, dann solltest du deine Beweglichkeit gezielt verbessern, um in den entsprechenden Positionen ökonomischer arbeiten zu können.[169] Hier gilt – wie auch beim Krafttraining – das SAID-Prinzip (Seite 15).

»Instabilität« ist ein Begriff aus der Mechanik, der im Zusammenhang mit Sprunggelenksverletzungen nicht korrekt verwendet wird. Dennoch hat er sich für die Beschreibung eines wiederholten Umknickens oder einer eingeschränkten Ansteuerung des Fußes umgangssprachlich durchgesetzt und wird daher in diesem Buch weiterhin verwendet.

DIE KORREKTE BEZEICHNUNG FÜR DAS INSTABILITÄTSGEFÜHL IM SPRUNGGELENK IST DAS GIVING-WAY-PHÄNOMEN, DAS DU AUCH SCHON VOM VORDEREN KREUZBANDRISS KENNST.

Dahinter können einerseits mechanische Ursachen wie ein Außenbandriss oder neuromuskuläre Ursachen wie eine eingeschränkte Propriozeption stecken.[170] In der Praxis ist meist eine Symptomkombination aus einem wiederholten Umknicken (*Giving-Way*-Phänomen) und anhaltenden Schmerzen oder Funktions- und Bewegungseinschränkungen zu finden, die auch zu weiterlaufenden Problemen im Knie- oder Hüftgelenk führen können.[171]

Sowohl Hypermobilität als auch Instabilität sind mechanische Begriffe, die auf den lebenden Menschen angewendet werden. Sie beschreiben bestimmte Zustände, sollten aber nie als konkrete Diagnose verwendet werden. Vielmehr handelt es sich um Symptome oder Merkmale, die auf mögliche Probleme des Bewegungsapparates hinweisen können und entsprechend behandelt werden sollten.

KOORDINATIONSTRAINING

Bei einer bestehenden Instabilität liegt häufig ein Defizit in der neuromuskulären Kontrolle vor. Dies bedeutet, dass das Nervensystem vor allem auf optische Reize und weniger auf propriozeptive Reize des Körpers zurückgreift,[172] um das Sprunggelenk während einer Belastung zu stabilisieren. Das führt zu einer eingeschränkten Gleichgewichtsfähigkeit, insbesondere bei motorisch komplexen Bewegungsabläufen wie zum Beispiel einem schnellen Richtungswechsel beim Tennis.

Der Therapieansatz sollte – ähnlich wie beim vorderen Kreuzband – darin bestehen, die fehlenden propriozeptiven Informationen durch das Wiedererlernen von Bewegungsabläufen in der

Rehabilitation zu ersetzen, um das Sprunggelenk in wechselnden (Spiel-)Situationen stabilisieren zu können. Die fünf P bilden die Grundlage für ein effektives Koordinationstraining und damit für die Verbesserung der Propriozeption:[173]

- **Problemlösung:** Ziel des Trainings ist es, neue Lösungen für die Bewegungsabläufe zu finden, bei denen die Verletzung aufgetreten ist. Dadurch wird eine größere Variabilität erreicht, um das Sprunggelenk beim nächsten Mal besser stabilisieren zu können.
- **Progression:** Je nach Schwere der Verletzung und Komplexität der wiederzuerlernenden Bewegungsabläufe ist eine Steigerung des Trainings erforderlich. Das kann zum Beispiel am Anfang die Stabilisation im Einbeinstand sein und am Ende der Rehabilitation ein einbeiniger Sprung mit gedrehter Landung auf beiden Füßen.
- **Planung:** Um eine zu schnelle Steigerung zu vermeiden, sollte das Training einem Plan folgen. Da die Rehabilitation in der Regel in einem sicheren und vorhersehbaren Umfeld stattfindet, sollte sich die Planung langfristig an den Bewegungsabläufen der jeweiligen Sportart orientieren. Nur so kann dein Körper neue Bewegungslösungen finden.
- **Prüfung:** Im Verlauf der Rehabilitation sollte der Erfolg der Maßnahmen überprüft werden, um sicherzustellen, dass sie wirksam und zielführend sind. Bei unzureichender Wirksamkeit sollte der Ansatz hinterfragt und neu formuliert werden.
- **Prozess:** Die Veränderung wird nicht von heute auf morgen stattfinden. Nur wenn die Maßnahmen kontinuierlich durchgeführt werden, kann sich dein Körper langfristig anpassen. Auch dieser Ansatz basiert auf dem SAID-Prinzip (Seite 15).

Das bedeutet, dass das Training zum Beispiel ohne visuellen Eindruck durchgeführt werden sollte. Aber wie ist das möglich? Wenn du bei einem Split Squat einen Medizinball vor der Brust hältst, kannst du dein Sprunggelenk während der Bewegung nicht sehen. Das hat zur Folge, dass das Nervensystem neue Lösungen finden muss, um das Gelenk zu stabilisieren. Dieser Ansatz lässt sich auch auf das Kniegelenk nach einer Kreuzbandverletzung übertragen.

Ein sich progressiv steigerndes Koordinationstraining innerhalb der Rehabilitation verbessert also nicht nur die strukturelle Verletzung, sondern vor allem das neuromuskuläre Defizit. Das führt zu immer größerer Sicherheit und immer weniger Fehlern in den zu lösenden Bewegungsabläufen.[174]

Nach wie vor wird eine Sprunggelenksverletzung oft als harmlos angesehen und die sportliche Aktivität bereits nach wenigen Tagen wieder aufgenommen.[175] Aber auch nach abgeschlossener Rehabilitation kommt es häufig zu einer erneuten Verletzung. Das könnte bedeuten, dass die derzeitigen Leitlinien, die sich häufig an zeitlichen Kriterien orientieren, den Heilungsverlauf nicht ausreichend berücksichtigen.[176] Die Entscheidung, ob ein Sportler wieder einsatzfähig ist oder nicht, sollte daher in Zukunft anhand bestimmter Kriterien getroffen werden, die im vierten Kapitel (ab Seite 127) beschrieben werden.

WIRBELSÄULENVERLETZUNGEN UND RÜCKENSCHMERZEN

Bei Sportlern, aber auch in der allgemeinen Bevölkerung sind Verletzungen der Wirbelsäule in Verbindung mit Rückenschmerzen ein häufiges Problem.[177] Obwohl ein kräftiger Mittelkörper und regelmäßige Bewegung für die Gesundheit des Rückens wichtig sind, können die Belastungen im Leistungssport zu ernsthaften Verletzungen führen.[178] Diese reichen von unspezifischen Schmerzen im unteren Rücken über Bandscheibenvorfälle bis hin zu Wirbelbrüchen und Querschnittslähmungen. Sie können die Lebensqualität und die Leistungsfähigkeit beeinträchtigen und stellen eine erhebliche Belastung für die Patienten und das Gesundheitssystem dar.[179]

Wirbelsäulenverletzungen treten nicht nur bei Kontaktsportarten auf. Auch wenn hohe Geschwindigkeiten und technische Anforderungen das Risiko erhöhen, lassen sich keine konkreten Hinweise auf Rückenschmerzen ziehen. Vielmehr scheinen die Beschwerden eher mit hohen Trainingsumfängen oder schnellen Belastungssteigerungen in Verbindung zu stehen und können prinzipiell in jeder Sportart auftreten.[180] Da Rückenschmerzen auch bei zu wenig Bewegung im Alltag auftreten, bedeutet das im Umkehrschluss, dass sowohl Über- als auch Unterbelastung als Risikofaktor für Rückenschmerzen infrage kommt.[181]

TONY ROMO

Antonio »Tony« Romo ist ehemaliger Quarterback und spielte über 13 Jahre für die Dallas Cowboys in der NFL. In seiner beeindruckenden Karriere stellte er mehrere Rekorde auf, führte die Cowboys mehrfach in die Play-offs und wurde insgesamt viermal für den Pro Bowl nominiert. Im November 2013 verspürte Romo während eines Spiels plötzlich starke Rückenschmerzen. Die anschließende Diagnose ergab einen Bandscheibenvorfall, der im Dezember sofort operiert wurde.

Während des Eingriffs wurde ein Teil der verletzten Bandscheibe minimalinvasiv entfernt, um den mechanischen Druck auf das umliegende Gewebe zu verringern. Die postoperative Rehabilitation war entscheidend für Romos Rückkehr auf das Spielfeld. Unter der sorgfältigen Aufsicht der Physiotherapeuten und Ärzte der Cowboys begann Romo bereits im Februar 2014, knapp sechs Wochen nach der Operation, seine Rückenmuskulatur wieder aufzubauen und an seiner Beweglichkeit zu arbeiten.

Nach intensiver Vorbereitung in der Off-Season stand Romo am 7. September 2014, also 254 Tage nach seiner Operation, wieder auf dem Spielfeld und zeigte damit, wie wichtig eine gute Rehabilitation nach einer Bandscheibenoperation ist. Neben einem strukturierten Trainingsprogramm ist natürlich auch das aktive Engagement des Sportlers gefragt, um nach einer schweren Verletzung erfolgreich zurückkehren zu können.

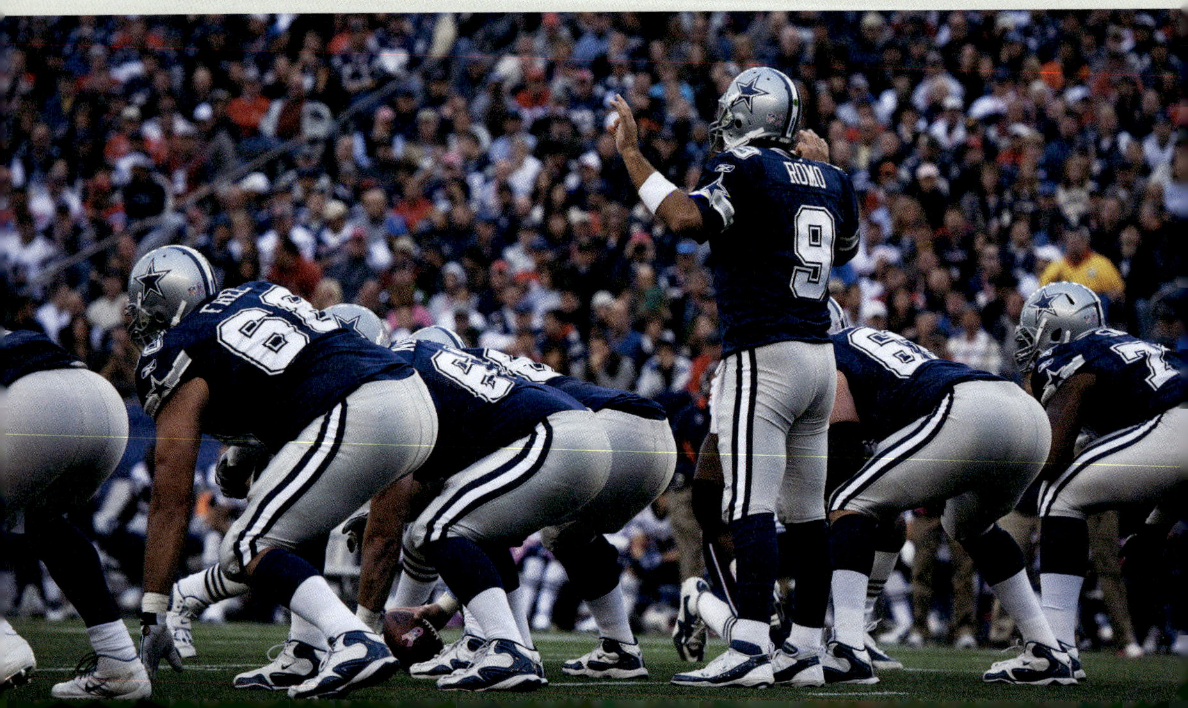

Die Behandlung von Rückenschmerzen erfordert eine spezielle Betreuung, die auf die Wiederherstellung der sportlichen Leistungsfähigkeit abzielt. Im Rahmen der Rehabilitation spielt die Aufklärung über verschiedene Mythen sowie die Vermittlung von präventiven Übungen und individuellen Bewegungsmustern eine entscheidende Rolle. Darüber hinaus ist es wichtig, die Ursachen der Schmerzen zu verstehen, um eine effektive Behandlung zu ermöglichen.

RED FLAGS BEI UNTEREN RÜCKENSCHMERZEN

Obwohl die Wirbelsäule oft mit dramatischen Situationen in Verbindung gebracht wird, sind schwerwiegende Verletzungen eher selten. Dennoch solltest du bei folgenden Symptomen hellhörig werden und dich ärztlich untersuchen lassen:[182]

- starke Schmerzen nach einer intensiven Belastung,
- konstante Verschlechterung der Beschwerden,
- Lähmungserscheinungen in den Beinen,
- plötzlich auftretende Inkontinenzprobleme,
- Taubheitsgefühle im Gesäßbereich,
- deutlicher Kraftverlust in den Beinen.

Natürlich gibt es »Horrordiagnosen« wie den Bandscheibenvorfall, aber keine Sorge: Es ist bei Weitem nicht so dramatisch, wie es auf den ersten Blick erscheinen mag. Und es ist wichtig zu verstehen, dass sich schon viele Menschen vor dir erfolgreich von einem Bandscheibenvorfall erholt haben. Aber was genau steckt dahinter?

BANDSCHEIBENVORFALL

Bei einem Bandscheibenvorfall verlagert sich ein Teil des Bandscheibenmaterials über die anatomischen Grenzen der Bandscheibe hinaus. Das kann dadurch verursacht werden, dass die Bandscheibe durch den natürlichen Alterungsprozess an Elastizität verliert und dadurch anfälliger für strukturelle Risse wird. Aber auch mechanische Verletzungen können die Bandscheibe schädigen.[183] Die Symptome unterscheiden sich dabei durchaus von Person zu Person. Typische Anzeichen sind jedoch Schmerzen, Taubheit, Kribbeln oder muskuläre Schwäche in den betroffenen Körperregionen. Obwohl der Bandscheibenvorfall die häufigste Ursache für ausstrahlende Schmerzen ist, kann er auch völlig symptomlos verlaufen.[184]

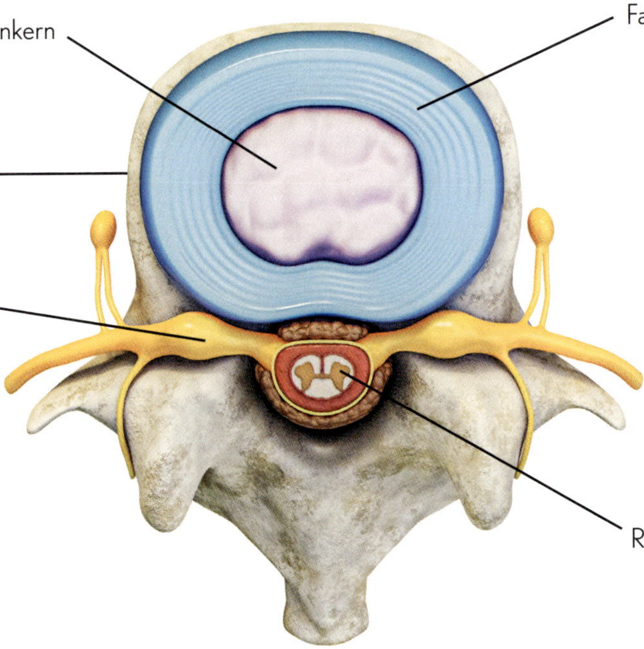

Anatomischer Aufbau einer Bandscheibe in der Lendenwirbelsäule: Der Faserring umschließt mit seinen zahlreichen Schichten den Bandscheibenkern.

Die Bandscheibe ist aus einem weichen Kern *(Nucleus pulposus)* und einem harten Faserring *(Anulus fibrosus)* aufgebaut. Der Bandscheibenkern besteht aus zufällig angeordneten Kollagenfasern[185] und sternförmig angeordneten elastischen Fasern.[186] Diese Fasern sind in ein wasserhaltiges Gel eingebettet und verleihen dem Kern seine eher weiche Konsistenz, ähnlich der eines Gummibärchens. Der Kern ist von einem festen Faserring umgeben, der aus 15 bis 25 einzelnen Schichten besteht. Das kannst du dir wie die Jahresringe eines Baumstammes vorstellen. Zwischen den kollagenen Faserschichten befinden sich ebenfalls elastische Fasern, die dem Faserring eine gewisse Flexibilität verleihen.[187]

Diese anatomische Trennung ist jedoch nur bis zu einem Alter von etwa zehn Jahren zu beobachten. Mit zunehmendem Alter nimmt die Anzahl der Kollagenfasern im Kern zu. Gleichzeitig werden die ursprünglich geordneten Fasern immer unstrukturierter, sodass der Übergang zwischen den verschiedenen Gewebearten zunehmend verschwimmt.[188]

DER GUMMIBÄRCHENVERSUCH

Das folgende Experiment hast du bestimmt schon einmal in der Schule oder zu Hause durchgeführt: Lege ein Gummibärchen in verschiedene Flüssigkeiten und beobachte, was nach einigen Stunden passiert. In kaltem Wasser dehnt sich das Gummibärchen auf die dreifache Größe aus, in Essig schrumpft es und löst sich nach einigen Tagen vollständig auf. Das zugrunde liegende chemische Prinzip ist die Osmose.

Dieses Phänomen lässt sich auch auf die Bandscheibe übertragen. Der Wassergehalt im Gewebe ändert sich vor allem durch die Schwerkraft beim aufrechten Gang, aber auch durch verschiedene Stoffwechselvorgänge. Bei einer einzelnen Bandscheibe sind die Auswirkungen auf den Körper eher gering. Geschieht das allerdings bei allen 23 Bandscheiben gleichzeitig, führt das dazu, dass du am Abend bis zu drei Zentimeter kleiner bist als am Morgen. Das zeigt, wie dynamisch und anpassungsfähig der Körper im Laufe eines Tages sein kann.

Auch wenn der Bandscheibe – ähnlich wie dem Meniskus im Kniegelenk – oft eine »Pufferfunktion« zugeschrieben wird, ist diese vor allem auf den mehrfach gekrümmten Aufbau der gesamten Wirbelsäule zurückzuführen. Dabei kommt es auf das Zusammenspiel verschiedener Gewebearten an. Ohne die Bandscheiben wäre die Wirbelsäule nur ein starrer Stab, aber ohne die Wirbelkörper gäbe es wiederum zu wenig Stabilität im Gewebe. Das eine geht nicht ohne das andere. Deshalb solltest du dich gerade bei unspezifischen Schmerzen nicht zu sehr auf einzelne Segmente der Wirbelsäule konzentrieren.

WAS PASSIERT BEI EINEM BANDSCHEIBENVORFALL?

Die Vorstellung, dass die Bandscheibe »platzt« und der Kern »ausläuft«, ist anatomisch nicht korrekt. Bei einem Vorfall verlagert sich ein Teil des Bandscheibenmaterials über die anatomischen Grenzen der Bandscheibe hinaus. Dabei handelt es sich nicht nur um Kerngewebe. Das verlagerte Bandscheibenmaterial kann auch aus dem Faserring, dem angrenzenden Knorpel oder Knochenfragmenten oder einer Kombination daraus bestehen.[189]

SCHMERZT EINE NERVENWURZEL ODER EIN MIT IHR VERBUNDENER NERV, IST DAS EIN ZEICHEN EINER LOKALEN ENTZÜNDUNGSREAKTION.

Eine gesunde Nervenwurzel ist gegenüber mechanischem Druck völlig unempfindlich. Erst eine Entzündungsreaktion führt zu den Symptomen eines Bandscheibenvorfalls.[190] Das typische Ziehen, Kribbeln oder Stechen bedeutet jedoch nicht, dass der Nerv verletzt ist. Im Gegenteil: Durch die Entzündungsreaktion ist der Nerv empfindlicher als vorher und reagiert früher als sonst.[191] Dass die Schmerzen vor allem nachts stärker werden, liegt daran, dass die Durchblutung in der Nacht abnimmt. Dies geschieht aufgrund des sinkenden Blutdrucks und der ruhigen Körperhaltung im Bett. In der Regel verbessern sich die Symptome morgens nach dem Aufstehen, wenn die Bewegung wieder zunimmt.

Der Goldstandard bei der bildgebenden Diagnostik ist derzeit die Untersuchung mittels Magnetresonanztomografie (MRT). Aber ist das wirklich immer sinnvoll? Wie du bereits weißt, bildet ein MRT grundsätzlich nur anatomische Strukturen ab und kann keine Schmerzen darstellen. Bei unspezifischen Schmerzen im unteren Rücken besteht bei mehr als zwei Dritteln der Patienten kein Zusammenhang zwischen der klinischen Symptomatik und dem tatsächlichen MRT-Befund.[192] Und unabhängig von der Diagnose führen MRT-Befunde in den ersten 30 Tagen nach

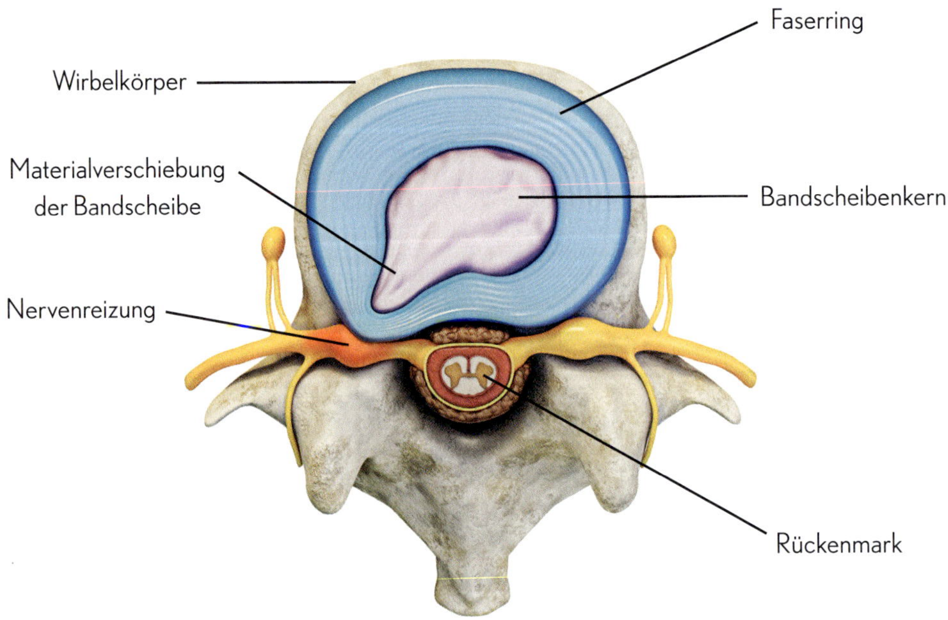

Bei einem Bandscheibenvorfall verlagert sich ein Teil des Bandscheibenmaterials über die anatomischen Grenzen der Bandscheibe hinaus.

Auftreten der Symptome im Durchschnitt zu längeren Ausfallzeiten und damit zu höheren Kosten für das Gesundheitssystem.[193]

Die gute Nachricht: Mehr als zwei Drittel aller Bandscheibenvorfälle lassen sich konservativ behandeln.[194] Da der äußere Faserring gut durchblutet ist, kann der Körper die lokale Verletzung im Rahmen der Wundheilung regenerieren. Innerhalb von drei bis zwölf Monaten bilden sich 13 Prozent aller Vorwölbungen und 70 bis 96 Prozent aller Vorfälle vollständig von selbst zurück.[195]

Die Rückkehr zum Sport dauert im Durchschnitt vier bis fünf Monate.[196] Im vierten Kapitel werden die Kriterien für die Rehabilitation ausführlich beschrieben. Es ist jedoch wichtig zu betonen, dass nicht jeder Bandscheibenvorfall gleich verläuft. Faktoren wie der Grad der Nervenkompression, die Schwere der Symptome und der allgemeine Gesundheitszustand können den Heilungsverlauf beeinflussen.

KATASTROPHISIEREN UND ÜBERGENERALISIEREN

Bei jeder Verletzung oder allgemein bei jedem medizinischen Problem gibt es aber auch schwere Verläufe oder Situationen, in denen die Heilung nicht vollständig abläuft und Probleme langfristig zurückbleiben. Und was wäre, wenn du diese eine Person bist? In solchen Momenten können zwei Denkmuster verstärkt auftreten: Katastrophisieren beinhaltet die Tendenz, das Schlimmste zu erwarten und zu übertreiben, was zu einer Überbewertung der Situation führt.[197] Übergeneralisierung hingegen bezeichnet die Tendenz, einzelne negative Ereignisse als repräsentativ für das eigene Leben zu betrachten.[198] Aber was bedeutet das genau?

Stell dir vor, du sitzt gemütlich auf dem Sofa und schaust einen spannenden Krimi, der im Wald spielt. Bei einigen Szenen zuckst du plötzlich erschrocken zusammen. Zwei Wochen später gehst du mit deinen Freunden spazieren. Ein Stück des Weges führt durch einen dichten Wald. Plötzlich tauchen Gedanken auf, dass euch etwas Ähnliches passieren könnte (Übergeneralisieren). Gleichzeitig taucht die Befürchtung auf, dass ihr bestimmt die Ersten seid, denen so etwas passiert (Katastrophisieren). Das kann zu einer erhöhten emotionalen Belastung führen, obwohl die reale Situation in keiner Weise mit der Situation im Film vergleichbar ist.

Ähnlich verhält es sich mit dem Schmerzempfinden. Ein einmaliges Ereignis führt schnell zu der Annahme, dass der Schmerz bei jeder neuen Bewegung wieder auftritt. Diese Angst vor

Schmerzen kann dazu führen, dass bestimmte Bewegungen oder Aktivitäten vermieden werden, was wiederum die Lebensqualität einschränken kann. Es entsteht ein Teufelskreis, in dem die mentale Vorstellung von Schmerz die tatsächliche körperliche Erfahrung beeinflusst und umgekehrt.[199]

Katastrophisieren und Übergeneralisieren – zwei negative Denkmuster

Katastrophisieren[200]	Übergeneralisieren[201]
»Ich glaube, ich kann es nicht mehr ertragen.«	»Ein Fehler bedeutet, dass alle zukünftigen Versuche ebenfalls scheitern werden.«
»Ich wünsche mir sehnlichst, dass die Schmerzen aufhören.«	» Es versteht mich doch sowieso keiner.«
»Ich denke ständig daran, wie sehr ich mir wünsche, dass die Schmerzen aufhören.«	Verwendung von Ausdrücken wie »nie«, »immer« oder »jeder« zur Beschreibung von Ereignissen und Situationen
»Ich habe das Gefühl, dass ich nicht mehr weitermachen kann.«	Allgemeine negative Selbstgespräche
»Ich frage mich, ob etwas Schlimmes passieren wird.«	Betrachtung von einmaligen Ereignissen als dauerhafte Muster im eigenen Leben

Angst inspiriert zum Geschichtenschreiben – fiktive Szenarien, die durch aktuelle Erfahrungen ausgeschmückt werden und oft in einer Katastrophe enden. Das ist etwas, bei dem der Mensch wirklich sehr gut ist. Gerade in emotional aufgeladenen Situationen ist dir dieses Verhaltensmuster sicher nicht unbekannt. Der Blick in die Zukunft kann jedoch zu einer Verstärkung negativer Erwartungen und damit zu einer Übergeneralisierung führen.

Um den Schweregrad der Katastrophisierung sichtbar und nachvollziehbar zu machen, gibt es seit 1995 die *Pain Catastrophizing Scale* (Schmerz-Katastrophisierungs-Skala). Da eine negative Einstellung zu tatsächlichen oder erwarteten Schmerzen mit schlechteren Rehabilitationsergebnissen zusammenhängt, hat der Einsatz der *Pain Catastrophizing Scale* in den letzten Jahren zugenommen. Der Fragebogen besteht aus 13 Aussagesätzen, die eine Reihe von Gedanken und Gefühlen beschreiben, die bei Schmerzen auftreten können.[202]

DIE PAIN CATASTROPHIZING SCALE

Ich mache mir ständig Sorgen, ob die Schmerzen wohl jemals wieder aufhören werden.

0 1 2 3 4

Ich denke, ich kann nicht mehr.

0 1 2 3 4

Der Zustand ist schrecklich, und ich denke, dass es nie mehr besser wird.

0 1 2 3 4

Der Zustand ist furchtbar und droht mich zu überwältigen.

0 1 2 3 4

Ich habe das Gefühl, ich halte es nicht mehr aus.

0 1 2 3 4

Ich bekomme Angst, dass die Schmerzen noch stärker werden.

0 1 2 3 4

Ich denke ständig an andere Situationen, in denen ich Schmerzen hatte.

0 1 2 3 4

Ich wünsche mir verzweifelt, dass die Schmerzen weggehen.

0 1 2 3 4

Ich kann nicht aufhören, an die Schmerzen zu denken.

0	1	2	3	4

Ich denke ständig daran, wie sehr es schmerzt.

0	1	2	3	4

Ich denke ständig daran, wie sehr ich mir ein Ende der Schmerzen herbeiwünsche.

0	1	2	3	4

Es gibt nichts, was ich tun kann, um die Schmerzen zu lindern.

0	1	2	3	4

Ich mache mir Sorgen, dass die Schmerzen auf etwas Schlimmes hindeuten.

0	1	2	3	4

Auswertung Pain Catastrophizing Scale

Kreuze in der Tabelle die zutreffenden Werte von 0 bis 4 an.

- 0: Trifft überhaupt nicht zu
- 1: Trifft eher nicht zu
- 2: Trifft teilweise zu
- 3: Trifft eher zu
- 4: Trifft immer zu
- Höhere Werte weisen auf ein insgesamt höheres Ausmaß der Katastrophisierung hin.

Zähle alle Zahlen zusammen. Eine Gesamtsumme von ≥ 30 bedeutet ein klinisch relevantes Ausmaß der Katastrophisierung.

Sowohl das Katastrophisieren als auch das Übergeneralisieren führt meist zu einer emotionalen Stresssituation. Du kannst jedoch selbst aktiv werden, um negative Gedanken und Bewegungsängste abzubauen. Dabei geht es darum, die negativen Gedanken aus einer anderen Perspektive zu betrachten und neu zu bewerten. Dieser Schritt wird auch als »kognitives *Reframing*« bezeichnet. Folgende Ansätze können dir dabei helfen:

- **Atemübungen:** Wenn du merkst, dass die negativen Gedanken überhandnehmen, kannst du versuchen, dich mit ein paar tiefen Atemzügen zu beruhigen. Dazu legst du dich am besten flach mit dem Rücken auf den Boden und atmest 15-mal tief durch die Nase ein und durch den Mund wieder aus. Es gibt auch Apps und Videos auf YouTube, die dir helfen können, deine Atmung zu kontrollieren.
- **Meditation:** Es gibt verschiedene Meditations-Apps, die dir helfen, Achtsamkeit zu üben. Dabei geht es darum, sich in den Moment hineinzuversetzen, um eine gewisse Distanz zwischen dem, was gerade geschieht, und dem, was kommen wird, zu schaffen. Die meisten Apps arbeiten zusätzlich auch mit Atemübungen.
- **Konfrontation:** Setze dich schrittweise mit den Situationen auseinander, die bei dir Ängste auslösen, um positive Erfahrungen zu sammeln und das Vertrauen in den eigenen Körper zu stärken. Dabei kann es hilfreich sein, professionelle Hilfe in Anspruch zu nehmen.

DIE SPOT-STOP-SWAP-REGEL[203]

Der erste Schritt zur Reduzierung negativer Gedanken besteht darin, dir bewusst zu machen, dass du dich in einem negativen Denkmuster befindest (*spot* – erkennen). Mit dieser Erkenntnis kannst du einen kurzen Moment innehalten, um den negativen Gedanken zu unterbrechen und Raum für neue Denkmuster zu schaffen (*stop* – innehalten). Anschließend ist es hilfreich, den negativen Gedanken aus einer anderen Perspektive zu betrachten, wodurch es dir möglich wird, die eigene Reaktion darauf zu verändern (*swap* – verändern, austauschen).

Neben dem kognitiven *Reframing* können auch eine eingehende Untersuchung und Beratung durch einen erfahrenen Physiotherapeuten oder Arzt dir dabei helfen, mit deiner Angst umzugehen. Ein Perspektivenwechsel ermöglicht meist neue Behandlungsansätze. Was aber, wenn ein Bandscheibenproblem ausgeschlossen werden kann? Welche anderen Ursachen können hinter deinen Rückenschmerzen stecken?

WIRBELBLOCKADEN – EIN MECHANISCHES PROBLEM?

Ein weiteres Phänomen, das oft zu lang anhaltenden Rückenschmerzen führen kann, sind »Wirbelblockaden«. Entgegen der weitverbreiteten Vorstellung, dass sich Gelenke durch Fehlbelastungen »verschieben« und dadurch »blockieren« können, entspricht das nicht den anatomischen Gegebenheiten.[204] Vielmehr handelt es sich um ein komplexes Schmerzproblem, das häufig auf eine Kombination verschiedener Faktoren wie Stress, kleine Gewebeschäden, Muskelverspannungen oder lokale Nervenreizungen zurückzuführen ist und für eine erfolgreiche Therapie ein differenziertes Vorgehen erfordert.[205]

Auch wenn die Vorstellung von »verschobenen« Wirbeln medizinisch nicht korrekt ist, stellt sich die Frage, warum viele Menschen dennoch das Gefühl haben, etwas sei »ausgerenkt«. Das Gefühl einer Blockade ist durchaus nachvollziehbar und der Schmerz ist real. Allerdings ist das Gelenk in diesem Fall wahrscheinlich nur leicht entzündet und dadurch unbeweglicher als vorher.[206] Das kann von Person zu Person unterschiedlich interpretiert werden, ohne dass tatsächlich eine strukturelle Verschiebung vorliegt.

Nichtsdestotrotz ist das »Knacken« während der Mobilisierung in der Öffentlichkeit sehr beliebt. Die sozialen Medien sind voll von sogenannten *Cracking Compilations*, die sich ausschließlich mit diesem Geräusch beschäftigen. Die Videos haben zum Teil mehrere Millionen Aufrufe und vermitteln den Eindruck, dass nur ein möglichst intensives »Knacken« mit einer wirksamen Therapie verbunden ist. Je lauter es knackt, desto mehr passiert im Gelenk. Aber stimmt das wirklich? Diese Frage lässt sich mit einem klaren Nein beantworten.[207]

Bei der Mobilisation wird das Gelenk in einer anatomischen Endposition »eingestellt«, wodurch in der Gelenkkapsel ein leichter Unterdruck entsteht. Dieser Unterdruck führt ab einer bestimmten Schwelle zur Bildung kleiner Bläschen in der Gelenkflüssigkeit.[208] Wird das Gelenk nun bewegt, entweicht das Gas aus diesen Bläschen und erzeugt das charakteristische »Knacken«.[209] Durch den teilweise veränderten Aggregatzustand der Gelenkflüssigkeit wird insgesamt weniger Kraft benötigt, um eine Bewegung auszuführen. Es entsteht ein Gefühl der »Leichtigkeit«.[210] Dieser Effekt hält je nach Gelenk und Mobilisationstechnik 20 bis 60 Minuten an und kann danach beliebig oft wiederholt werden.[211]

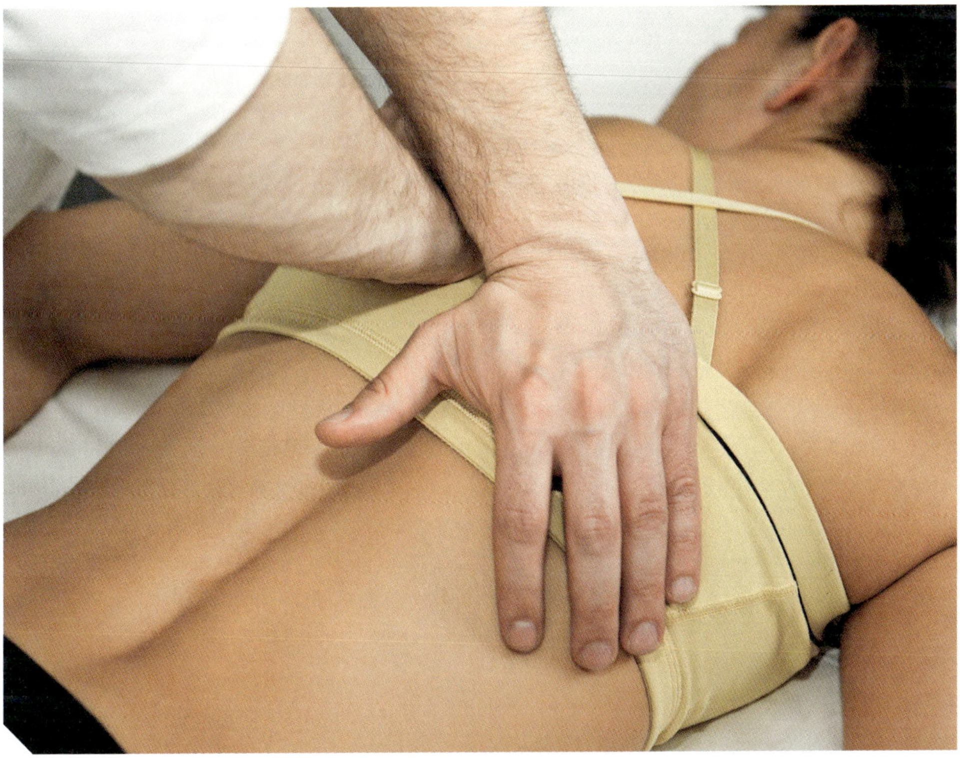

Die Mobilisation der Brustwirbelsäule durch einen Therapeuten muss nicht immer mit einem lauten Knackgeräusch einhergehen.

Neben den Veränderungen in der Gelenkflüssigkeit hat die Mobilisation auch Auswirkungen auf das zentrale Nervensystem. Derzeit gibt es zwei Theorien, die die Wirkung der Mobilisation erklären sollen. Einerseits führt der mechanische Reiz zu einer Aktivierung spezifischer Nervenzellen im Rückenmark, die die lokale Schmerzreaktion reduzieren können.[212] Zum anderen kommt es zu einer Aktivierung bestimmter Bereiche im Mittelhirn, die die Weiterleitung von Schmerzsignalen vom Rückenmark zum Gehirn verringern können.[213] Obwohl beide Ansätze intensiv erforscht werden, erweist es sich als äußerst schwierig, verlässliche Ergebnisse zu erzielen, da die Schmerzwahrnehmung von Mensch zu Mensch variiert.[214]

Viele körperliche Beschwerden verbessern sich mit der Zeit von selbst, besonders wenn sie auf vorübergehende Muskelverspannungen oder Stressreaktionen zurückzuführen sind. Wenn du das nächste Mal das Gefühl hast, dass etwas in deinem Körper »blockiert« ist, kannst du das betroffene Gelenk aktiv in die eingeschränkte Richtung mobilisieren. Durch gezielte Bewegungen kann die Beweglichkeit verbessert werden. Zusätzlich können Wärmeanwendungen helfen, die erhöhte Muskelspannung zu reduzieren.

Hinzu kommt, dass es gerade bei der komplexen Anatomie der Wirbelsäule äußerst schwierig ist, Strukturen unter der Haut mit reproduzierbarer Genauigkeit zu ertasten. Verschiedene Untersuchungen kommen zu dem Ergebnis, dass eine exakte Positionsbestimmung einzelner Wirbelkörper oft nicht zuverlässig möglich ist.[215] Zudem verläuft die Wirbelsäule in der Regel nie so gleichmäßig, wie sie in anatomischen Lehrbüchern dargestellt wird. Asymmetrien sind im gesunden Körper völlig normal und stellen keineswegs zwangsläufig eine medizinische Diagnose dar.[216]

Dennoch sind schnelle Mobilisationstechniken aus dem Leistungs-, aber auch aus dem Breitensport nicht mehr wegzudenken. Das liegt daran, dass sie trotz fragwürdiger Erklärungsmodelle kurzfristig einen positiven Effekt auf das Schmerzempfinden haben.[217] Und genau das ist es, was ein Sportler im Wettkampf an der Seitenlinie braucht. Darüber hinaus kann eine positive Erfahrung mit solchen Techniken die Wirkung im Sinne eines Placeboeffekts noch verstärken.[218] Mobilisationstechniken sollten jedoch nicht ohne vorherige Untersuchung durchgeführt werden. Zunächst sollte festgestellt werden, ob der Sportler noch spielfähig ist oder nicht.

Es bleibt die Frage, wie viel über Schmerzen und den Umgang mit ihnen überhaupt bekannt ist. Die Schmerzforschung hat in den letzten Jahren große Fortschritte gemacht, dennoch ist es eine große Herausforderung, das komplexe Zusammenspiel von körperlichen, psychischen und sozialen Faktoren, die das Schmerzempfinden beeinflussen, vollständig zu verstehen.

AKTUELLER STAND DER SCHMERZTHERAPIE

Grundsätzlich ist Schmerz ein Signal deines Körpers, dass etwas anders ist als vorher. Das können Kopfschmerzen sein, weil du am Tag zu wenig getrunken hast, Rückenschmerzen nach einem langen Arbeitstag im Büro oder die Reißzwecke, auf die du getreten bist und die definitiv nicht in deinen Fuß gehört. Schmerzen treten in unterschiedlichen Formen und Intensitäten auf und werden von jedem Menschen anders beschrieben. Bei allen Schmerzerfahrungen spielt jedoch das Gehirn eine zentrale Rolle. Es verarbeitet die körperlichen Reize und beeinflusst, wie du Schmerzen wahrnimmst und auf sie reagierst.

Nach der Definition der Weltgesundheitsorganisation (WHO) ist Schmerz »eine unangenehme sensorische und emotionale Erfahrung, die mit einer tatsächlichen oder potenziellen Gewebeschädigung verbunden ist oder einer solchen ähnelt«.[219] Darüber hinaus sind folgende Erläuterungen wichtig:

- Schmerz ist immer eine persönliche Erfahrung, die in unterschiedlichem Maße von biologischen, psychologischen und sozialen Faktoren beeinflusst wird.
- Schmerz und Schmerzwahrnehmung sind zwei unterschiedliche Phänomene. Schmerz kann nicht allein aus der Aktivität sensorischer Nervenzellen abgeleitet werden.
- Der Mensch lernt das Konzept des Schmerzes durch seine Erfahrungen im Laufe seines Lebens kennen.
- Wenn eine Person eine Erfahrung als schmerzhaft bezeichnet, sollte das respektiert werden.
- Obwohl Schmerzen in der Regel anpassungsfähig sind, können sie sich negativ auf die Körperfunktion und das soziale sowie psychische Wohlbefinden auswirken.
- Die verbale Beschreibung ist nur eine von mehreren Verhaltensweisen, um Schmerzen auszudrücken; die Unfähigkeit zu kommunizieren schließt nicht aus, dass ein Mensch Schmerzen empfindet.

Dein Gehirn ist so hoch entwickelt, dass es alle Einflüsse berücksichtigen kann, die die Unversehrtheit deines Körpers gefährden könnten. Das bedeutet aber auch, dass die »Bedrohungen« sehr vielfältig sein können. Insbesondere wenn das Gehirn durch anhaltende Schmerzen bereits »gewarnt« ist, kann es zu einer Überaktivierung der Schmerzrezeptoren kommen, auch wenn die eigentliche »Bedrohung« bereits in der Vergangenheit liegt.[220] Dieser Teufelskreis zwischen Gehirn und Schmerzerleben verdeutlicht die komplexen Wechselwirkungen zwischen psychologischen und physiologischen Faktoren. Obwohl alle Prozesse im Gehirn zusammenlaufen, zeigen sie sich in realen anatomischen und biologischen Vorgängen.[221]

Im Zusammenhang mit Schmerzen im unteren Rücken können vier verschiedene Schmerzarten unterschieden werden, die umgangssprachlich oft synonym verwendet werden:

- **Unspezifische Rückenschmerzen:** Charakteristisch für diesen Schmerztyp ist, dass er ohne konkrete strukturelle Ursache auftritt. Er kann, muss aber nicht mit radikulären Schmerzen und *Radikulopathien* einhergehen.[222] Diese Art von Schmerz tritt meist plötzlich auf und kann in seltenen Fällen auch längerfristig anhalten, ist aber in der Regel sehr gut behandelbar.[223] In Deutschland leiden 85 Prozent der Bevölkerung mindestens einmal im Leben an unspezifischen Rückenschmerzen.[224]
- **Radikuläre Schmerzen:** Diese Art von Schmerzen ist in den meisten Fällen auf einen Bandscheibenvorfall zurückzuführen.[225] Die mechanische Kompression der Nervenwurzel, lateinisch *radix*, reicht jedoch nicht aus, um die Symptome hervorzurufen.[226] Dazu sind entzündliche Prozesse notwendig, die zu unregelmäßigen Entladungen der Nervenwurzel führen.[227] Den Ausdruck »Etwas ist eingeklemmt« kannst du also im Zusammenhang mit Nervenschmerzen aus deinem Wortschatz streichen.
- **Radikulopathien:** Die Radikulopathie ist eine neurologische Erkrankung, bei der die Übertragung entlang eines Spinalnervs beeinträchtigt ist, was zu einem teilweisen oder in schweren Fällen zu einem vollständigen Verlust der Nervenfunktion führt. Sie äußert sich in Sensibilitätsstörungen bei Schädigung der sensorischen Fasern und/oder in Muskelschwäche bei Schädigung der motorischen Fasern.[228] Radikulopathien treten häufig in Verbindung mit radikulären Schmerzen auf, können aber auch unabhängig davon auftreten.[229]
- **Übertragene Schmerzen:** Im Gegensatz zu radikulären Schmerzen entstehen die übertragenen Schmerzen *(Refered Pain)* durch eine Reizung der freien Nervenenden, beispielsweise im Bereich der Bandscheibe oder der kleinen Wirbelgelenke. Die Schmerzausbreitung erfolgt also nicht entlang eines bestimmten Nervs, sondern wird auf die Nervenzellen des Rückenmarks »übertragen«.[230] Die Schmerzen sind daher schwer zu lokalisieren und werden oft als »dumpf« oder »bohrend« beschrieben.[231]

DU BIST FÜR DEINE GESUNDHEIT SELBST VERANTWORTLICH

Im Umgang mit Schmerzen sollte dir jede Maßnahme sinnvoll erscheinen. Als Experte für deinen eigenen Körper weißt du am besten, was sich »gut« und was sich »schlecht« anfühlt. Suche das Gespräch mit deinem Therapeuten oder Arzt und frage nach dem Nutzen der vorgeschlagenen Therapie. Eine Abhängigkeit von Fachleuten ist unbedingt zu vermeiden.

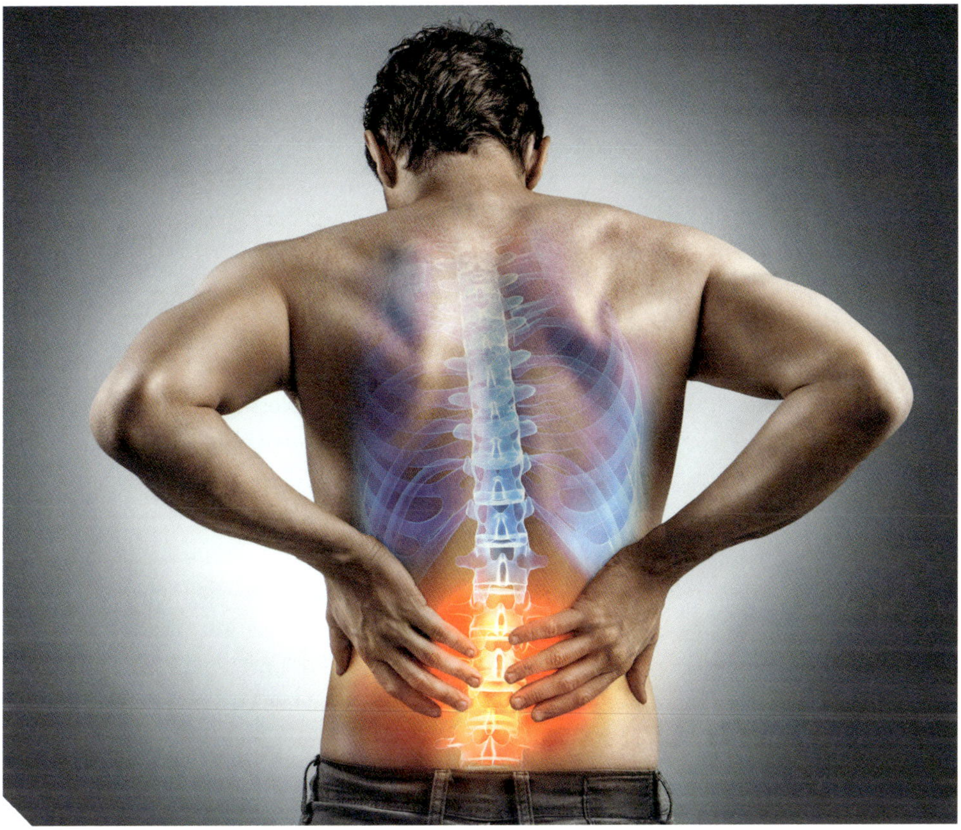

Schmerzen im unteren Rücken können verschiedene Formen annehmen, die genaue Ursache ist nicht immer sofort ersichtlich.

Es gibt viele Formen der Schmerzbehandlung, die Menschen auf der ganzen Welt geholfen haben. Einige basieren auf fundierten wissenschaftlichen Erkenntnissen und zielen darauf ab, Schmerzen zu reduzieren und den Umgang mit ihnen zu beeinflussen. Andere Konzepte beruhen auf veralteten biomechanischen Modellen.[232] Eines haben jedoch alle Ansätze gemeinsam: Schmerz ist eine höchst individuelle Erfahrung, die jeder Mensch macht und die sich auf seine Gesundheit und sein Wohlbefinden auswirkt. Kein Mensch empfindet Schmerzen auf die gleiche Weise und keine Schmerztherapie gleicht der anderen.[233]

Die Behandlung von Schmerzen erfolgt nach wie vor häufig symptomatisch. Es geht also darum, die körperlichen Empfindungen zu reduzieren. So funktioniert jedes Schmerzmittel. Das führt kurzfristig zu einer Verbesserung der Situation, mittel- und langfristig jedoch häufig zu Frustration und Hilflosigkeit, da die Ursache der Schmerzen nicht gefunden und schon gar nicht beeinflusst werden kann.[234] Deshalb zielt die moderne Schmerztherapie nicht mehr darauf ab, die »beste« Maßnahme zu finden.

Stattdessen geht es um einen prozessorientierten Ansatz, der sich auf die Veränderung der Situation konzentriert und individuell auf den einzelnen Menschen und seine persönlichen Bedürfnisse ausgerichtet ist. Was bedeutet das konkret? Schmerz ist ein komplexes Zusammenspiel aus vielen verschiedenen Faktoren. Und um ein zufriedenstellendes Ergebnis zu erzielen, sollten alle Faktoren miteinbezogen werden. Daher sind die Eckpfeiler einer prozessorientierten Schmerztherapie wie folgt definiert:[235]

- **Erkundung:** Eine prozessorientierte Therapie fördert die Auseinandersetzung mit deinen aktuellen Erfahrungen, Erlebnissen und Gefühlen. So kannst du besser verstehen, wie sie dein Verhalten und deinen Umgang mit Schmerzen beeinflussen.
- **Unabhängigkeit:** Anstatt direkte Lösungen anzubieten, unterstützen prozessorientierte Ansätze die Hilfe zur Selbsthilfe. Mit dem Wissen über die zugrunde liegenden Probleme bist du in der Lage, die notwendigen Schritte eigenständig zu gehen. Und dein Therapeut ist da, wenn du ihn brauchst.
- **Individualisierung:** Es gibt bei Schmerzproblemen eben nicht die »beste« Maßnahme. Und der Weg zur Besserung verläuft nicht immer nur geradeaus. Daher sollten verschiedene schmerztherapeutische Ansätze genutzt werden und an deine Bedürfnisse angepasst werden.
- **Überprüfung:** Auch bei einem individuell angepassten Ansatz können Probleme auftreten. Daher sollten die therapeutischen Maßnahmen im Verlauf überprüft und hinsichtlich ihrer Wirksamkeit weiterentwickelt werden.
- **Verhaltensänderung:** Veränderungen durchzusetzen ist immer schwierig und erfordert Einsicht und Disziplin. Beginne mit kleinen Schritten und bleibe dabei. So wird die Veränderung zu einem natürlichen Ergebnis des Prozesses.

Zusammenfassend lässt sich sagen, dass Schmerzen weder rein körperlich noch rein psychisch wahrgenommen werden. Sie betreffen alle Systeme des Körpers. Bei anhaltenden Problemen müssen daher alle Faktoren berücksichtigt werden. Dazu wurden prozessorientierte Methoden entwickelt, die einen umfassenden, individuellen und flexiblen Therapieansatz bieten können. Sie erkennen die Komplexität der Schmerzentstehung an und zielen darauf ab, durch die Untersuchung und Beeinflussung der zugrunde liegenden Prozesse zu signifikanten und dauerhaften Veränderungen beizutragen.

SCHULTERIMPINGEMENT

Schulterprobleme gehören zu den häufigsten Sportverletzungen.[236] Im Akutstadium können sie die sportliche Leistungsfähigkeit und den Alltag erheblich einschränken. Zudem verschwinden die Beschwerden oft nicht von selbst oder kommen nach mehreren Monaten wieder.[237] Das sogenannte Schulterimpingement oder subakromiale Schmerzen (unter dem Schulterdach) in Kombination mit einem »Engegefühl« machen dabei den größten Teil der Diagnosen aus.[238]

Wie viele andere Erklärungsmodelle für die Entstehung von körperlichen Schmerzen hat auch das *Impingement*, was so viel wie »Anschlagen« bedeutet, eine biomechanische Grundlage. Demnach sollen verschiedene Strukturen, die sich zwischen Schulterdach und Oberarmkopf befinden, bei einer Bewegung »eingeklemmt« werden und so die Schmerzen verursachen.[239]

Der aktuelle Stand der Forschung zeigt, dass subakromiale Schmerzen eher auf eine Überlastung im Sinne eines Missverhältnisses zwischen Belastung und Belastbarkeit zurückzuführen sind. Da die strukturellen Veränderungen auch völlig schmerzfrei auftreten können, muss die Ursache der Beschwerden an anderer Stelle zu suchen sein.[240]

Obwohl die Schulter aufgrund ihres anatomischen Aufbaus sehr komplex erscheint, lassen sich die Beschwerden bei subakromialen Schmerzen in vier Kategorien einteilen:

- **»Feste« Schulter:** Es liegt eine deutliche Einschränkung der aktiven und passiven Gelenkbeweglichkeit vor, die durch eine Veränderung des Bindegewebes, der Gelenkkapsel oder durch einen Knochenbruch bedingt sein kann.
- **»Lockere« Schulter:** Eine erhöhte Gelenkbeweglichkeit führt bei Bewegung zu einem Instabilitätsgefühl oder zu einer vollständigen Luxation (Auskugeln des Gelenks). Die häufigste Ursache für eine »lockere« Schulter ist eine vorherige Luxation.
- **»Schwache« Schulter:** Trotz nahezu voller Gelenkbeweglichkeit treten bei Bewegungen, insbesondere gegen Widerstand, Schmerzen in der Schulter oder im Oberarm auf. Zudem besteht häufig ein muskuläres Kraftdefizit.
- **»Starke« Schulter:** Wie bei der »schwachen« Schulter treten die Schmerzen bei voller Gelenkbeweglichkeit auf, jedoch ohne Einschränkung der Kraftentwicklung. Das sind die typischen Beschwerden eines Schulterimpingements.

Jede dieser vier Kategorien erfordert einen spezifischen Trainingsansatz, der vor allem oft genug, lange genug und intensiv genug durchgeführt werden muss, damit sich der Körper nach dem SAID-Prinzip (Seite 15) anpassen kann.

LAURA LUDWIG

Laura Ludwig zählt zu den besten Beachvolleyballerinnen der Welt und konnte bei den Olympischen Spielen 2016 in Rio de Janeiro gemeinsam mit ihrer Partnerin Kira Walkenhorst die Goldmedaille gewinnen. Danach folgten 75 Tage wohlverdiente Saisonpause. Mit dem Trainingsauftakt im Dezember und dem klaren Ziel, bei den Weltmeisterschaften 2017 wieder ganz vorne mitzuspielen, traten jedoch erneut Probleme in der rechten Schulter auf.

Das medizinische Team betonte immer wieder, dass die gerissene Supraspinatussehne, ein Teil der Rotatorenmanschette, für die Beschwerden verantwortlich sei und operiert werden müsse. Schon seit längerer Zeit, auch während der Olympischen Spiele, hatte Ludwig immer wieder mit Schulterproblemen zu kämpfen und wurde regelmäßig physiotherapeutisch betreut. Die Hoffnung war, dass sich die Schulter in der Saisonpause erholen könnte.

Nach der Operation im Dezember blieben bis zum Saisonstart im Februar 2017 knapp acht Wochen für die Rehabilitation. Bei ihrem Comeback Anfang Mai, rund fünf Monate nach der Operation, gelang Ludwig mit ihrer Spielpartnerin Kira Walkenhorst der erste Turniersieg. Trotz einer schwierigen Saison krönten sich Ludwig und Walkenhorst bei der Weltmeisterschaft 2017 in Wien als erstes deutsches Frauenteam mit der Goldmedaille.

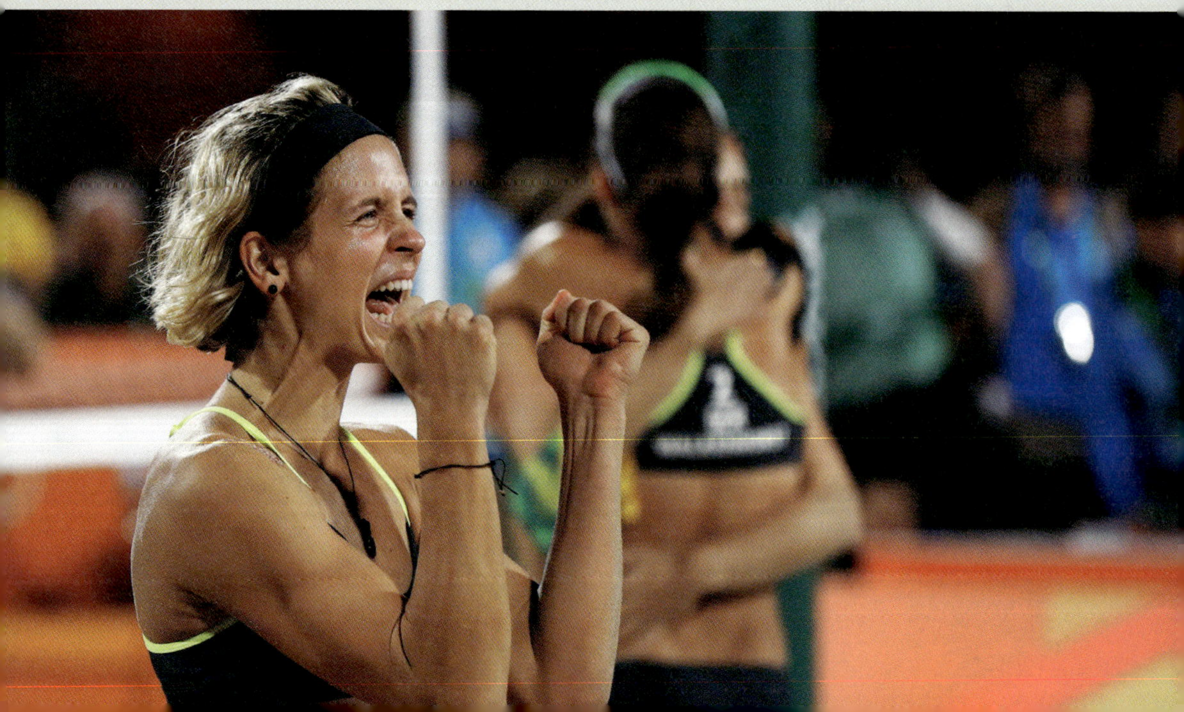

Entgegen der Meinung, dass die Rotatorenmanschette nur bei einer von außen sichtbaren Rotation der Schulter trainiert wird, kann prinzipiell jede Bewegung im Schultergelenk dafür verantwortlich sein.[241] Für das Training bei Schulterschmerzen sind daher folgende Grundsätze zu beachten:

- **Individuell:** Das Training sollte an deine aktuelle Situation angepasst werden und deine Beschwerden berücksichtigen.
- **Einfach:** Beginne mit einfachen Bewegungen, werde darin besser und sicherer, bevor du die Komplexität und Schwierigkeit steigerst.
- **Herausfordernd:** Jede Einheit sollte anstrengend sein, aber so wenig Schmerzen wie möglich verursachen, damit sich der Körper weiter anpassen kann.
- **Spezifisch:** Mittelfristig sollten sich die Symptome verbessern. Um das zu erreichen, muss der Trainingsreiz an der Schwachstelle ansetzen.
- **Kontinuierlich:** Auch wenn du mal nicht so richtig motiviert bist, solltest du nicht aufgeben. Eine kurze Einheit ist besser als gar keine.
- **Geplant:** Trainiere immer nach Plan, damit du sehen kannst, was gut funktioniert und wo Anpassungen vorgenommen werden müssen. Einen Ansatzpunkt findest du im vierten Kapitel.

Je nach Bewegung wird die Rotatorenmanschette in einem bestimmten Muster angesteuert, um die Schulter zu stabilisieren.[242] Und um das zu verbessern, reicht es nicht aus, das Schultergelenk zu rotieren. Eine einfache Möglichkeit, das Training bei Beschwerden anzupassen, ist die Veränderung der Ausgangsposition. Gerade bei Schmerzen während der Bewegung kann dies ein sinnvoller Ansatz für die Rehabilitation sein.

So wird beispielsweise beim Bankdrücken mit der Langhantel die Schulter durch die Griffposition deutlich nach innen rotiert, was die Reizung verstärken kann. Mit zwei Kurzhanteln hingegen kannst du die Schultern etwas weiter »öffnen« und in eine neue Position bringen, sodass die Bewegung schmerzfreier ausgeführt werden kann.

> Eine einfache Methode, um bei Schulterschmerzen weitertrainieren zu können, besteht darin, die Ausgangsposition zu verändern. Auf diese Weise kann das Training nach den sechs Trainingsprinzipien effektiv fortgesetzt werden.

Das ursprüngliche Konzept des Impingements ist überholt und der Trainingsansatz wurde inzwischen überarbeitet. Warum wird diese Diagnose dann immer noch sowohl im Leistungs- als auch im Breitensport gestellt und entsprechend behandelt?

DER MYTHOS VOM »SUBAKROMIALEN RAUM«

Im Gegensatz zum Hüftgelenk ermöglicht das Schultergelenk mit seiner kleinen Gelenkpfanne einen wesentlich größeren Bewegungsumfang. Dieser Umstand hat zwar eine geringere Stabilität zur Folge, da du dich aber die meiste Zeit auf den Füßen fortbewegst, stellt das im Alltag meist kein Problem dar. Um die Schulter bei den verschiedenen Bewegungen dennoch zu stabilisieren und die einwirkenden Kräfte abzufangen, ist das Gelenk von verschiedenen Strukturen umgeben.[243]

Dazu gehören zum Beispiel die Gelenklippe, der Bandapparat und die Rotatorenmanschette, die aus vier verschiedenen Muskeln und ihren Ansatzsehnen besteht. In diesem Zusammenhang wird oft von der Supraspinatussehne gesprochen. Sie ist eine der vier Ansatzsehnen der Rotatorenmanschette. Davon hast du bestimmt schon einmal gehört, oder?

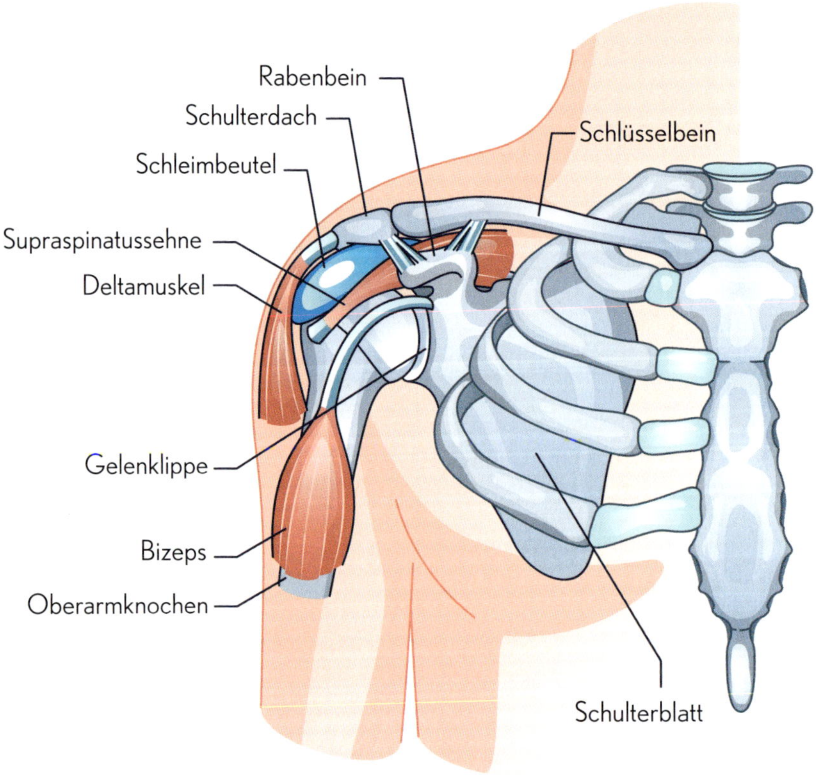

Das Schultergelenk wird vor allem durch die umgebende Muskulatur stabilisiert.

Der »subakromiale Raum« liegt zwischen dem Schulterdach und dem Oberarmkopf. Dazwischen liegen die vier Sehnen der Rotatorenmanschette und die lange Bizepssehne, ein Teil der Gelenkkapsel, verschiedene Bänder und ein Schleimbeutel. Das klingt nicht gerade nach viel Platz, oder? In Wirklichkeit sind die verschiedenen Strukturen fest miteinander verbunden und gehen ineinander über. Dieser »Raum« kann also nicht kleiner werden. Aber warum wird dann davon gesprochen?

Auch wenn die konkrete Ursache noch nicht vollständig geklärt werden konnte, ist das Impingement eher als eine Sehnenerkrankung (*Tendinopathie*) zu verstehen, die durch eine anhaltende Überlastung und eine unvollständige Wundheilung entsteht.[244] Während der Entzündungsphase kommt es – wie im ersten Kapitel beschrieben – zu einer lokalen Schwellung. Dadurch wird die Sehne im Verhältnis zum umliegenden Gewebe etwas dicker.

Die meisten (biomechanischen) Erklärungen zu den Schulterbeschwerden lauten wie folgt:

- »Das Schulterdach reibt an der Supraspinatussehne.«
- »Die Supraspinatussehne ist ausgefranst und entzündet.«
- »Die Beschwerden hängen mit einem Riss der Rotatorenmanschette zusammen.«
- »Wenn der Riss nicht operiert wird, wird er größer und schlimmer.«
- »Du hast die Probleme, weil deine Schulter zu weit vorn steht.«

Diese Schlussfolgerungen werden häufig auf der Grundlage einer bildgebenden Untersuchung (Röntgen oder MRT) gezogen, bei der eine bestimmte Struktur mit den auftretenden Schmerzen in Verbindung gebracht wird.[245] Doch was passiert, wenn die Befunde einer einseitig schmerzhaften Schulterproblematik mit denen der beschwerdefreien Gegenseite verglichen werden?

In einer Untersuchung an 123 Studienteilnehmern konnte festgestellt werden, dass Auffälligkeiten im Sehnengewebe der Rotatorenmanschette, Flüssigkeitsansammlungen oder Veränderungen im Schultergelenk auf der schmerzhaften Seite fast ebenso häufig auftreten wie auf der beschwerdefreien Seite.[246] Daraus lässt sich ableiten, dass gerade bei Problemen, die ohne konkrete Verletzung auftreten, ein Zusammenhang mit einer bestimmten Struktur zu Fehldiagnosen führen kann.

Das Gewebe ist in der Entzündungsphase empfindlicher und reagiert schneller auf bestimmte Belastungen. Gleichzeitig werden freie Nervenenden gereizt, was zusätzlich zu einer Schmerzreaktion führen kann.[247] Die Vorstellung, dass das Gewebe mechanisch »eingeklemmt« wird, könnte das Auftreten des charakteristischen »Engegefühls« – ähnlich wie bei einer »Wirbelblockade – noch verstärken. Dieser Zusammenhang konnte jedoch bisher nicht wissenschaftlich nachgewiesen werden.

Der Begriff Impingement suggeriert, dass das Gewebe »verschleißt«, was zu einer Katastrophisierung und Übergeneralisierung führen kann. Was aber, wenn die Schulter wirklich »steif« ist und sich anfühlt, als wäre sie eingefroren?

FROZEN SHOULDER

Bei einer plötzlich auftretenden Entzündungsreaktion mit bindegewebigen Veränderungen der Gelenkkapsel spricht man von einer *Frozen Shoulder*. Durch die Wundheilung kommt es zu einer Gewebeproduktion und Verfestigung der neuen Fasern in der Gelenkkapsel, die den Bewegungsumfang deutlich einschränken. Warum genau dieser Prozess stattfindet, ist bis heute unklar.[248]

Die Veränderungen der Gelenkkapsel beeinträchtigen vor allem die drei wichtigsten Bewegungen der Schulter: das Greifen nach oben, das Greifen zur Seite und das Greifen hinter den Rücken. In Japan und China ist die Frozen Shoulder auch als »50-jährige Schulter« bekannt, was das charakteristische Auftreten im Alter zwischen 40 und 60 Jahren beschreibt.[249]

Problematisch bei der Behandlung der Frozen Shoulder ist, dass auch hier Unklarheit über die wirksamsten Maßnahmen besteht. So scheinen physiotherapeutische Ansätze wie manuelle Therapie oder Krafttraining sowie die Kombination aus beidem keinen signifikanten Unterschied zu einer Kortisoninjektion zu machen.[250] Der Versuch, die Schulter von außen in die eingeschränkte Richtung zu mobilisieren, sollte daher infrage gestellt werden, insbesondere wenn dabei Schmerzen auftreten.

Eine in der Praxis bewährte Methode ist jedoch die exzentrische Muskelarbeit, bei der es darum geht, dem Widerstand des Gewichts nachzugeben. So kann die Schulter mit moderaten Lasten im aktuell größtmöglichen Bewegungsausmaß mobilisiert und trainiert werden.[251] Auch wenn dieser Effekt bisher vor allem am Unterkörper untersucht wurde, lässt er sich sehr gut auf den Oberkörper übertragen.

Es ist entscheidend, einen aktiven Einfluss auf die Beweglichkeit nehmen zu können, ohne dabei einen Schmerzreiz auszulösen.[252] Dadurch wird die Selbstwirksamkeit deutlich erhöht. Zudem neigt der Körper dazu, ein schmerzhaft eingeschränktes Gelenk zu schützen, was zu einer erhöhten Muskelspannung führt. Hier kann die Exzentrik helfen, die Schutzspannung zu lösen. Auch wenn dieser Trainingsansatz zur Behandlung wissenschaftlich noch nicht belegt ist, zeigen sich dadurch deutliche Verbesserungen.

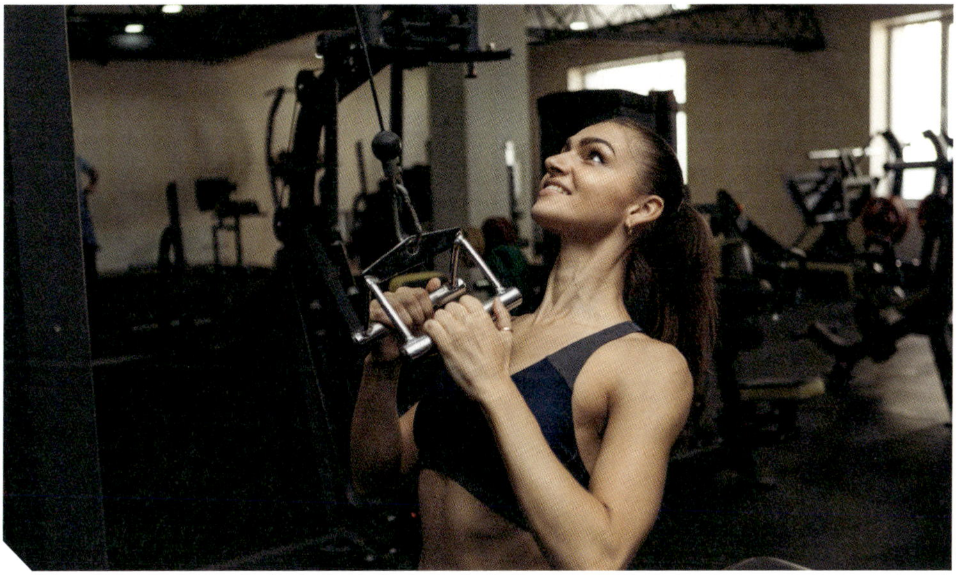

Mobilisation des Schultergelenks unter Belastung durch exzentrisches Training am Zugturm.

Am Ende heißt es: ausprobieren. Die Symptome einer Frozen Shoulder verschwinden in der Regel nach einigen Monaten von selbst. Um längerfristige Probleme zu vermeiden, sollte der Körper in dieser Zeit bestmöglich unterstützt werden.[253]

KOPFVERLETZUNGEN UND GEHIRNERSCHÜTTERUNGEN

Kopfverletzungen, insbesondere Gehirnerschütterungen, stellen sowohl im Profisport als auch im Breitensport eine ernst zu nehmende und häufig unterschätzte Gefahr dar. Die Folgen solcher Verletzungen können nicht nur kurzfristig, sondern auch langfristig erhebliche gesundheitliche Auswirkungen haben. Daher ist die Früherkennung und damit die Akutversorgung von Kopfverletzungen von entscheidender Bedeutung.[254]

In der wissenschaftlichen Literatur gibt es bis heute keine einheitliche Definition einer Gehirnerschütterung. Sie kann jedoch durch einen direkten Schlag auf den Kopf, das Gesicht, den Hals oder durch eine weitergeleitete Krafteinwirkung auf den Kopf entstehen.[255] Auch ein Schleudertrauma, zum Beispiel bei einem Auffahrunfall oder einem heftigen Kontakt mit einem Gegner, kann zu einer Gehirnerschütterung führen.[256] Je schneller sich der Kopf dabei bewegt, desto größer ist das Risiko einer schweren Verletzung.

Grundsätzlich handelt es sich bei einer Gehirnerschütterung um ein sehr komplexes Krankheitsbild, das weder in seinen Auswirkungen auf den Körper noch in seiner Behandlung vollständig verstanden ist.[257] Trotz verschärfter Richtlinien und überarbeiteter Protokolle bleiben Kopfverletzungen mit Gehirnerschütterung im Profisport, aber vor allem im Breitensport oft noch unerkannt und werden nicht rechtzeitig behandelt.[258]

Nach der Erstverletzung muss unbedingt darauf geachtet werden, kein weiteres Trauma zu erleiden, solange der Körper mit der Wundheilung beschäftigt ist. Da das Gehirn alle Körperfunktionen steuert, können die Symptome sehr vielfältig und schwer zuzuordnen sein.[259] Deshalb sollte die Hirnfunktion nach einer offensichtlichen Kopfverletzung unbedingt auf Einschränkungen untersucht werden.[260] Für die Erstversorgung gilt: »When in doubt – take them out!«

AKUTVERSORGUNG BEI EINER KOPFVERLETZUNG

Bei direkter oder indirekter Krafteinwirkung auf den Kopf, das Gesicht oder den Hals muss zunächst eine ernsthafte Verletzung ausgeschlossen werden. Das können zum Beispiel ein offensichtlicher Schädelbruch, starke oder sich rasch verschlimmernde Kopfschmerzen, Krampfanfälle oder der Verlust des Bewusstseins sein. In diesem Fall muss sofort die Notaufnahme aufgesucht werden.[261]

Auch bei geringer Krafteinwirkung kommt es zu einer Schädigung der Gehirnzellen. Dein Körper ist in der Lage, die Funktion einzelner Zellen zu ersetzen. Problematisch wird es, wenn die Verbindungen zwischen den Nervenzellen unterbrochen werden. Dadurch sinkt die Leistungsfähigkeit des Netzwerkes, ähnlich wie bei einem kurzzeitigen Stromausfall. Das gilt als eine der Hauptursachen für die Vielfalt der möglichen Symptome.[262]

Besteht in nur einer Kategorie eine Auffälligkeit infolge einer Kopfverletzung, kann das ein Hinweis auf eine Gehirnerschütterung sein. Das Training sollte in diesem Fall sofort beendet werden, auch wenn du dich nach der Verletzung eigentlich wieder »ganz okay« fühlst.[263] Wichtig zu wissen ist, dass eine Gehirnerschütterung auch ohne Verlust des Bewusstseins auftreten kann.

CHRISTOPH KRAMER

Du erinnerst dich sicher noch an das Finale der Fußballweltmeisterschaft 2014 in Rio de Janeiro. Nach 124 Minuten sicherte sich Deutschland zum vierten Mal den Weltmeistertitel. Im Mittelpunkt der anschließenden Berichterstattung stand auch der deutsche Mittelfeldspieler Christoph Kramer, der in der 17. Spielminute mit dem argentinischen Verteidiger Ezequiel Garay zusammenstieß.

Kramer erlitt eine schwere Kopfverletzung, spielte aber weiter. Es dauerte nicht lange, bis sich die Symptome einer Gehirnerschütterung bemerkbar machten. Kramer wirkte desorientiert und benommen und fragte den Schiedsrichter Nicola Rizzoli, ob das wirklich das Finale sei. Er blieb bis zur 31. Spielminute auf dem Platz, bis er schließlich ausgewechselt wurde. Obwohl Kramer keine bleibenden Schäden davontrug, kann er sich nach eigenen Angaben bis heute nicht an die Zeit zwischen der Verletzung und der Halbzeitpause erinnern – ein deutliches Zeichen für eine erhebliche Beeinträchtigung der Hirnfunktion.

Die Kontroverse um die Entscheidung, Kramer weiterspielen zu lassen, hat zu intensiven Diskussionen über Leitlinien und den Umgang mit Kopfverletzungen im Profifußball geführt. In diesem Zusammenhang wurde auch die Verantwortung von Spielern, Trainern und Betreuern bei der Früherkennung von Gehirnerschütterungen hinterfragt. Seitdem haben die FIFA und andere Fußballorganisationen ihre Protokolle zur Behandlung von akuten Kopfverletzungen überarbeitet, um die Sicherheit der Spieler zu gewährleisten.

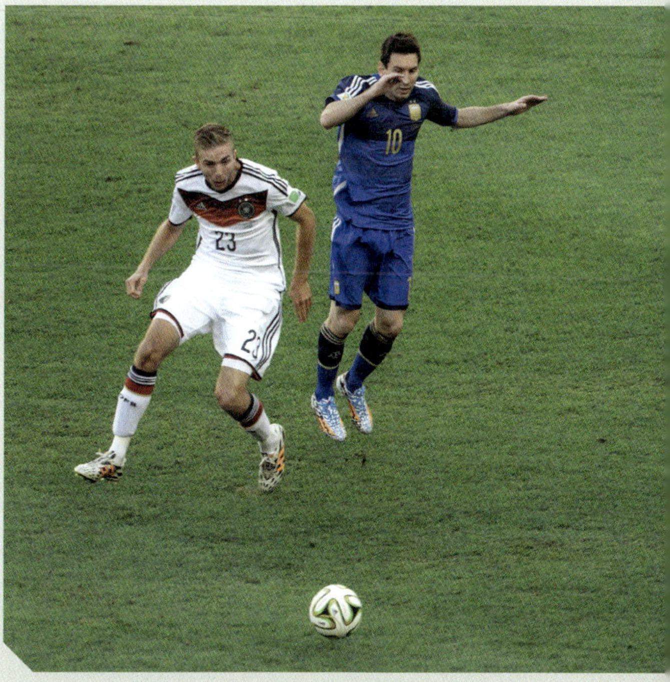

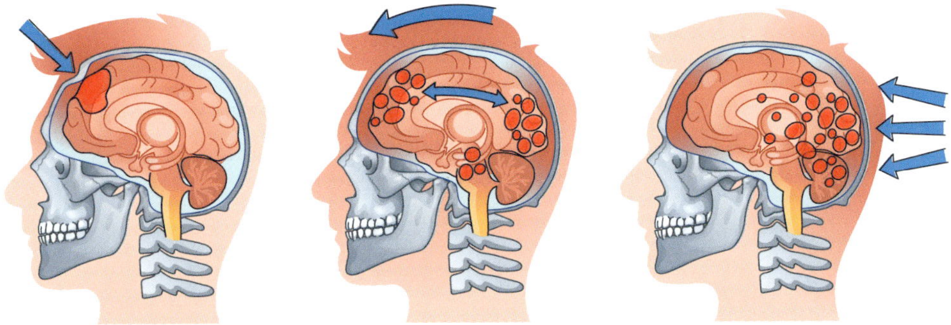

Mögliche Ursachen der Gehirnerschütterung sind eine direkte oder indirekte Krafteinwirkung auf den Schädel, ein Schleudertrauma oder ein Explosionstrauma, durch eine Schallwelle ausgelöst.

Auffälligkeiten bei einer Gehirnerschütterung

Kategorie	Mögliche Symptome
Bewusstsein	Jede Form der Desorientierung oder Bewusstlosigkeit
Gedächtnis	Gedächtnisverlust oder Gedächtniseinschränkung
Kognition	Verwirrung, verlangsamtes Denken, Konzentrationsstörungen, Vergesslichkeit
Gleichgewicht	Gangunsicherheiten, Schwindel, Gleichgewichtsstörungen
Körper	Kopfschmerzen, Übelkeit, Erbrechen, Müdigkeit, Schlafstörungen, Sehstörungen, Hörstörungen, Tinnitus, Geräuschüberempfindlichkeit, Taubheit, Kribbeln
Psyche	Depression, Angst, Unruhe, Reizbarkeit, Impulsivität, Aggressivität

Zur Abklärung einer schweren Hirnverletzung wird im Krankenhaus häufig ein MRT durchgeführt. Die meisten Befunde sind jedoch unauffällig. Und selbst bei unspezifischen Veränderungen kann meist kein Zusammenhang mit der akuten Verletzung hergestellt werden.[264] Das zeigt, wie wichtig die klinische Beurteilung nach einer Kopfverletzung ist.

KOPFVERLETZUNGEN IMMER ABKLÄREN

Auch wenn du dir bei den Symptomen unsicher bist, solltest du nach einer Kopfverletzung lieber einmal zu viel als einmal zu wenig ins Krankenhaus gehen. Für die Erstversorgung gilt der Grundsatz: »When in doubt – take them out!«

Die Symptome einer Gehirnerschütterung verbessern sich in der Regel in den ersten Wochen nach der Verletzung von selbst, wenn sie frühzeitig erkannt werden. Für einen optimalen Heilungsverlauf hat sich nach der anfänglichen Ruhephase ein lockerer Wiedereinstieg mit aerobem Ausdauertraining und leichten geistigen Aktivitäten wie Lesen oder Konzentrationsübungen bewährt.[265] Eine eindeutige Therapieempfehlung ist bis heute nicht bekannt.[266]

Für die Akutversorgung eines Sportlers nach einer Kopfverletzung mit Verdacht auf eine Gehirnerschütterung gelten folgende Richtlinien:[267]

- Das Gehirn muss sich in den ersten 24 bis 48 Stunden nach der Verletzung erholen.
- Der Betroffene sollte sich in einem ruhigen und dunklen Raum auf den Rücken legen und den Kopf leicht erhöht lagern.
- Äußere Reize durch Smartphone, Fernseher oder Musik sollten vermieden werden.
- Bei Übelkeit sollte der Betroffene nur sparsam essen oder trinken.
- Es sollte regelmäßig überprüft werden, ob der Betroffene ansprechbar und bei Bewusstsein ist.
- Dem Betroffenen sollten keine unnötigen Fragen gestellt werden. Es ist wichtig, Ruhe zu bewahren.

WELCHE FOLGEN KANN EINE GEHIRNERSCHÜTTERUNG HABEN?

Kontaktsportarten wie American Football, Boxen, aber auch Fußball bergen ein erhöhtes Risiko für Kopfverletzungen, die zu Gehirnerschütterungen führen können. Betroffene Sportler berichten über Probleme wie Gedächtnisverlust, Konzentrationsschwierigkeiten, emotionale Instabilität und Schlafstörungen. Diese Langzeitfolgen erfordern eine umfassende medizinische Betreuung, um die Betroffenen bestmöglich zu unterstützen.

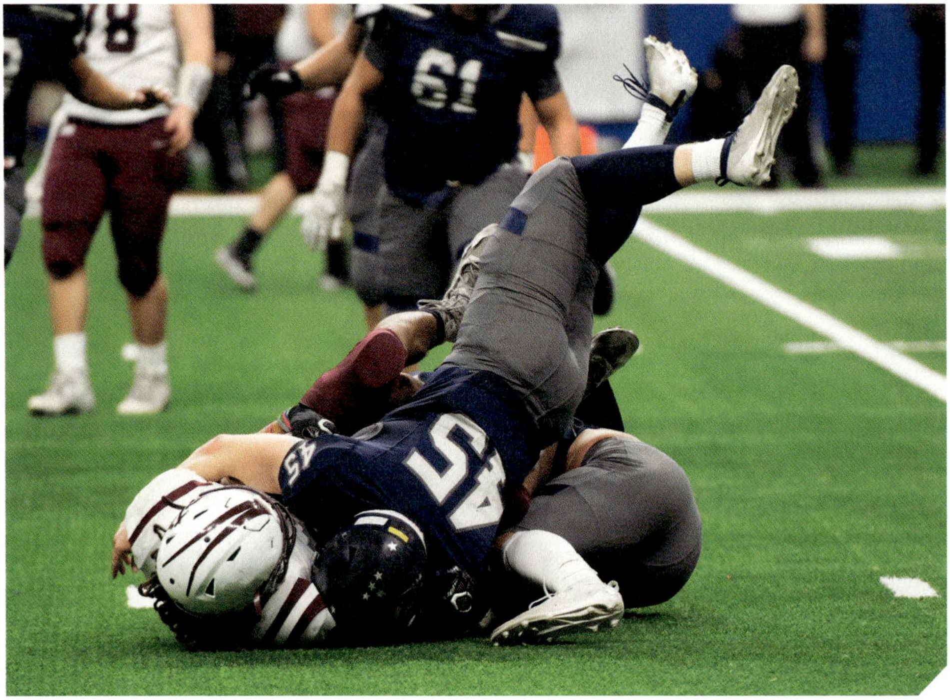

Kopfverletzungen stellen eine ernst zu nehmende und häufig unterschätzte Gefahr dar.

Als Folge einer Gehirnerschütterung kommt es zu komplexen chemischen Veränderungen im Stoffwechsel des Gehirns, die bisher nur unzureichend verstanden sind.[268] Dadurch wird das Gehirn deutlich anfälliger für eine erneute Verletzung.[269] Ein Wiederholungstrauma nach einer Gehirnerschütterung kann das Risiko für Langzeitkomplikationen erheblich steigern, wenn sich der Körper noch nicht wieder vollständig erholt hat. Diese Situation wird auch als *Second Impact Syndrome* bezeichnet.[270]

Die Symptome sind in der Regel deutlich stärker ausgeprägt als bei der Erstverletzung. Das kann sich zum Beispiel in einer allgemeinen Koordinationsstörung äußern, die zu unkoordiniertem Laufen in die falsche Richtung oder zu stark verzögerten Reaktionszeiten führen kann. Darüber hinaus erhöht eine erneute Kopfverletzung vor Abschluss der Wundheilung die Wahrscheinlichkeit einer Bewusstlosigkeit signifikant.[271] Eine erneute Kopfverletzung im Anschluss an die Erstverletzung erhöht das Risiko für eine Bewusstlosigkeit bei der zweiten Verletzung.

In diesem Zusammenhang kann es auch zu einer chronisch-traumatischen *Enzephalopathie* (CTE) kommen. Durch die Ansammlung von sogenannten Tau-Proteinen im Gehirn entstehen degenerative Veränderungen und Funktionsstörungen der Nervenzellen, wie sie auch bei der Alzheimer-Erkrankung beobachtet werden können. Die genauen Mechanismen, die zur

Entwicklung einer CTE führen, sind bis heute nicht vollständig verstanden, was die Behandlung der Erkrankung erheblich erschwert.[272]

Untersuchungen haben gezeigt, dass in den Gehirnen verstorbener NFL-Spieler in 99 Prozent der Fälle eine CTE festgestellt werden konnte.[273] Das hat dazu geführt, dass in den letzten Jahren in verschiedenen Expertengruppen über die möglichen Auswirkungen von Kopfverletzungen mit Gehirnerschütterung im American Football, aber auch im Fußball diskutiert wurde, um entsprechende Maßnahmen zu ergreifen.

Dabei geht es nicht nur um schwere Verletzungen, die in der Notaufnahme enden, sondern vor allem um die Folgen vieler kleiner Verletzungen, wie sie beispielsweise bei einem Kopfball auftreten können. Im Laufe einer Profikarriere kommt es zu rund 2000 Kopfballeinsätzen.[274] Der Großteil der Kopfverletzungen entsteht beim Fußball allerdings, wie beim American Football, durch die direkte Krafteinwirkung beim Kontakt mit einem Gegner.[275] Im Mittelpunkt der Forschung steht daher die Frage, wie die Spielregeln in den betroffenen Sportarten angepasst werden können, um die Gesundheit der Profi-, aber auch der Breitensportler zu gewährleisten.

Eine zentrale Herausforderung besteht darin, ein Gleichgewicht zwischen dem Wettbewerbsaspekt der Sportart und dem Schutz der Gesundheit zu finden. Diese Frage erfordert einen breiteren Ansatz, der nicht nur die Spielregeln betrifft, sondern auch die Aufklärung der Sportler und die Entwicklung der medizinischen Versorgung, um das Risiko von Langzeitschäden zu verringern. Eine abschließende Antwort würde den Rahmen dieses Buches sprengen.

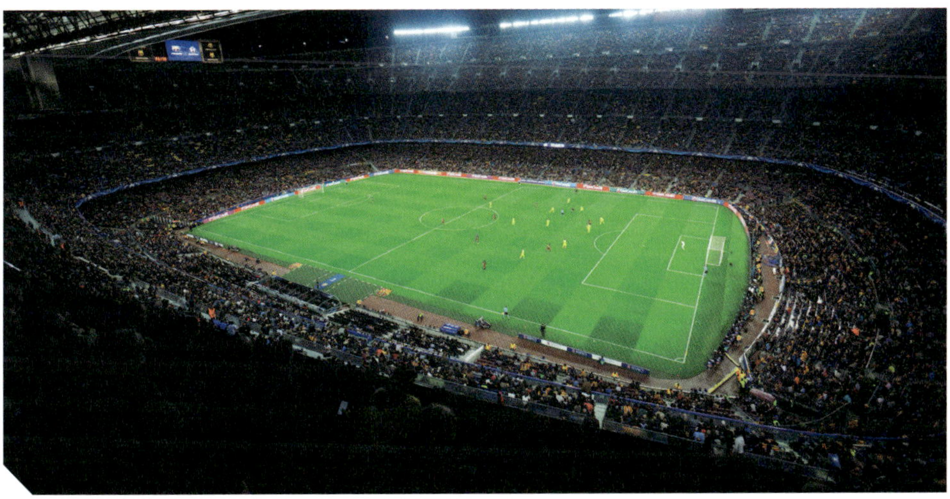

Die Fans im Stadion wollen ein spannendes Spiel sehen. Das sollte jedoch nicht auf Kosten der Gesundheit der Sportler gehen.

Um nach einer Kopfverletzung einen sicheren Wiedereinstieg in den Sport zu gewährleisten, ist es wichtig, die Symptome genau zu beobachten und ihre tägliche Entwicklung zu verfolgen. Insbesondere bei einem konkreten Verdacht auf eine Gehirnerschütterung ist ein kontrolliertes Vorgehen erforderlich, um Rückfälle und andere Komplikationen zu vermeiden.

Obwohl das Verständnis für die Entstehung von Gehirnerschütterungen noch in den Kinderschuhen steckt, ist es wichtig, jede Kopfverletzung ernst zu nehmen, da mögliche Langzeitfolgen nie ausgeschlossen werden können. Eine vorzeitige Rückkehr zum Training sollte daher unbedingt vermieden werden.[276]

DER WEG ZURÜCK IN DEN SPORT - 6-STUFEN-PLAN

Für den *Return to Sport* wurde der sogenannte 6-Stufen-Plan entwickelt, um trotz der Komplexität der Symptomatik einen Ansatzpunkt für die Rückkehr ins Training zu bieten. Das Konzept wurde zunächst für Kinder ab zehn Jahren entwickelt und bietet eine klare Struktur für ein individuelles Vorgehen. Der 6-Stufen-Plan sollte unter professioneller Aufsicht von Physiotherapeuten oder Ärzten durchgeführt werden, um bei auftretenden Problemen schnell handeln zu können.[277]

Der 6-Stufen-Plan für den Wiedereinstieg in den Sport

Stufe	Aktivität	Zielstellung und Hinweise
1	Alltagsbewegung ohne Symptomprovokation	Wiederaufnahme der Alltagsbelastung
2	Leichte Ausdauerbelastung durch Spazierengehen oder Fahrrad-Ergometer	Erhöhung der Herzfrequenz
3	Laufen und sportartspezifisches Training ohne Kopfeinsatz	Belastungssteigerung im Alltag und im Training
4	Sportartspezifisches Training ohne Körperkontakt und Beginn mit progressivem Krafttraining	Steigerung der physischen und kognitiven Trainingsbelastung
5	Wiedereinstieg in den normalen Trainingsalltag (nach ärztlicher Freigabe)	Wiedererlangen von Selbstvertrauen im Training
6	Volle Trainings- und Wettkampfbelastung	Teilnahme an Wettkämpfen

Vor Beginn des 6-Stufen-Plans sollte unbedingt eine Ruhephase von 24 bis 48 Stunden eingehalten werden. Danach ist jede Stufe für mindestens 24 Stunden ausgelegt, sofern die Symptome abgeklungen sind und unter Belastung nicht wieder auftreten. Sollte das wider Erwarten doch der Fall sein, wird der Plan am nächsten Tag mit der vorhergehenden Stufe fortgesetzt. Mit dem Krafttraining sollte frühestens in der dritten Phase begonnen werden.

Bei bestehenden Beschwerden, die länger als zehn Tage (beziehungsweise vier Wochen bei Kindern) andauern, sollte eine ärztliche Abklärung im Krankenhaus erfolgen. Zusätzlich wird, falls vorhanden, die Vorstellung in einem spezialisierten Concussion Center, in dem sich Spezialisten um die Gesundheit von Sportlern nach Kopfverletzungen kümmern, und eine ausführliche (sport)neuropsychologische Untersuchung empfohlen.

Grundsätzlich erfolgt der *Return to Sport* nach einer Gehirnerschütterung symptomorientiert. So wird sichergestellt, dass die veränderten chemischen Prozesse der Nervenzellen wieder reguliert werden können. Gerade bei motorisch und kognitiv anspruchsvollen Sportarten können auch mehrere Wochen nach der Verletzung noch Einschränkungen bestehen. Bei frühzeitiger Erkennung und entsprechender Behandlung hat eine Gehirnerschütterung eine sehr gute Prognose und heilt in 85 Prozent der Fälle von selbst aus.[278]

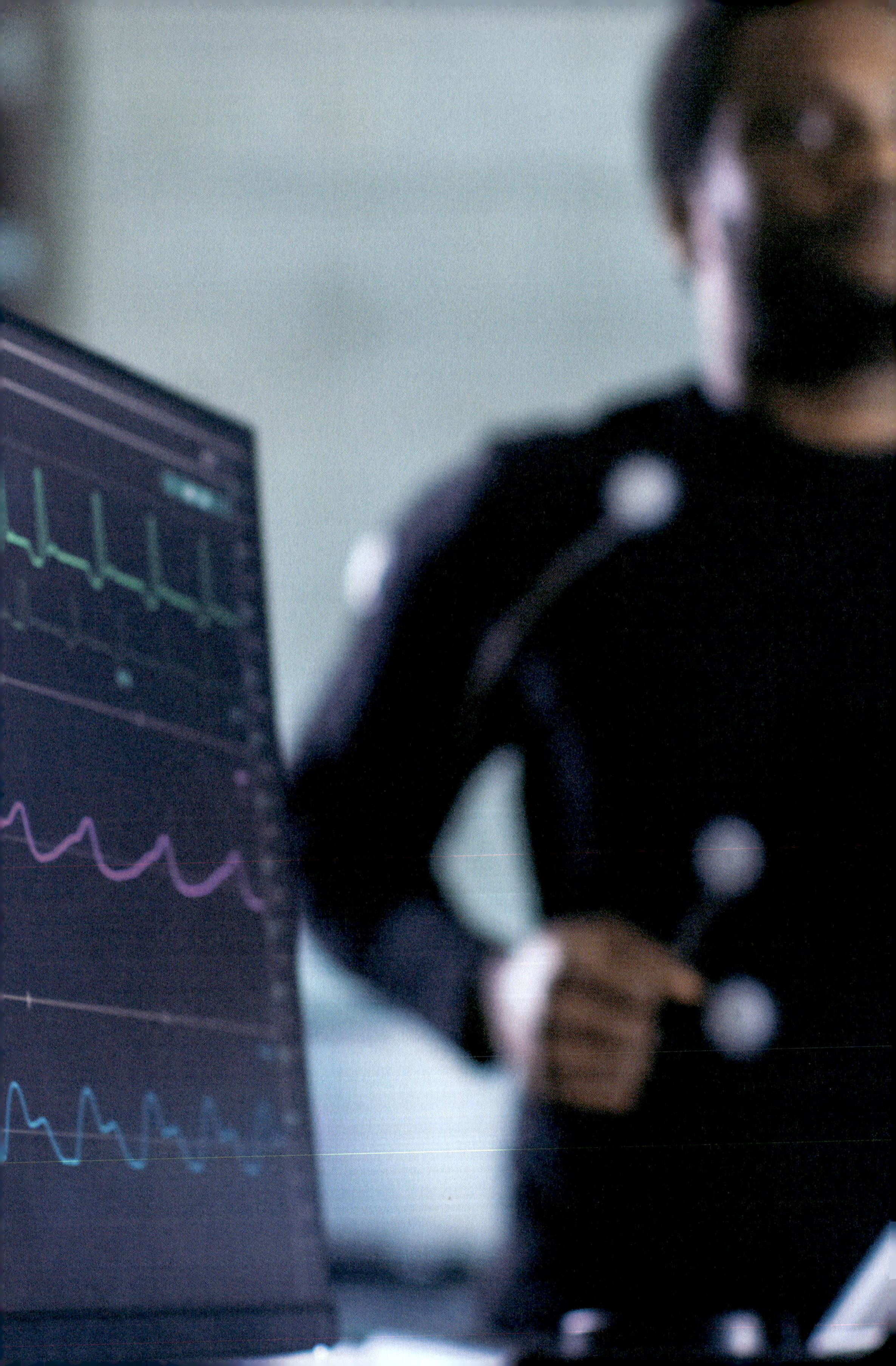

KAPITEL 3

PRÄVENTION VON SPORTVERLETZUNGEN

Prävention beginnt oft erst dann, wenn es eigentlich zu spät ist. Nach dem Motto »Jetzt muss ich aber mal was tun« werden Verhaltensänderungen umgesetzt, wenn die Probleme bereits spürbar sind. In diesem Kapitel erfährst du, was die Gründe für diese Entwicklung sein können.

Der Grundgedanke der Prävention ist es, rechtzeitig zu beginnen, solange noch etwas getan werden kann. Um einen Ansatzpunkt zu finden, gibt es verschiedene Testverfahren, die in der Regel von Physiotherapeuten oder Ärzten durchgeführt werden. Doch wie aussagekräftig sind sie? Lässt sich eine Verletzung vorhersagen? Und was kannst du selbst tun?

Außerdem lernst du, wie du deine sportliche Leistung selbstständig und kostengünstig zu Hause überwachen kannst. Wearables wie Fitnessarmbänder oder Smartwatches können dir dabei wertvolle Informationen liefern.

SCREENING

Um die Gesundheit eines Sportlers zu schützen und ihm eine langfristige körperliche Entwicklung zu ermöglichen, ist ein kontinuierliches Training unerlässlich. Verletzungen können diesen Prozess erheblich verlangsamen und je nach Ausmaß zu dauerhaften Problemen führen. Deshalb ist es wichtig, mögliche Risikofaktoren frühzeitig zu erkennen.

Das Screening ist ein systematischer Ansatz, der verschiedene aktive und passive Testverfahren sowie medizinische Untersuchungen umfassen kann. Ziel ist es, mögliche Risikofaktoren und Unfallmechanismen zu überprüfen, bevor es zu einer Verletzung kommt. Zuvor muss jedoch geklärt werden, welche Testverfahren notwendig und sinnvoll sind.

Dazu gibt es ein sogenanntes Anforderungsprofil, das die auftretenden Belastungen einer Sportart abbildet. Das kann zum Beispiel die Ausdauerleistungsfähigkeit sein, aber auch die technischen Anforderungen betreffen. Da in jeder Sportart andere Belastungen auftreten und somit auch andere Fähigkeiten gefragt sind, sieht dieses Profil immer anders aus.[279]

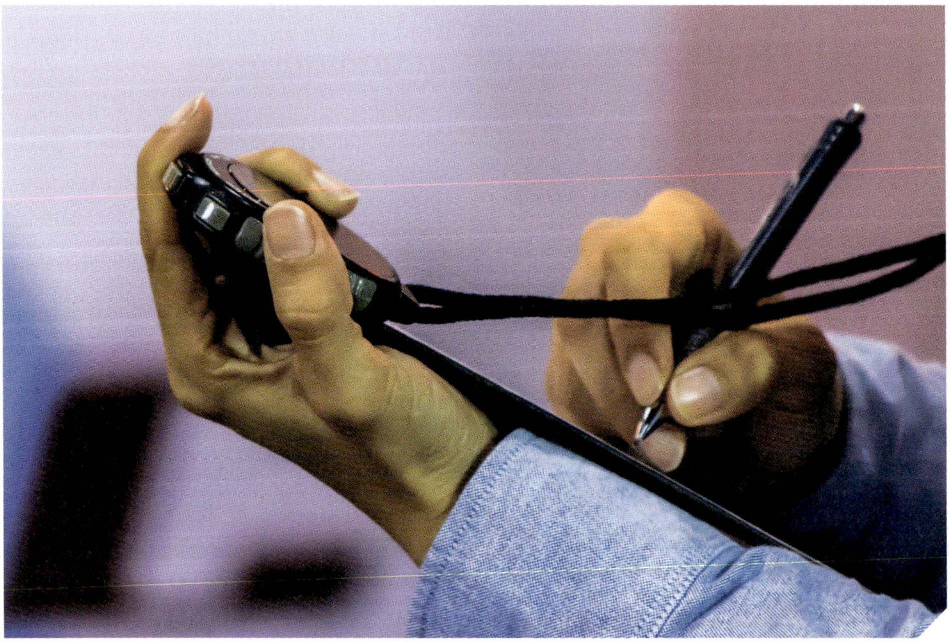

Jede Sportart hat ihr eigenes Anforderungsprofil. Es beschreibt die auftretenden Belastungen, die auf den Körper einwirken.

Ein 100-Meter-Sprinter muss beispielsweise in der Lage sein, sich beim Start explosionsartig vom Block zu lösen. Um diese Fähigkeit zu überprüfen, muss er im Screening einen Sprungtest absolvieren. Beim Ski Alpin hingegen kommt es auf eine gute Koordinationsfähigkeit an, um bei wechselnden Bodenverhältnissen ohne Geschwindigkeitsverlust den Berg hinunterfahren zu können. Deshalb wird im Rahmen des Screenings ein Gleichgewichtstest durchgeführt.

Darüber hinaus gilt es zu verstehen, welche Verletzungen in welchen Sportarten statistisch gesehen am häufigsten auftreten und wie schwer sie sind. Anhand dieser Informationen kann nach konkreten Unfallmechanismen gesucht werden, die wiederum von internen Faktoren (zum Beispiel Alter, Geschlecht oder Vorverletzungen) und externen Faktoren (zum Beispiel Wetter, Ausrüstung oder Untergrund) abhängig sind.

DIE AUSWAHL DER TESTVERFAHREN DES SCREENINGS ORIENTIERT SICH AM SPORTARTSPEZIFISCHEN ANFORDERUNGSPROFIL UND AN STATISTISCH HÄUFIG AUFTRETENDEN VERLETZUNGEN.

So können die Testverfahren des Screenings anhand des Anforderungsprofils und der statistisch wahrscheinlichen Unfallmechanismen ausgewählt werden, um die sportliche Leistungsfähigkeit und mögliche Risikofaktoren für das individuelle Auftreten von Sportverletzungen zu überprüfen.

Aus der Kombination dieser drei Faktoren (Anforderungsprofil, Unfallmechanismen und körperliche Voraussetzungen) ergibt sich ein sehr dynamisches Verhältnis, das positiv, negativ oder manchmal auch gar nicht beeinflusst werden kann. So kann beispielsweise der exakt gleiche Unfallmechanismus bei einem Sportler sofort zu einer Verletzung führen, während bei einem anderen Sportler überhaupt nichts passiert.[280]

Die Ergebnisse des Screenings müssen daher immer mit den individuellen Voraussetzungen des Sportlers abgeglichen werden.[281] Das klingt einfacher, als es ist. Um eine adäquate Einschätzung über das individuelle Verletzungsrisiko zu erhalten, musst du in Deutschland schon echt Glück haben, auf die richtigen Leute zu treffen, die sich in deiner Sportart wirklich gut auskennen.

Wenn sich das Screening nur auf einzelne Faktoren bezieht, ist eine konkrete Aussage über ein Verletzungsrisiko nicht möglich. Es geht darum, wie sich diese Faktoren mit deinen individuellen körperlichen Voraussetzungen gegenseitig beeinflussen. Damit stellt sich die Frage, wie genau die Aussagekraft der einzelnen Testverfahren innerhalb des Screenings ist.

TESTVERFAHREN UND IHRE AUSSAGEKRAFT

Der »heilige Gral« der Physiotherapie ist, durch verschiedene Testverfahren Informationen über die körperliche Leistungsfähigkeit und mögliche Risikofaktoren zu erhalten. Der menschliche Körper ist jedoch – wie du inzwischen weißt – sehr komplex und eben keine Maschine, bei der einfach eine Fehlersuche durchgeführt werden kann.

Sportorthopädische Testverfahren werden in der Regel von einem Physiotherapeuten oder Arzt durchgeführt, um den Zustand bestimmter Strukturen deines Körpers zu beurteilen. Sie werden als »passive« Tests bezeichnet, weil du »passiv« in eine bestimmte Position gebracht wirst und die Bewegung dabei nicht selbst ausführst. Aber genauso wenig, wie du einen einzelnen Muskel ansteuern kannst, lassen sich durch einen »passiven« Test einzelne Strukturen untersuchen.[282]

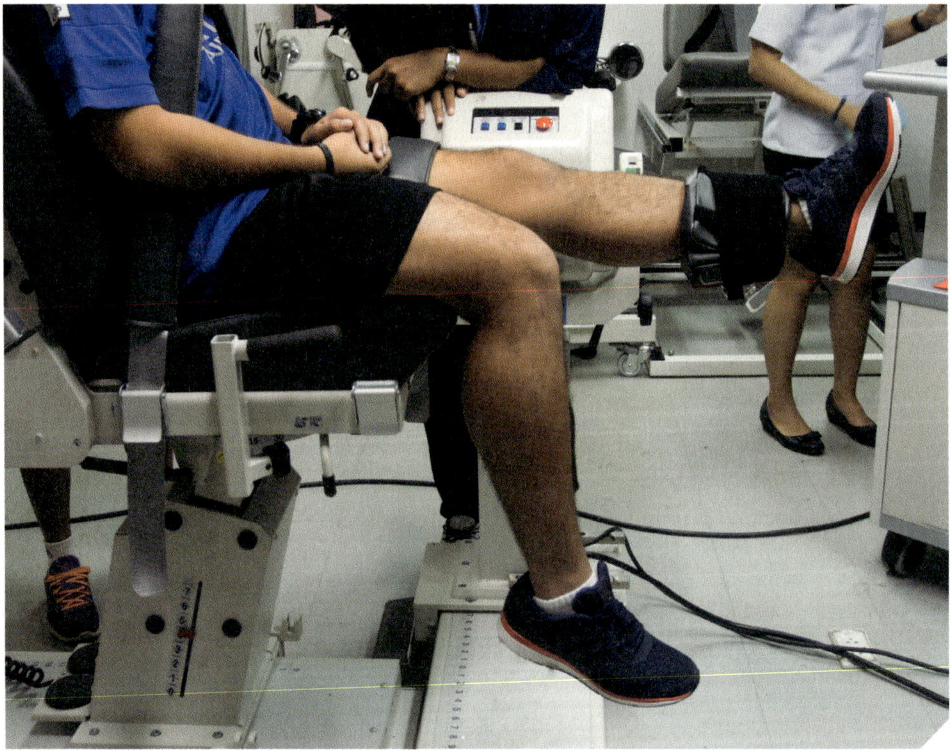

Mit einem isometrischen Messgerät kann zum Beispiel die Kraftentwicklung der Oberschenkelmuskulatur getestet werden.

Damit sind diese Testverfahren in einem präventiven Screening so zuverlässig wie die Wettervorhersage. Muskuläre Schwächen und Ausweichbewegungen werden oft erst im Training unter Belastung sichtbar und nicht, wenn du entspannt auf der Bank liegst. Diese Defizite können jedoch in Extremsituationen, wie sie im Sport auftreten, einen erheblichen Risikofaktor darstellen.[283]

Mithilfe von Kraftmessgeräten kann in jedem größeren sportmedizinischen Institut die Leistungsfähigkeit hinsichtlich des sportartspezifischen Anforderungsprofils »aktiv« getestet werden. Eine Vorhersage, ob es zu einer Verletzung kommt oder nicht, ist aber auch mit solchen Geräten nicht möglich. Woran liegt das?

Das erste Problem ist die »Objektivität«. Sie beschreibt die Unabhängigkeit, mit der ein Testverfahren durchgeführt und ausgewertet werden kann. Ein Krafttest sollte zum Beispiel idealerweise an einer Maschine durchgeführt werden, anstatt die Kraftentwicklung mit der Hand zu messen. Das gewährleistet standardisierte Testbedingungen und reduziert die subjektiven Einflüsse der testenden Person.

Das zweite Problem ist die »Reliabilität«. Sie beschreibt die Zuverlässigkeit, mit der ein Testverfahren wiederholt werden kann. Das ist wichtig, um verschiedene Testergebnisse miteinander vergleichen zu können. Unabhängig davon, wie hoch die Reliabilität eingeschätzt wird, sollte ein Testverfahren immer von der gleichen Person und unter ähnlichen Bedingungen durchgeführt werden, um die Abweichungen so gering wie möglich zu halten.

Das dritte Problem ist die sogenannte »Validität«. Sie beschreibt, wie genau ein Testverfahren die Faktoren überprüft, die es überprüfen soll. Mit anderen Worten: Wird auch wirklich das getestet, was getestet werden soll? Wenn die Validität eines Testverfahrens als gering eingeschätzt wird, kann das zu Fehlinterpretationen der Ergebnisse führen.

Das vierte Problem ist die »Spezifität«. Damit ist der konkrete Bezug zur Realität gemeint. Denn je weiter ein Testverfahren von der sportlichen Belastung entfernt ist, desto schlechter werden die Ergebnisse in Bezug auf die körperliche Leistungsfähigkeit ausfallen. Gerade im Leistungssport ist der Körper sehr spezifisch an die auftretenden Belastungen angepasst.

TESTVERFAHREN UND IHR BEZUG ZUR REALITÄT

Ein zwei Meter großer Athlet, der 150 Kilogramm wiegt und schneller beschleunigen kann als so mancher 100-Meter-Sprinter, ist beim American Football sehr gut geeignet, dich daran zu hindern, an den Ball zu kommen. Ein Testverfahren sollte so gestaltet sein, dass es die reale Spielsituation möglichst gut abdeckt, um aussagekräftige Ergebnisse zu liefern. Einen solchen Athleten zum Beispiel aus einem frei stehenden Handstand abrollen zu lassen, ist sehr weit von der tatsächlichen Belastung entfernt, weshalb er wahrscheinlich eher schlecht abschneiden wird. Dieses Testverfahren ist eher für die Überprüfung im Kunstturnen geeignet.

Und das fünfte Problem ist der Umgang mit den Testergebnissen. Selbst in den professionellen Trainingszentren dieser Welt gibt es wunderschöne Tabellen von den jährlichen Leistungstests auf irgendwelchen Festplatten, von denen niemand mehr weiß, wo sie sind. Solange keine Maßnahmen ergriffen werden, kannst du so viel testen, wie du willst. Es bringt nichts.

Testverfahren haben Stärken und Schwächen und müssen immer im Zusammenhang mit der jeweiligen Sportart und den individuellen körperlichen Voraussetzungen betrachtet werden. Auf der Grundlage der einzelnen Testergebnisse lässt sich keine konkrete Aussage über ein mögliches Verletzungsrisiko ableiten.[284] Aber gibt es noch andere Möglichkeiten?

WEARABLES

In den letzten Jahren ist der Markt für sogenannte Wearables, zu denen Fitnessarmbänder und Smartwatches gehören, geradezu explodiert. Sie sammeln kontinuierlich Daten und verwenden Algorithmen, um verschiedene Parameter zu erfassen und zu analysieren. Dazu gehören zum Beispiel die Herzfrequenz, die allgemeine Bewegungsanalyse, die Sauerstoff- und Flüssigkeitsversorgung, der Zyklusverlauf oder das Schlafverhalten.[285]

Wearables haben sich im gesamten Sportumfeld etabliert und werden sowohl von Profi- als auch von Breitensportlern eingesetzt. Die gesammelten Informationen können, wenn sie richtig interpretiert werden, dazu beitragen, die Qualität des Trainings zu verbessern, Verletzungen vorzubeugen und die physische sowie psychische Gesundheit zu fördern.[286] Unabhängig von der Messgenauigkeit ist es doch beruhigend zu wissen, wenn das Wearable eine »gute« Erholung anzeigt, oder?

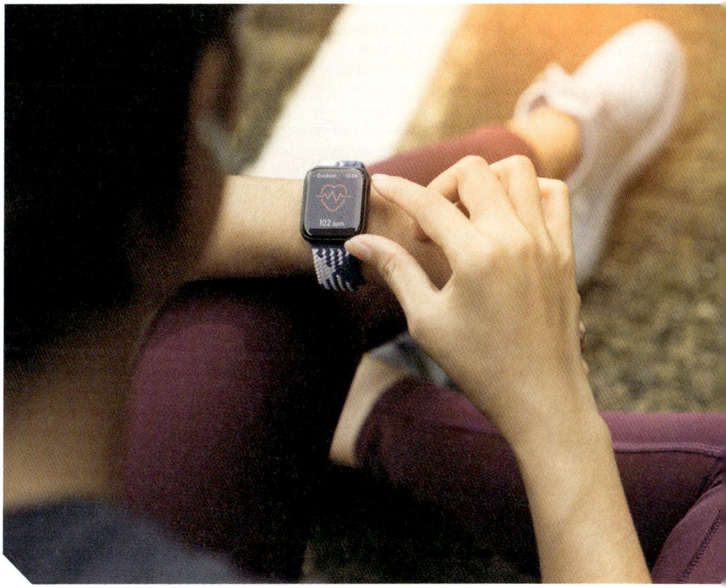

Die Smartwatch kann verschiedene Trainingsparameter anzeigen, um den eigenen Gesundheitszustand zu überprüfen.

In einer Welt, in der sich 25 Prozent der Erwachsenen und 80 Prozent der Jugendlichen zu wenig bewegen,[287] haben Wearables einen großen Einfluss auf den allgemeinen Gesundheitszustand der Bevölkerung. Sie können einfach und kostengünstig eingesetzt werden, um die berühmten 10 000 Schritte pro Tag zu erreichen. Aber lässt sich dieser Ansatz auch auf die Verletzungsrisikoverminderung übertragen?

Wie du weißt, haben viele Sportverletzungen ihre Ursache in einem Ungleichgewicht zwischen Belastung und Belastbarkeit. Du hast einfach mehr getan, als dein Körper zu diesem Zeitpunkt bewältigen konnte.[288] Hier können Wearables sehr hilfreich sein, indem sie deinen Stresslevel, dein Schlafverhalten sowie deine Sauerstoff- und Flüssigkeitsversorgung überwachen und analysieren. Bei entsprechender Verhaltensänderung kann eine zu frühe Belastungssteigerung vermieden und ein Ermüdungszustand schneller erkannt werden.

Natürlich funktionieren solche Aussagen nur auf der Basis von Wahrscheinlichkeiten und selbst wenn dir dein Wearable eine »gute« Erholung anzeigt, kannst du dich trotzdem noch verletzen. In diesem Fall können die gesammelten Daten jedoch den Belastungszustand von vor der Verletzung widerspiegeln. Während der Rehabilitation kann immer wieder überprüft werden, wo du dich gerade befindest und ob dein Zustand schon wieder auf dem vorherigen Niveau ist.[289]

DIE GESAMMELTEN DATEN SIND NUR SO GUT WIE DIE ART UND WEISE, WIE MIT IHNEN UMGEGANGEN WIRD.

Wenn du dein Armband oder deine Smartwatch nach nur zwei Wochen frustriert in die Ecke wirfst, weil dir ständig eine »schlechte« Erholung angezeigt wird, dann hast du die Anwendung beziehungsweise den motivierenden Charakter deines Wearables möglicherweise nicht richtig verstanden. Es kann dich über verschiedene Parameter informieren. Aber nur weil du es trägst, wirst du dich nicht besser erholen.

Sich ausschließlich von Analysen und Statistiken leiten zu lassen und nicht mehr auf den eigenen Körper zu hören, kann zusätzlichen Stress verursachen.[290] Dann kannst du dir auch eine schöne Armbanduhr kaufen, die dir einfach nur die Zeit anzeigt, denn letztendlich sind die gesammelten Daten nur so gut wie die Art und Weise, wie mit ihnen umgegangen wird.

Die Entwicklung von Wearables in den letzten Jahren hat eindeutig das Potenzial, das Belastungsmanagement im Zusammenhang mit der Entstehung und Behandlung von Sportverletzungen nachhaltig zu verändern. Die Möglichkeit, individuelle Gesundheitsdaten zu analysieren, eröffnet neue Wege zur Verletzungsrisikoverminderung und zur Optimierung von Trainings- und Rehabilitationsprogrammen.

VERLETZUNGS-RISIKOVERMINDERUNG

Natürlich ist es immer einfach, im Nachhinein einen Risikofaktor zu identifizieren und zu sagen: »Daran hat es gelegen.« Aufgrund der Komplexität des menschlichen Körpers ist es jedoch sehr schwierig bis unmöglich, solche Zusammenhänge im Voraus zu erkennen. Wie gehst du also damit um, wenn die Frage, ob du dich verletzen wirst oder nicht, bei einem präventiven Screening weder mit Ja noch mit Nein beantwortet werden kann?

Es gibt eine Reihe von Präventionsprogrammen, die einen positiven Einfluss auf die Häufigkeit und Schwere von Sportverletzungen haben. Bekannte Beispiele sind das FIFA-11+-Programm, das speziell beim Aufwärmen im Fußball eingesetzt wird,[291] oder das *OSTRC Shoulder Injury Prevention Program*, das sich positiv auf die Häufigkeit von Schulterverletzungen im Handball auszuwirken scheint.[292]

Diese Programme sind häufig für Teamsportarten konzipiert und zielen daher darauf ab, die relevanten Risikofaktoren für die gesamte Mannschaft zu berücksichtigen, ohne dabei die individuellen Voraussetzungen der einzelnen Sportler zu vernachlässigen – keine leichte Aufgabe. Um sie an deine Situation anpassen und individuell nutzen zu können, ist es wichtig zu wissen, was die Programme gemeinsam haben.

Da Verletzungen nie mit absoluter Sicherheit vorhergesagt werden können, sollte in Zukunft von einer »Verletzungsrisikoverminderung« gesprochen werden. Darunter fallen sowohl relevante Risikofaktoren als auch wirksame Maßnahmen.

Unabhängig von der Körperregion enthält jedes Präventionsprogramm Übungen für den Mittelkörper. Darüber hinaus werden Sprung-, Schuss- oder Wurfbewegungen koordinativ vorbereitet und die Gleichgewichtsfähigkeit trainiert. Wie du weißt, ist es wichtig, auf verschiedene Bewegungslösungen zurückgreifen zu können. Und abschließend wird im Rahmen des Krafttrainings auf mögliche muskuläre Defizite eingegangen.[293]

Es ist gar nicht schwer, diese Aspekte im Training zu berücksichtigen. Ein Faktor, der jedoch oft vernachlässigt wird, ist die muskuläre Kraftentwicklung. Du kannst eigentlich nicht »zu stark« sein. Ein moderner Sportler ist gut trainiert und in der Lage, die ihm zur Verfügung stehende Kraft in athletische Bewegungen umzusetzen. Mit genügend Kraft steigt auch die strukturelle Belastbarkeit und du kannst buchstäblich mehr »verkraften«.[294]

Aus diesem Grund sind anspruchsvolle Trainingsreize sehr wichtig, um das Verhältnis von Belastung und Belastbarkeit positiv zu beeinflussen. Das Krafttraining ist zwar nicht immer »sexy«, aber es erfüllt seinen Zweck und hilft dir, deinen Körper langfristig auf die sportlichen Belastungen vorzubereiten.

Obwohl es verschiedene Präventionsprogramme gibt, um das Risiko von Sportverletzungen zu verringern, werden sie aktuell noch zu selten genutzt.[295] Deshalb ist es wichtig, den Körper durch einfache Maßnahmen im eigenen Training zu unterstützen. Auch wenn es anfangs schwierig ist, eine neue Routine zu entwickeln: Langfristig wird es sich definitiv auszahlen.

PRÄVENTIONSMASSNAHMEN FÜR ZU HAUSE

Um die Belastung während des Trainings kontrollieren zu können, empfiehlt es sich, ein sogenanntes Belastungsmonitoring einzuführen. Steigt beispielsweise der Trainingsumfang im Vergleich zu den Vorwochen plötzlich an, kann das unter Umständen zu einer strukturellen Überlastung führen.[296] Das Monitoring ist somit eine effektive Methode, um Veränderungen im Trainingsverlauf frühzeitig zu erkennen und die Trainingsplanung entsprechend anzupassen.

Im professionellen Leistungssport nutzen die Sportler dafür häufig Onlineplattformen oder Apps, um jeden Morgen bestimmte Werte einzugeben.[297] Das kannst du dir ähnlich wie ein Trainingstagebuch vorstellen. So kann das Medizinteam gemeinsam mit dem Trainerteam die Belastungsphasen planen und bei auftretenden Beschwerden oder Verletzungen frühzeitig Anpassungen vornehmen.[298]

Unabhängig von deinem Leistungsniveau kannst du das Monitoring auch zu Hause durchführen. Dabei kommen verschiedene Testverfahren oder Fragen zur Selbsteinschätzung zum Einsatz. Im Laufe der Zeit ergibt sich so eine sogenannte *Baseline,* also ein Durchschnittswert, den du als Anhaltspunkt nutzen kannst. Plötzliche Veränderungen nach oben oder unten können ein Hinweis darauf sein, dass du deinen Plan anpassen solltest.

Da jede Sportart unterschiedliche Belastungen mit sich bringt und die geforderten Intensitäten auch beispielsweise von der Teilnahme an Wettkämpfen abhängen, gibt es keine festgelegten Inhalte für das Monitoring. Die folgenden Aspekte dienen als Orientierungshilfe für mögliche Messwerte, um bei Bedarf Anpassungen im Training vornehmen zu können:

- **Trainingstagebuch:** Ein erster Schritt ist die Dokumentation deiner Trainingseinheiten. So kannst du nachvollziehen, was und wie viel du trainiert hast, um den Umfang und die Intensität in Zukunft vergleichen zu können. Außerdem siehst du sofort, wie konsequent du dein Training in den letzten Wochen absolviert hast.
- **Subjektives Belastungsempfinden:** Die empfundene Anstrengung einer Trainingseinheit kann mithilfe der RPE-Skala dargestellt werden. Eine ausführliche Erklärung findest du im vierten Kapitel (ab Seite 127). Im Ausdauer- und Krafttraining ist die Beurteilung in der Regel relativ einfach. Je nach Sportart kann es jedoch sehr schwierig sein, der empfundenen Belastung einen konkreten Wert zuzuordnen.
- **Schlafverhalten:** Ausreichend Schlaf ist wichtig, damit sich dein Körper von der Belastung erholen kann. Je nach Leistungsniveau werden acht bis neun Stunden pro Nacht empfohlen. Außerdem sind regelmäßige Schlafenszeiten wichtig, damit sich dein Körper an einen Rhythmus gewöhnen kann.[299]
- **Kraftmessung:** Eine regelmäßige Kontrolle deiner Kraftwerte gibt dir einen guten Überblick über deinen aktuellen Leistungsstand. Auf dieser Grundlage kann die Trainingsintensität angepasst werden, um eine optimale Entwicklung zu erreichen.[300]
- **Neuromuskuläre Bereitschaft:** Um die körperliche Ermüdung während einer Trainingsperiode zu bestimmen, kann ein beidbeiniger Vertical Jump durchgeführt werden. Bereits ein bis zwei Zentimeter Unterschied können auf eine allgemeine körperliche Ermüdung hinweisen, die wiederum zu einer eingeschränkten Umsetzung sportartspezifischer Techniken führen kann.[301]
- **Schmerztagebuch:** Während einer Schmerzphase kann ein Schmerztagebuch helfen, die Auswirkungen des Trainings auf den Körper beziehungsweise die Symptome zu beurteilen.

Dazu wird täglich ein spezifischer Provokationstest durchgeführt. Aus der Reaktion lässt sich ableiten, ob das Training richtig dosiert ist oder nicht.

Ähnlich wie bei den Wearables sind diese Messwerte nur dann sinnvoll, wenn du sie regelmäßig durchführst und die Ergebnisse zu entsprechenden Anpassungen führen. Deshalb solltest du nicht alles auf einmal messen. Konzentriere dich lieber auf ein paar wenige Werte, die du dann aber auch konsequent verfolgst. Du bist für deinen Körper selbst verantwortlich.

SELBSTVERANTWORTLICHKEIT FÜR DEN EIGENEN KÖRPER

Nach der COVID-19-Pandemie kam es zu einem sprunghaften Anstieg neuer Sportverletzungen, da viele Menschen nach längerer Pause plötzlich wieder aktiv wurden, ohne entsprechend vorbereitet zu sein.[302] Besonders betroffen war der Breitensport, da hier oft die Ressourcen für ein adäquates Athletiktraining fehlen oder nur eingeschränkt zur Verfügung stehen.

Die körperliche Grundbelastung im Alltag nimmt mit zunehmender Berufstätigkeit oder anderen Verantwortlichkeiten und Prioritäten im Leben häufig ab. Denke einfach mal darüber nach, wann du zuletzt mehrmals pro Woche trainiert hast. Wenn du diese Frage nur schwer beantworten kannst und dich einmal in der Woche mit Freunden zum Fußballspielen triffst, kann das ein erheblicher Risikofaktor sein. Denn wenn du ehrlich zu dir selbst bist, spielst du nicht mit angezogener Handbremse, sondern gibst natürlich 100 Prozent.

Bestimmte unterschwellige Trainingsreize sind daher wichtig, um deine körperliche Leistungsfähigkeit auf dem aktuellen Stand zu halten.[303] Dazu gehört zum Beispiel ein regelmäßiges Krafttraining. Im vierten Kapitel findest du die Kraftwerte, die du im Laufe einer Rehabilitation nach einer Verletzung wieder erreichen solltest. Sie dienen zur Orientierung, müssen aber immer mit den körperlichen Voraussetzungen abgeglichen werden.

Auch wenn du im Moment keine Verletzung hast: Wenn die Kraftwerte deutlich über deinem aktuellen Leistungsniveau liegen, bist du wahrscheinlich zu schwach und hast jetzt direkt einen Ansatzpunkt für dein Training. Konzentriere dich auf die Faktoren, die du selbst beeinflussen kannst, und denke langfristig. Das bedeutet jedoch nicht, dass du aufhören sollst, dich mit deinen Freunden zu treffen, bis du stark genug bist. Es geht darum, deinen Körper und seine Leistungsfähigkeit realistisch einzuschätzen.

Der größte Risikofaktor für eine Sportverletzung ist nach wie vor eine Vorverletzung.[304] Hast du dir zum Beispiel das vordere Kreuzband gerissen, bleibt das Kniegelenk ein Leben lang eine Schwachstelle. Denn auch wenn die Rehabilitation erfolgreich war, haben sich die anatomischen Gegebenheiten des Kniegelenks verändert. Und das bedeutet, dass du ein Leben lang daran arbeiten musst, dass dein Körper damit zurechtkommt.[305]

Versuche nicht, an allen Schrauben gleichzeitig drehen. Veränderungen benötigen Zeit und Geduld. Oft ist es besser, sich auf eine Sache zu konzentrieren, diese aber konsequent zu verfolgen und zu verbessern, als viele Dinge gleichzeitig, aber dafür nur halbherzig anzugehen. Das Stichwort lautet: Belastungsmanagement.

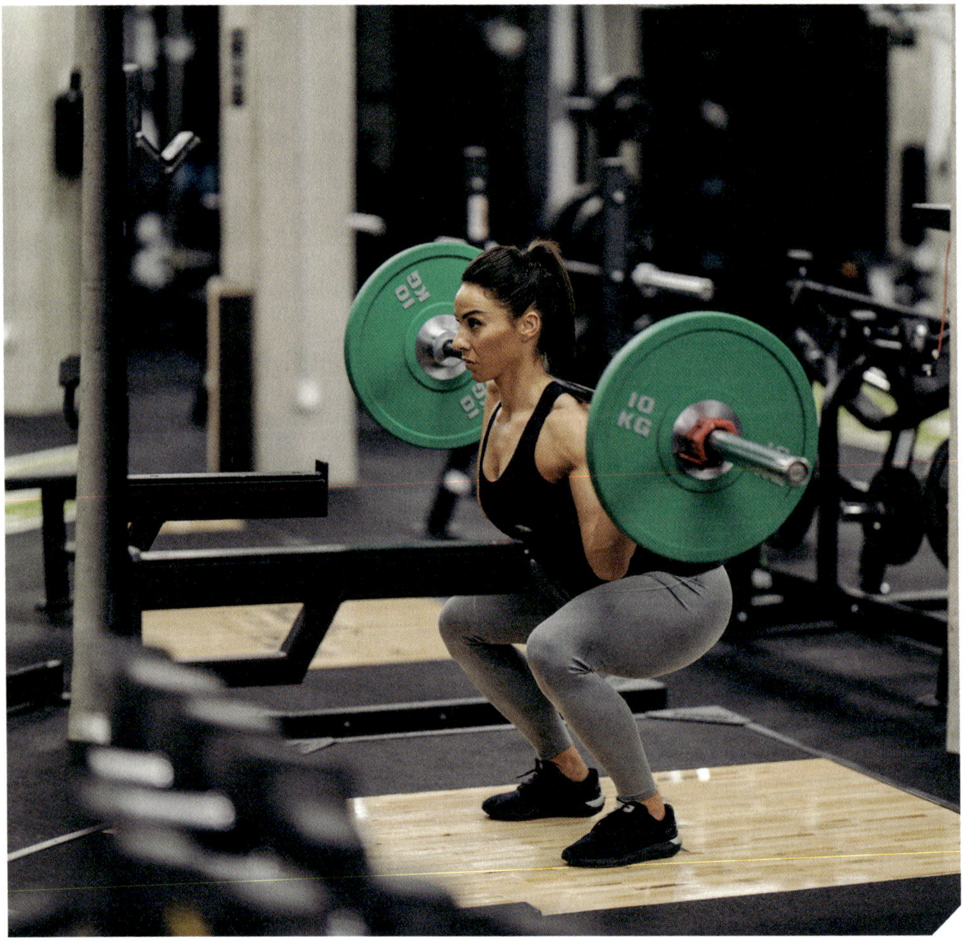

Regelmäßiges Training ist wichtig, um deine körperliche Leistungsfähigkeit auf dem aktuellen Stand zu halten.

WAS BEDEUTET »BELASTUNGSMANAGEMENT«?

Ohne einen Trainingsreiz wird sich dein Körper nicht verändern. Eine Belastung ist also wichtig, damit etwas passiert. Langfristig kann eine zu hohe Belastung aber auch negative Folgen haben.[306] Deshalb müssen Intensität, Umfang und Regeneration gut geplant werden. Es geht darum, sich auf das vorzubereiten, was in Zukunft auf den Körper zukommen kann. Das Leben ist eben kein Sprint, sondern ein Marathon.

Heutzutage wird viel zu oft einem bestimmten Ideal nachgeeifert: morgens drei Minuten ins Eisbad, danach eine Stunde meditieren und nach jedem Workout noch 30 Minuten Beweglichkeitstraining. Aber das alles erzeugt nur unnötigen Stress. Höre auf deinen Körper und behandle ihn mit Respekt, damit er sich nach einer Belastung wieder erholen kann.

REGENERATION

Um dich von einer intensiven Trainingseinheit zu erholen, spielt die Regeneration eine entscheidende Rolle. Jeder verwendet diesen Begriff, aber was genau verbirgt sich dahinter? Regeneration beschreibt einen biologischen, psychologischen und soziologischen Prozess, der darauf abzielt, die Ermüdung auszugleichen und den Körper wieder ins Gleichgewicht zu bringen. Die Voraussetzung für eine sportliche Belastung ist, dass du dich bewegst. Während des Trainings ermüdet der Körper und während der Regeneration passt er sich an.[307]

Eine schnellere Regeneration bedeutet, dass der Körper früher für einen neuen Trainingsreiz bereit ist.[308] Das gilt nicht nur für ganze Trainingseinheiten, sondern auch für die einzelnen Trainingssätze. Alle Maßnahmen sollten daher auf folgende Ziele ausgerichtet sein:

- optimale Anpassung an spezifische Trainingsreize
- bestmögliche Trainingsqualität
- Verletzungsrisikoverminderung
- Verbesserung der körperlichen Belastbarkeit

Du kennst sicher das Gefühl nach einem intensiven Training. Der Körper fühlt sich »erschöpft« an. Biologische Anzeichen für körperliche Erschöpfung sind zum Beispiel leere Kohlenhydratspeicher, kleine Entzündungen und Muskelkater.[309]

Eine optimale Regeneration ermöglicht eine höhere Wiederholbarkeit der körperlichen Leistungsfähigkeit in einem Körper, der widerstandsfähiger gegen die Ermüdung ist.

Der Verbrauch von Kohlenhydraten und das Auftreten von kleinen Entzündungen sind ein Zeichen dafür, dass der Körper Energie verbraucht und sich angestrengt hat. In dieser Situation ist die körperliche Leistungsfähigkeit für eine gewisse Zeit eingeschränkt. Das ist völlig normal. Deshalb sollten die folgenden drei Maßnahmen im Vordergrund stehen:

- erholsamer Schlaf
- ausreichende Kalorienzufuhr
- ausreichende Flüssigkeitszufuhr

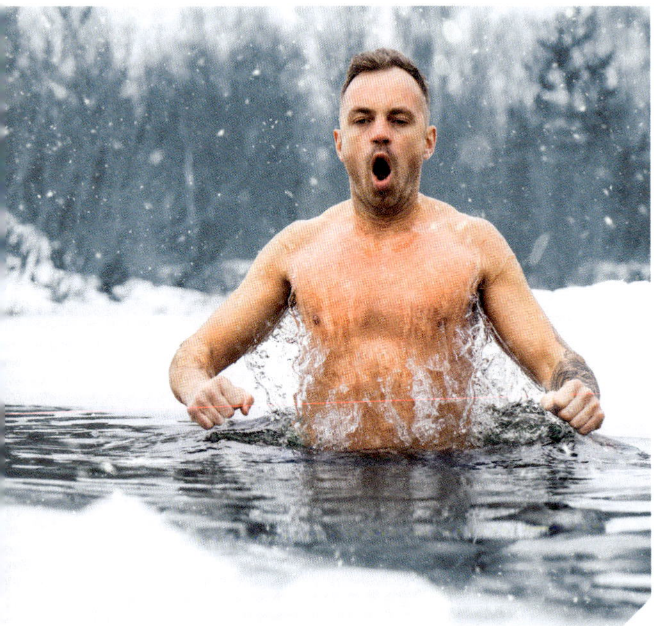

Eisbaden soll die Abwehrkräfte stärken und die Regeneration fördern.

Sie sind im Allgemeinen sehr gut erforscht und sollten die Grundlage für deine Regeneration bilden. Gleichzeitig kannst du dadurch das Risiko für eine Verletzung senken.[310] Das klingt einfach und effektiv, oder? Und doch ist es so schwer, sich an diese Regeln zu halten, und so leicht, sich von anderen Dingen ablenken zu lassen.

In den letzten Jahren sind vor allem verschiedene Formen der physikalischen Therapie immer bekannter geworden. Dazu gehören zum Beispiel die Eistonne, Kältekammer, Sauna, Massagen oder Kompressionstherapie. Grundsätzlich werden diese Anwendungen mit einer mittleren Wirksamkeit bewertet. Das heißt, sie können dir helfen, sollten aber niemals an erster Stelle stehen.

Sie wirken sich in der Regel auf die körperliche Durchblutung aus oder haben einen psychologischen Effekt, weil du etwas für deine Regeneration tust. Du solltest aber keine Wunder erwarten. Der Einfluss auf die körperliche Leistungsfähigkeit ist eher gering und die genauen Wirkmechanismen sind noch nicht geklärt. Außerdem reagiert jeder Körper anders auf physikalische Reize. Daher ist es unmöglich, eine pauschale Aussage für oder gegen diese Maßnahmen zu treffen.

Kälteanwendungen können sich negativ auf den Muskelaufbau auswirken, da sie wichtige Stoffwechselvorgänge verlangsamen.[311] Diesen Zusammenhang kennst du bereits aus dem ersten Kapitel. Wenn du trotzdem nicht auf dein Eisbad verzichten möchtest, plane es zeitlich so weit wie möglich vor oder nach dem Training ein.

Der Einsatz von Gadgets wie Massagepistolen oder Kompressionsstiefeln wird als am wenigsten effektiv bewertet, insbesondere wenn sie isoliert und ohne Berücksichtigung der grundlegenden Prozesse der körperlichen Erholung eingesetzt werden. Ihr positiver Effekt beschränkt sich auf eine kurzfristige Verbesserung der aktiven Beweglichkeit oder eine Verringerung der Symptome von Muskelkater.[312] Der korrekte Fachbegriff dafür lautet *Delayed Onset Muscle Soreness* (DOMS), was auf eine verzögerte Reaktion mit einem muskulären Steifigkeitsgefühl hinweist.[313]

Darüber hinaus ist es wichtig zu beachten, dass der zusätzliche Druck von außen, sei es durch Massagepistolen oder Kompressionsstiefel, bei frischen Wunden oder Gefäßerkrankungen durchaus negative Auswirkungen haben kann. Körperliche Beschwerden einfach so mit mechanischer Energie zu »behandeln«, ist generell nicht zu empfehlen.

Erst nachdem du die drei grundlegenden Regenerationsmaßnahmen (Schlaf, Kalorienzufuhr und Flüssigkeitszufuhr) optimiert hast, solltest du dir über physikalische Therapie oder den Einsatz von Gadgets Gedanken machen. So sparst du nicht nur Geld, sondern gibst deinem Körper auch das, was er wirklich braucht.

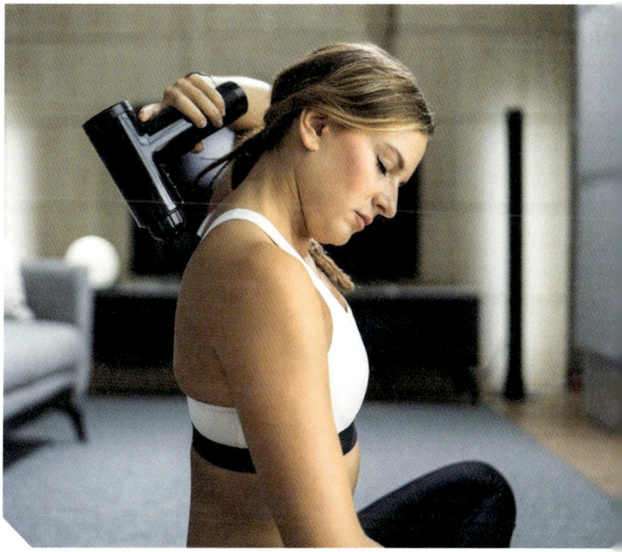

Massagepistolen können eingesetzt werden, um Muskelverspannungen zu reduzieren.

DER EFFEKT VON KRAFTTRAINING AUF DIE LANGFRISTIGE GESUNDHEIT

Wie du weißt, ist ein progressives Krafttraining der Schlüssel zu einer erfolgreichen Rehabilitation. Aber auch für die langfristige Gesundheit gibt es zahlreiche positive Effekte, denn ab Mitte 20 beginnt der Körper biologisch abzubauen: Alle zehn Jahre verlierst du drei bis acht Prozent deiner Muskelmasse.[314]

Ab dem 50. Lebensjahr können es sogar zehn Prozent sein. Das sind 200 bis 400 Gramm Muskelmasse pro Jahr.[315] In diesem Zusammenhang wird häufig auch von »anaboler Resistenz« gesprochen. Damit ist ein Zustand gemeint, bei dem die Stimulation der Muskelproteinsynthese durch zu geringe körperliche Aktivität, zu geringe Proteinzufuhr oder Vitamin-D-Mangel herabgesetzt ist.[316] Die meiste Zeit des Lebens geht es also darum, gegen den Verfall zu arbeiten. Deshalb ist ein regelmäßiges Krafttraining so wichtig.

Die Muskulatur macht etwa 40 Prozent des gesamten Körpergewichts aus und verbraucht unter anderem Kohlenhydrate in Form von Glukose zur Energiegewinnung. Ein Verlust an Muskelmasse kann sich daher negativ auf die Entwicklung vieler chronischer Stoffwechselerkrankungen wie zum Beispiel *Diabetes mellitus* Typ II oder die Entstehung verschiedener Herz-Kreislauf-Erkrankungen auswirken.[317]

Darüber hinaus sinkt auch der tägliche Grundumsatz, das heißt die Menge an Kalorien, die pro Tag verbraucht wird. Das kann bei gleichbleibendem Ernährungsverhalten zu einer stetigen Gewichtszunahme im Alter führen.[318] Muskulatur sieht also nicht nur gut aus, sondern wirkt sich auch sehr positiv auf den gesamten Körper aus.

Verschiedene Studien belegen, dass ein regelmäßiges Krafttraining bis zum Alter von 100 Jahren zudem zu einer Zunahme der Muskelmasse führt. Auch wenn der Stoffwechsel im Alter nicht mehr so schnell ist, zeigt sich schon nach wenigen Wochen ein deutlicher Effekt.[319] Und dafür braucht es gar nicht viel. Das Training muss anstrengend sein und sollte mit der Zeit gesteigert werden, aber schon vier Sätze pro Muskelgruppe pro Woche können ausreichen, um diesen Effekt zu erreichen.[320]

Leider kursieren in diesem Zusammenhang immer noch Mythen, dass das Krafttraining mit schweren Gewichten für bestimmte Personengruppen gefährlich oder sogar schädlich sei. Bei Kindern soll es beispielsweise die Entwicklung des Skeletts und damit das Wachstum einschränken. Für diese Behauptung gibt es jedoch keine wissenschaftlichen Belege.[321]

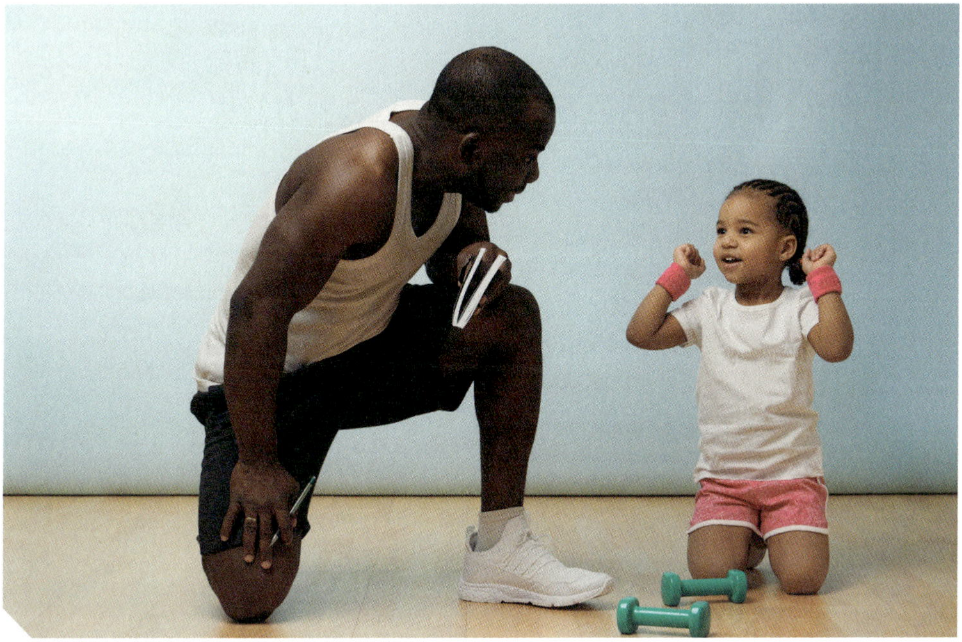

Jeder Mensch kann von einem regelmäßigen Krafttraining profitieren, unabhängig davon, ob im jüngeren, mittleren oder fortgeschrittenen Alter.

In einem sicheren Umfeld und bei kontrollierter Ausführung ist das Training mit schweren Gewichten für alle Menschen jeden Alters sinnvoll und vorteilhaft.[322] Dabei darf es auch mal an die körperliche Leitungsgrenze gehen. Oder anders ausgedrückt: Nicht mit schweren Gewichten zu trainieren, kann gefährlich für den Körper sein.

And last, but not least: Krafttraining wirkt sich auch positiv auf deine psychische Gesundheit aus.[323] Wer sich gut, fit und vital fühlt, steigert nicht nur sein allgemeines Wohlbefinden, sondern auch die Sicherheit im Alltag und beim Sport. Wenn Krafttraining eine Pille wäre, würde sie jeder gerne täglich zu sich nehmen.

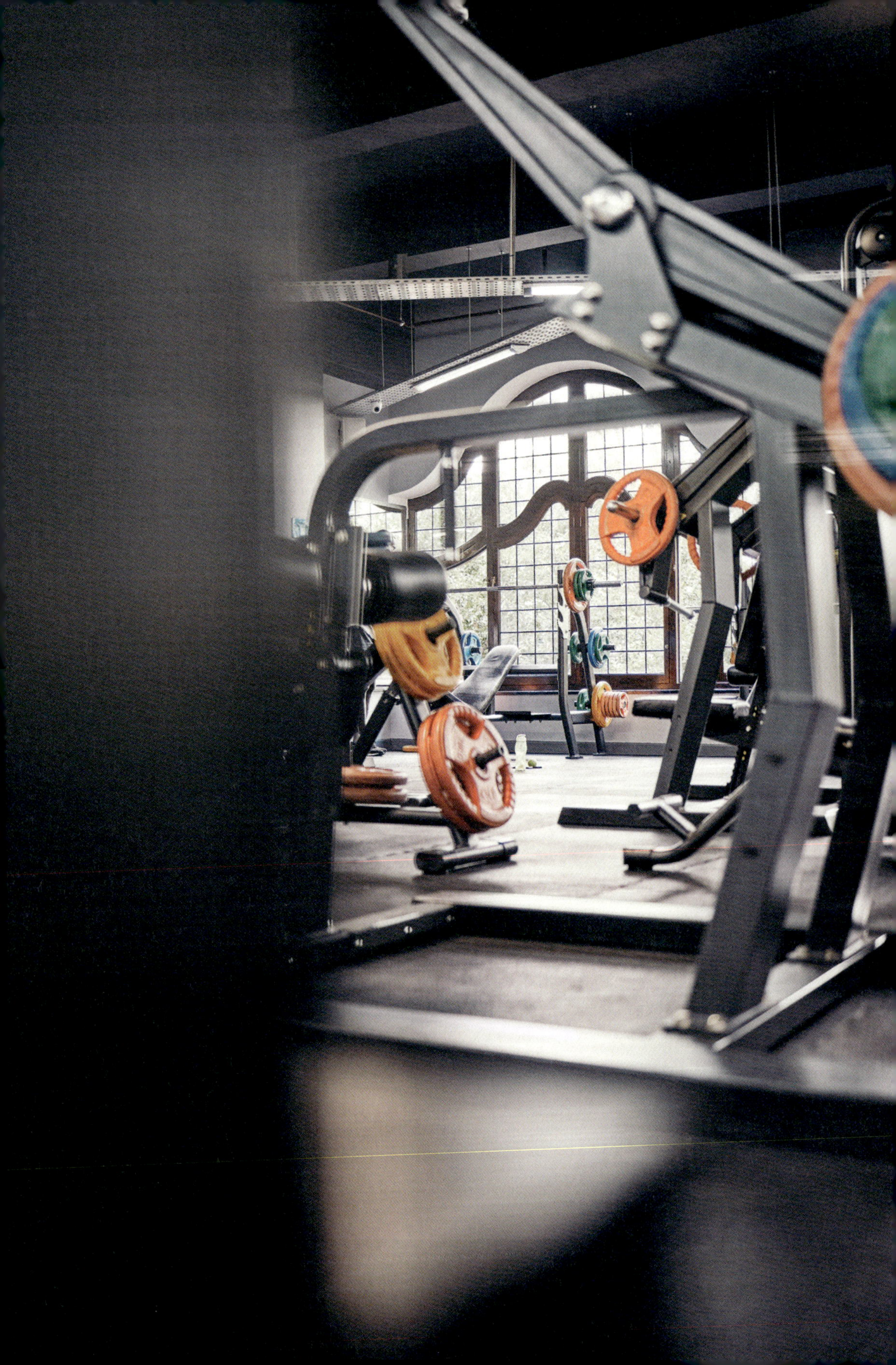

KAPITEL 4

ÜBUNGEN UND TRAININGS-PLÄNE

Jetzt geht es an die Praxis. In diesem Kapitel erfährst du, welche Übungen in deinen Trainingsplan gehören und welche Kriterien zu beachten sind, um den Verlauf der Rehabilitation sicher voranzutreiben. Du lernst sorgfältig ausgewählte Übungen kennen, die gezielt an deinen Schwachstellen arbeiten und deine körperliche Entwicklung fördern. Die Trainingspläne und Leitlinien orientieren sich an den im zweiten Kapitel beschriebenen Sportverletzungen.

Ein wesentlicher Bestandteil ist dabei die richtige Ausführung. Anhand von klaren Anweisungen und Übungsbildern werden die Bewegungsabläufe detailliert erklärt, um Verletzungen vorzubeugen und eine optimale Wirksamkeit zu gewährleisten. Außerdem lernst du, wie du die Trainingspläne bei Bedarf anpassen kannst, um sie optimal auf dich und deine Situation abzustimmen und dir bei der Lösung deiner Probleme zu helfen.

DIE AUSWAHL DER RICHTIGEN ÜBUNGEN

Die Auswahl der richtigen Übungen ist ein zentraler Aspekt jeder Trainingsplanung. Dabei geht es nicht darum, die EINE Übung zu finden, denn Übungen gibt es wie Sand am Meer. Und nur weil du ein Video gesehen hast, in dem besonders spektakulär trainiert wird, heißt das noch lange nicht, dass du das auch so machen solltest. Grundsätzlich gilt: Je eindrucksvoller eine Trainingsübung ist, desto weniger gehört sie in deinen Rehabilitationsplan.

Im Gegensatz zu den häufigen Werbeversprechen in den sozialen Medien stehen vielmehr eine klare Zielsetzung und ein effektives Belastungsmanagement im Vordergrund. Es ist wie bei beim Kochen: Auch wenn alle die gleichen Zutaten haben, können das Rezept und die persönliche Erfahrung den entscheidenden Unterschied für das Endergebnis ausmachen. Du wirfst ja auch nicht alles auf einmal in den Topf, oder? Manchmal reichen zwei oder drei kleine, feine Zutaten.

Der Plan muss bestimmte Grundlagen erfüllen und im Laufe der Zeit unter Berücksichtigung des SAID-Prinzips (Seite 15) immer mehr an die individuellen Ziele und Bedürfnisse angepasst werden. Du solltest dich jedoch nicht mit der Rehabilitation anderer vergleichen. Auch wenn die verletzte Struktur die gleiche ist, ist jeder Körper anders. Deshalb gibt es auch keinen perfekten Trainingsplan. Es gibt nur einen Plan, der für dich mittel- und langfristig erfolgreich ist und den du konsequent durchziehen kannst. Außerdem ist es wichtig zu akzeptieren, dass es keine allgemeingültige Lösung gibt, die für jeden funktioniert. Ein erfolgreicher Trainingsplan muss kontinuierlich an die Reaktionen deines Körpers angepasst werden. Dennoch können die folgenden Pläne und Leitlinien als Anhaltspunkte für die Rehabilitation dienen und dich auf deinem Weg begleiten.

EIN TEMPLATE-PLAN FUNKTIONIERT NICHT FÜR JEDEN

Auf den ersten Blick scheint ein *Template*-Plan eine praktische Lösung zu sein, um einen strukturierten und effizienten Trainingsansatz zu gewährleisten. Es ist jedoch wichtig zu verstehen, dass ein vorgefertigtes *Template* nicht für jeden gleich effektiv ist. Ein Plan, der für eine Person optimal ist, berücksichtigt möglicherweise nicht die spezifischen Bedürfnisse oder Einschränkungen einer anderen Person.

KRITERIEN FÜR DIE BELASTUNGSSTEIGERUNG

Bei der Belastungssteigerung sind klare Kriterien entscheidend, um die Progression sicher zu gestalten. Dabei kannst du dich an definierten Zielen und Meilensteinen orientieren, bevor du zur nächsten Phase übergehst. Das gibt dir nicht nur Struktur, sondern ermöglicht auch eine realistische Einschätzung der aktuellen Situation. Eine zeitliche Orientierung ist nur in der ersten Erholungsphase nach der Verletzung oder einer Operation sinnvoll.

Die Fragebögen zur Selbsteinschätzung findest du am Ende des Kapitels. Sie können dir dabei helfen, deine persönlichen Fortschritte zu dokumentieren und die Intensität und den Umfang des Trainings bei Bedarf anzupassen. So stellst du sicher, dass du dich nicht über-, aber auch nicht unterforderst. Durch den bewussten Einsatz dieser Maßnahmen kannst du den Verlauf deiner Rehabilitation aktiv mitgestalten und dazu beitragen, dass jede Phase der Belastungssteigerung sicher, effektiv und individuell angepasst verläuft.

MENISKUSNAHT[324]

PHASE 1: ERHOLUNG VON DER OPERATION

Zielstellungen für die aktuelle Phase	▪ Schutz des Operationsgebietes ▪ Reduktion der Schwellung ▪ Schmerzmanagement ▪ Ansteuerung des Quadrizeps ▪ Vollständige Kniestreckung ▪ Kniebeugung: ≤ 90 Grad
Kriterien für die nächste Belastungsstufe	▪ Vollständige Kniestreckung ▪ Kniebeugung: ≤ 90 Grad ▪ Normale Ansteuerung des Quadrizeps ▪ *Straight Leg Raise Test* (Physiotherapie): ≥ 20 Wiederholungen

PHASE 2: NEUROMUSKULÄRE KONTROLLE

Zielstellungen für die aktuelle Phase	▪ Reduktion der Schwellung ▪ Vollständige Kniestreckung ▪ Kniebeugung: ≤ 90 Prozent von der Gegenseite ▪ Normaler Gangrhythmus ▪ Einstieg ins Krafttraining ▪ Sichere Ausführung der Bewegungsmuster ▪ Keine Schmerzreaktion nach dem Training
Kriterien für die nächste Belastungsstufe	▪ Keine Schmerzreaktion nach dem Training ▪ Normaler Gangrhythmus ▪ Kniebeuge bis 75 Grad ohne Ausweichbewegungen ▪ Single Leg Squat ohne Ausweichbewegungen ▪ Beweglichkeit: ≤ 90 Prozent von der Gegenseite ▪ Kraftentwicklung: ≥ 70 Prozent von der Gegenseite

PHASE 3: BELASTUNGSSTEIGERUNG

Zielstellungen für die aktuelle Phase	▪ Normale Beweglichkeit des Kniegelenks ▪ Steigerung der Intensität im Krafttraining ▪ Sichere Ausführung der Bewegungsmuster im Training ▪ Keine Schmerzreaktion nach dem Training
Kriterien für die nächste Belastungsstufe	▪ Keine Instabilität während des Trainings ▪ *Single Leg Squat Test* (Physiotherapie): ≥ 10 Wiederholungen ▪ Kraftentwicklung: ≥ 80 Prozent von der Gegenseite ▪ KOOS-Fragebogen (Seite 231): ≥ 70 Prozent

PHASE 4: RETURN TO SPORT

Zielstellungen für die aktuelle Phase	▪ Steigerung der Intensität im Krafttraining ▪ Sichere Ausführung der sportartspezifischen Bewegungsmuster ▪ Sichere Ausführung der Sprungprogression ▪ Vollständiger Wiedereinstieg in die Sportart ▪ Keine Schmerzreaktion nach dem Training
Kriterien für die nächste Belastungsstufe	▪ Keine Schmerzreaktion nach dem Laufen oder Springen ▪ Keine verzögerte Schwellung nach dem Training ▪ Kraftentwicklung: ≥ 90 Prozent von der Gegenseite ▪ Sprungkraft-Testung: ≥ 90 Prozent von der Gegenseite ▪ KOOS-Fragebogen (Seite 231): ≥ 90 Prozent ▪ RSI-Fragebogen (Seite 63): ≥ 85Prozent

KREUZBANDREKONSTRUKTION[325]

PHASE 1: ERHOLUNG VON DER OPERATION

Zielstellungen für die aktuelle Phase	▪ Schutz des Operationsgebietes ▪ Reduktion der Schwellung ▪ Schmerzmanagement ▪ Ansteuerung des Quadrizeps ▪ Vollständige Kniestreckung
Kriterien für die nächste Belastungsstufe	▪ Vollständige Kniestreckung ▪ Kniebeugung: ≥ 125 Grad ▪ Vollständige Reduktion der Schwellung ▪ *Quadriceps Leg Test* (Physiotherapie): ≤ 5 Grad

PHASE 2: NEUROMUSKULÄRE KONTROLLE

Zielstellungen für die aktuelle Phase	▪ Sicherheit im Einbeinstand ▪ Steigerung der Intensität im Krafttraining ▪ Single Leg Squat ohne Ausweichbewegungen
Kriterien für die nächste Belastungsstufe	▪ Vollständige Kniestreckung ▪ Kniebeugung: ≥ 125 Grad ▪ Vollständige Reduktion der Schwellung ▪ *Single Leg Squat Test* (Physiotherapie): ≥ 5 Wiederholungen ▪ Kraftentwicklung: ≥ 85 Prozent von der Gegenseite ▪ 1RM Single Leg Press: 1,5-mal das eigene Körpergewicht ▪ 1RM Back Squat: 1,5-mal das eigene Körpergewicht

PHASE 3: LAUFEN, SPRINGEN UND LANDEN

Zielstellungen für die aktuelle Phase	▪ Sprungkraftentwicklung ▪ Einstieg in sportartspezifische Belastungen ▪ Volle Kraftentwicklung und Standsicherheit
Kriterien für die nächste Belastungsstufe	▪ Volle Gelenkbeweglichkeit ▪ Vollständige Reduktion der Schwellung ▪ Kraftentwicklung: ≥ 95 Prozent von der Gegenseite ▪ Sprungkraft-Testung: ≥ 95 Prozent von der Gegenseite ▪ Gleichgewicht-Testung: ≥ 95 Prozent von der Gegenseite ▪ 1RM Single Leg Press: 1,8-mal das eigene Körpergewicht ▪ 1RM Back Squat: 1,8-mal das eigene Körpergewicht

PHASE 4: RETURN TO SPORT

Zielstellungen für die aktuelle Phase	▪ Steigerung der Intensität im Krafttraining ▪ Sichere Ausführung der sportartspezifischen Bewegungsmuster ▪ Vollständiger Wiedereinstieg in die Sportart ▪ Entwicklung eines 15-minütigen Präventionsprogramms
Kriterien für die nächste Belastungsstufe	▪ *Melbourne Return to Sports Score:* ≥ 95 ▪ RSI-Fragebogen (Seite 63): ≥ 90 Prozent

BANDSCHEIBENVORFALL[326]

PHASE 1: ERHOLUNG VON DER VERLETZUNG

Zielstellungen für die aktuelle Phase	▪ Schmerzfreie Mobilisation der Wirbelsäule ▪ Bestimmung einer Bewegungspräferenz ▪ Betonung der Streckung im unteren Rücken ▪ Zentralisation der ausstrahlenden Schmerzen
Kriterien für die nächste Belastungsstufe	▪ Hip Hinge ohne Schmerzreaktion: ≥ 10 Wiederholungen ▪ Tägliches Spazierengehen ohne Schmerzreaktion

PHASE 2: GEGENROTATION UND BEUGUNG

Zielstellungen für die aktuelle Phase	▪ Schmerzfreie Mobilisation der Wirbelsäule ▪ Einstieg ins Krafttraining ▪ Ansteuerung von Kippbewegungen im Becken ▪ Stimulation der Kollagenfasermatrix
Kriterien für die nächste Belastungsstufe	▪ Keine Schmerzreaktion im Training: ≥ 2 Wochen ▪ Volle Beugung und Streckung der Wirbelsäule

PHASE 3: ROTATION UND SCHNELLKRAFTENTWICKLUNG

Zielstellungen für die aktuelle Phase	▪ Volle dynamische Rotation ▪ Volle Beweglichkeit der Wirbelsäule ▪ Einstieg ins aerobe Ausdauertraining ▪ Steigerung der Intensität im Krafttraining ▪ Sichere Ausführung der Bewegungsmuster im Training
Kriterien für die nächste Belastungsstufe	▪ *Tampa Scale of Kinesiophobia* (Seite 237): ≤ 37 ▪ Volle Beweglichkeit der Wirbelsäule

PHASE 4: RETURN TO SPORT

Zielstellungen für die aktuelle Phase	▪ Belastungssteigerung: 20-25 Prozent pro Woche ▪ Sichere Ausführung der sportartspezifischen Bewegungsmuster ▪ Sprungkraftentwicklung ▪ Vollständiger Wiedereinstieg in die Sportart
Kriterien für die nächste Belastungsstufe	▪ *Tampa Scale of Kinesiophobia* (Seite 237): ≤ 25 ▪ Keine Schmerzreaktion nach dem Laufen oder Springen

SPRUNGGELENKSVERLETZUNG[327]

PHASE 1: ERHOLUNG VON DER VERLETZUNG

Zielstellungen für die aktuelle Phase	▪ Reduktion der Schwellung ▪ Schmerzmanagement ▪ Ansteuerung der Peroneusmuskulatur ▪ Verbesserung der Gewichtsverlagerung
Kriterien für die nächste Belastungsstufe	▪ Hautoberflächentemperatur: ≤ 2 Grad Celsius im Vergleich zur Gegenseite ▪ Reduktion der Schwellung ▪ Kraftentwicklung: ≥ 80 Prozent von der Gegenseite

PHASE 2: NEUROMUSKULÄRE KONTROLLE

Zielstellungen für die aktuelle Phase	▪ Sicherheit im Einbeinstand ▪ Steigerung der Intensität im Krafttraining ▪ Single Leg Squat ohne Ausweichbewegungen
Kriterien für die nächste Belastungsstufe	▪ *Knee to Wall Test*: ≥ 10 cm ▪ Vollständige Reduktion der Schwellung ▪ *Calf Raise Test*: ≥ 30 Wiederholungen ▪ Kraftentwicklung: ≥ 85 Prozent von der Gegenseite ▪ *Star Excursion Balance Test* (Physiotherapie): ≥ 85 Prozent von der Gegenseite

PHASE 3: BELASTUNGSSTEIGERUNG

Zielstellungen für die aktuelle Phase	▪ Sprungkraftentwicklung ▪ Einstieg in sportartspezifische Belastungen ▪ Volle Kraftentwicklung und Standsicherheit
Kriterien für die nächste Belastungsstufe	▪ Volle Gelenkbeweglichkeit ▪ Vollständige Reduktion der Schwellung ▪ *Single Leg Drop Jump Test* (Physiotherapie): ≥ 90 Prozent von der Gegenseite ▪ *Side Hop Test* (Physiotherapie): ≥ 90 Prozent von der Gegenseite ▪ Kraftentwicklung: ≥ 95 Prozent von der Gegenseite ▪ *Star Excursion Balance Test* (Physiotherapie): ≥ 94 Prozent von der Gegenseite

PHASE 4: RETURN TO SPORT

Zielstellungen für die aktuelle Phase	▪ Steigerung der Intensität im Krafttraining ▪ Sichere Ausführung der sportartspezifischen Bewegungsmuster ▪ Vollständiger Wiedereinstieg in die Sportart
Kriterien für die nächste Belastungsstufe	▪ *Figure of 8 Hop Test* (Physiotherapie): ≥ 90 Prozent von der Gegenseite ▪ T-Test (Physiotherapie): ≤ 6,4 Sekunden bei Männern und ≤ 7,4 Sekunden bei Frauen ▪ FAAM-Sport-Fragebogen (Seite 240): ≥ 90 Prozent

VARIATION UND PROGRESSION

Das Rehabilitationstraining ist ein kontinuierlicher Entwicklungsprozess, der eine bestimmte Variation in der Bewegungsausführung erfordert und nach einer konkreten Progression ausgerichtet werden sollte. Diese beiden Prinzipien bilden den Kern eines effektiven Trainings. Die Variation kann auf verschiedenen Ebenen stattfinden. Die Veränderung der Übungsauswahl, die Variation der Intensität und die Anpassung der Wiederholungs- und Satzanzahl bilden einen Teil der sogenannten Belastungsfaktoren. Aber auch die Veränderung der Bewegungseinleitung oder beispielsweise eine neue Ausgangsposition gehören dazu.

Die Progression im Training bezieht sich auf die schrittweise Steigerung der Trainingsbelastung, um eine kontinuierliche Anpassung zu erreichen. Das kann zum Beispiel durch die Erhöhung des Gewichts, der Wiederholungen, der Intensität oder der Trainingshäufigkeit geschehen. Auf diese Weise wird sichergestellt, dass das Gewebe stetig gefordert wird. Die Rehabilitation verläuft mal schneller, mal langsamer, ist aber in der Regel gut planbar. Was aber, wenn unvorhergesehene Probleme auftreten? In solchen Fällen solltest du dich für eine individuelle Beratung immer an eine Fachperson wenden.

Die wichtigsten Belastungsfaktoren für die folgenden Trainingspläne sind die Sätze, die Wiederholungen, die Pausenzeiten, die Intensität und das Bewegungstempo:

- Die Sätze geben an, wie viele Runden einer Übung absolviert werden sollen.
- Die Wiederholungen beschreiben, wie oft eine einzelne Übung ausgeführt wird.
- Die Pausenzeiten können in der Frühphase recht kurz sein, sollten aber dazu führen, dass du die Übungen im nächsten Satz wieder kontrolliert ausführen kannst.
- Die Intensität gibt an, wie anstrengend sich die Übung anfühlen soll. Während der Rehabilitationsphase kann dieses Gefühl von Tag zu Tag variieren, was eine konkrete Angabe der Intensität erschwert. Aus diesem Grund arbeitet jeder Trainingsplan mit einer subjektiven Belastungsskala (RPE-Skala, Seite 139).
- Das Bewegungstempo sollte so gewählt werden, dass die Übung jederzeit kontrolliert werden kann. Sobald du in der Lage bist, die Übung über alle angegebenen Wiederholungen mit sauberer Technik und korrekter Ansteuerung auszuführen, kann das Tempo erhöht werden.

RPE-Skala

10	Keine weitere Wiederholung oder Gewichtssteigerung möglich
9,5	Keine weitere Wiederholung, aber eine leichte Gewichtssteigerung möglich
9	Eine weitere Wiederholung möglich
8,5	Auf jeden Fall eine, eventuell auch zwei weitere Wiederholungen möglich
8	Zwei weitere Wiederholungen möglich
7,5	Auf jeden Fall zwei, eventuell auch drei weitere Wiederholungen möglich
7	Drei weitere Wiederholungen möglich
5-6	Vier bis sechs weitere Wiederholungen möglich
1-4	Die Wiederholungen sind ohne größere Anstrengung möglich

Die zehnstufige RPE-Skala wird verwendet, um die subjektiv empfundene Anstrengung während des Trainings zu bewerten.[328]

Eine Schmerzreaktion während des Trainings ist zunächst kein Problem, im Gegenteil: Der Schmerz während der Rehabilitation kann dir als Wegweiser dienen. Er zeigt dir, wie weit du gehen kannst und welche Belastung noch zu früh ist. Gerade in der Frühphase der Rehabilitation ist die Wahrnehmung entscheidend für die Belastungssteuerung. Nimm dir Zeit, auf deinen Körper zu hören und mit seiner Reaktion zu arbeiten. Gerade bei der Beweglichkeit können schon zwei oder drei Tage ausreichen, um einen Unterschied zu bemerken. Das kann bedeuten, dass du zum Beispiel schmerzfreier in der eingeschränkten Bewegung arbeiten kannst.

Trotz einer neuen Trainingsbelastung, die in der Regel unter der vor der Verletzung gewohnten Belastung liegt, wirst du wahrscheinlich nicht sofort Muskelkater verspüren. Auch wenn du dieses Gefühl nur allzu gut kennst, wird die Reaktion in der Rehabilitation anders ausfallen. Hier ist nämlich das neu gebildete Gewebe der limitierende Faktor. Deswegen kann diese Reaktion auch als »Gewebekater« bezeichnet werden.

Auch wenn sich am nächsten Tag alles etwas fester anfühlt, hält dich das nicht davon ab, weiter zu trainieren, oder? Genauso solltest du auch mit dem »Gewebekater« umgehen, denn die Reaktion des Körpers bedeutet nicht zwangsläufig, dass das neue Gewebe geschädigt wurde.

DIE BEDEUTUNG VON MUSKELKATER

Auch wenn der Muskelkater nicht als Indikator für ein effektives Training angesehen werden sollte, kann er ein Hinweis darauf sein, dass die Trainingsbelastung neu war und der Körper mit einer spezifischen Anpassung reagiert. Darüber hinaus kann Muskelkater unabhängig vom Trainingszustand auftreten.[329]

Der Körper kann jedoch mit einer verstärkten Entzündungsreaktion reagieren. Dies ist an einer leichten Schwellung oder Überwärmung zu erkennen. Außerdem kann eine verzögerte Schmerzreaktion, die länger als 24 Stunden anhält, ein Hinweis darauf sein, dass du beim Training bereits über deine aktuelle Belastbarkeit hinausgegangen bist. In diesem Fall ist es ratsam, es am nächsten Tag etwas ruhiger angehen zu lassen, dem Körper Zeit zur Regeneration zu geben und die Belastung dann langsam wieder zu steigern. Bei jeder Rehabilitation geht es darum auszuprobieren, was für dich selbst funktioniert und wie weit du im Training schon gehen kannst.

Obwohl es sich bei den folgenden Inhalten um vorgefertigte Trainingspläne handelt, können sie mit wenigen einfachen Schritten an deine jeweilige Situation angepasst werden. Um sicherzustellen, dass du das Rehabilitationstraining wie geplant durchführen kannst, findest du hier noch ein paar Hinweise:

- **Struktur:** Die Trainingspläne sind in einer bestimmten Reihenfolge aufgebaut. Du findest auch sogenannte Supersätze. Das sind zwei verschiedene Übungen (zum Beispiel »A1« und »A2«), die du direkt nacheinander ausführen sollst. Erst nach der zweiten Übung kommt die Pause.
- **Belastung:** Die Intensität der Übungen kann je nach Tagesform mit der RPE-Skala bestimmt werden. Um ein Gefühl dafür zu bekommen, kannst du die Belastung über die angegebenen Sätze steigern. Der erste Satz kann sich noch etwas leichter anfühlen, der letzte Satz sollte dann im Bereich der angegebenen Intensität liegen.
- **Umfang:** Die angegebene Anzahl der Wiederholungen und Sätze sollte nicht ohne Weiteres verändert werden. Auch wenn sich das Training in den ersten Einheiten sehr leicht anfühlt, ist es wichtiger, kontinuierlich zu arbeiten. Die Zeit der neuen Trainingsrekorde wird kommen.
- **Frequenz:** Die Trainingspläne sind so konzipiert, dass sie zwei- bis dreimal pro Woche durchgeführt werden. So bleibt zwischen den Trainingseinheiten genügend Zeit, damit sich dein Körper optimal regenerieren kann. Vor der nächsten Einheit sollte die auftretende Belastungsreaktion vollständig abgeklungen sein.
- **Ausgangsposition:** Eine geringfügige Veränderung der Ausgangsposition kann zu unterschiedlichen Belastungen führen. Achte daher auf die angegebene Ausgangs- und

Endposition. Bei Bewegungseinschränkungen oder auftretenden Belastungsreaktionen können diese Positionen angepasst werden. Das kann zum Beispiel die Stand- oder Griffposition, die Bewegungseinleitung oder die Neigung des Oberkörpers betreffen.

- **Regeneration:** Nach einer Verletzung oder Operation folgt meist eine Zeit, in der du weniger trainierst als vorher. Dein Körper ist eben mit der Regeneration beschäftigt. Deshalb sollten sich die ersten Einheiten wie ein längeres Aufwärmtraining anfühlen. Dabei darfst du leicht ins Schwitzen kommen, solltest aber deutlich unter der Belastung bleiben, mit der du normalerweise trainierst.
- **Ansteuerung:** Einseitige Bewegungen werden auf beiden Seiten ausgeführt. Beginne dabei immer mit der nicht verletzten oder nicht operierten Seite, damit du schon weißt, wie du die Übung korrekt und technisch sauber ausführst.
- **Ausführung:** Wenn dir die einseitigen Bewegungen noch zu schwerfallen, kannst du jederzeit zur beidseitigen Ausführung wechseln. Während der Rehabilitation liegt der Fokus auf der korrekten Bewegungsausführung, um eine zu frühe Belastung des neuen Gewebes zu vermeiden.

ÜBUNGEN FÜR DEN OBERKÖRPER

DUMBBELL BENCH PRESS

1. Setze dich auf eine Flachbank und halte in jeder Hand eine Kurzhantel. Lege dich mit dem Rücken auf die Bank und strecke die Arme senkrecht nach oben, sodass die Hanteln über deinen Schultern positioniert sind. Die Füße stehen etwa hüftbreit auf dem Boden. Die Hände zeigen schräg nach vorn.

2. Senke beide Hanteln gleichzeitig zur Brust, die Ellenbogen bewegen sich seitlich des Körpers nach unten. Halte kurz die Spannung, bevor du die Hanteln wieder nach oben drückst.

HINWEISE:

- Achte darauf, die Ellenbogen nicht ganz durchzustrecken, um die Spannung in der Brustmuskulatur aufrechtzuerhalten.
- Durch die Neigung der Hanteln kann die Belastung der Schulter- und Brustmuskulatur angepasst werden. Nach einer Schulterverletzung kann es sinnvoll sein, zunächst mit mehr Außenrotation zu arbeiten. Die Kurzhanteln stehen dann parallel zueinander.

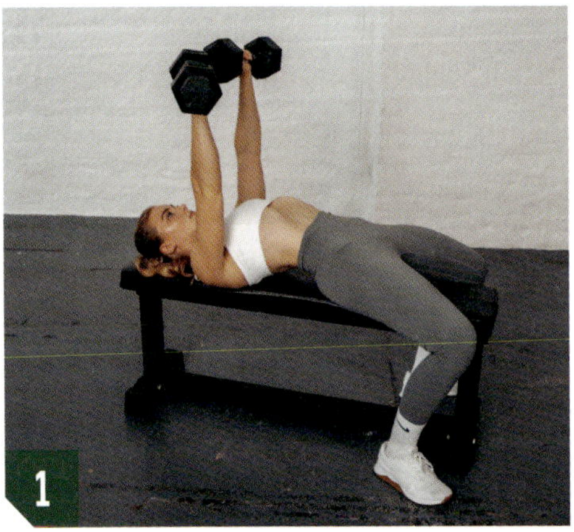

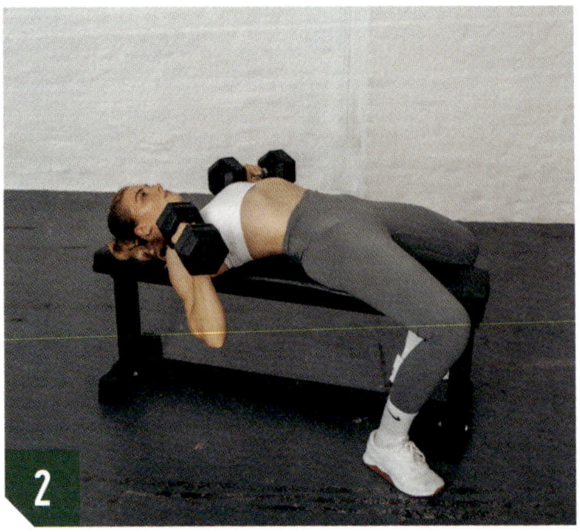

HALF KNEELING SINGLE ARM WALL WINDMILL

1. Knie dich seitlich an einer Wand auf den Boden und platziere das Knie, das weiter von der Wand entfernt ist, direkt unter deiner Hüfte. Das Bein an der Wand steht im rechten Winkel vor dir, mit dem Fuß fest auf dem Boden. Achte darauf, dass deine Hüfte und dein Knie auf einer Linie sind. Der hintere Fuß ist aufgestellt, um dir mehr Stabilität zu geben. Strecke den Arm an der Wand auf Schulterhöhe nach vorn aus, der Handrücken berührt die Wand.

2. Führe den gestreckten Arm in einer Kreisbewegung über oben nach hinten und rotiere dabei den Oberkörper zur Wand, während dein Blick auf die nun hinter dir ausgestreckte Hand gerichtet ist. Führe auch die andere Hand zur Wand, sodass beide Arme etwa auf einer Linie vollständig gestreckt sind. Halte kurz die maximale Spannung und kehre dann zur Ausgangsposition zurück.

HINWEIS: Arbeite nah an der Wand, um Ausweichbewegungen zu vermeiden. Konzentriere dich auf den Übergang von der Innen- in die Außenrotation. Versuche, mit jeder Wiederholung etwas weiter in die Endposition zu kommen, gerade wenn bei dir eine Bewegungseinschränkung vorliegt.

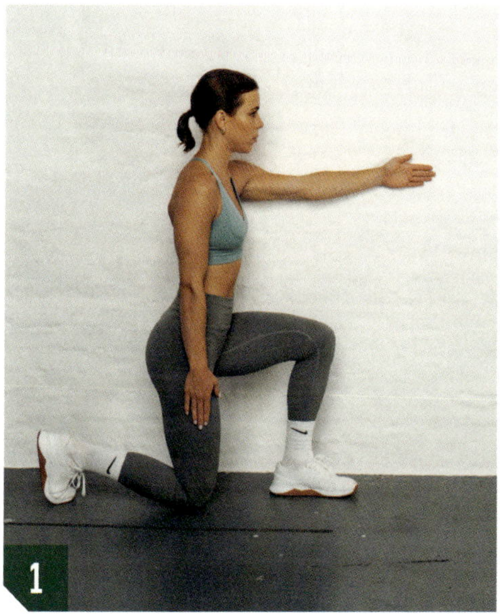
1

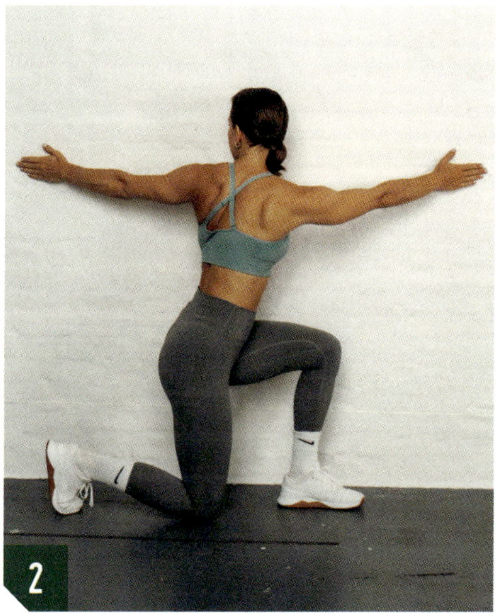
2

HIGH PLANK HOLD SHOULDER TAPS

1. Beginne in einer Liegestützposition mit gestreckten Armen und geradem Rücken. Achte darauf, dass sich deine Hände unter den Schultern befinden und deine Füße etwa hüftbreit auseinanderstehen. Spanne deine Bauchmuskeln an, um den Mittelkörper zu stabilisieren. Halte Kopf, Rücken und Beine in einer Linie.

2. Hebe langsam eine Hand vom Boden an und führe sie zur gegenüberliegenden Schulter. Setze sie wieder auf und wiederhole das Ganze mit der anderen Hand. Achte darauf, dass dein Körper während der gesamten Bewegung ruhig bleibt, ohne zu schaukeln oder sich zu drehen. Beende die Übung, indem du dich wieder in die Liegestützposition begibst.

HINWEIS: Am Anfang kannst du die Füße für einen besseren Halt etwas breiter stellen. Schiebe den Boden während der Bewegung von dir weg.

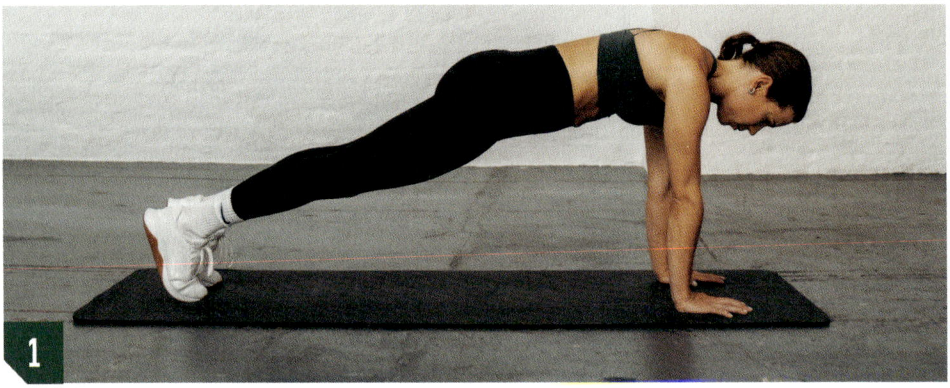
1

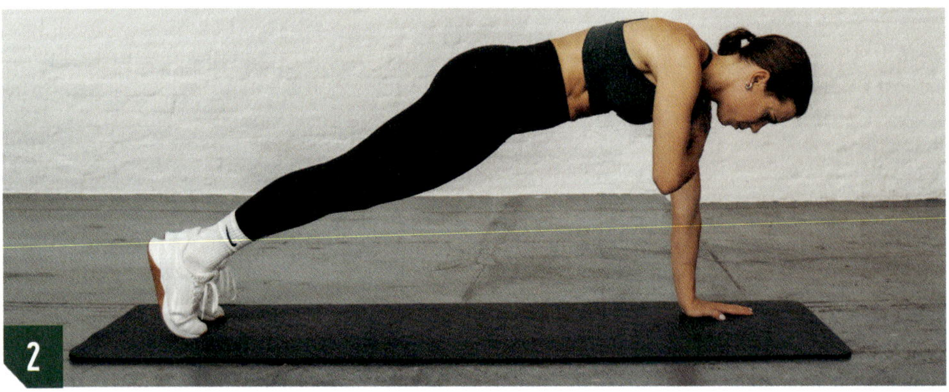
2

HIGH PLANK TO PIKE POSITION

1. Beginne in einer Liegestützposition mit gestreckten Armen und geradem Rücken. Achte darauf, dass sich deine Hände unter den Schultern befinden. Platziere die Füße in etwa hüftbreitem Abstand auf einer Box oder einem ähnlich hohen stabilen Gegenstand. Spanne deine Bauchmuskeln an, um den Mittelkörper zu stabilisieren. Halte das Becken bewusst höher als die Schultern.

2. Hebe dein Becken nach oben, indem du die Hüften in Richtung Decke bewegst. Halte die Beine gestreckt und versuche, den Oberkörper in Richtung der Box zu bewegen. Dein Körper sollte eine umgekehrte V-Form bilden, wobei das Gesäß der höchste Punkt ist. Spanne deine Bauchmuskeln an und halte die Position kurz. Kehre dann kontrolliert in die Liegestützposition zurück.

HINWEIS: Schiebe dich in der Endposition aktiv aus dem Schultergürtel nach oben.

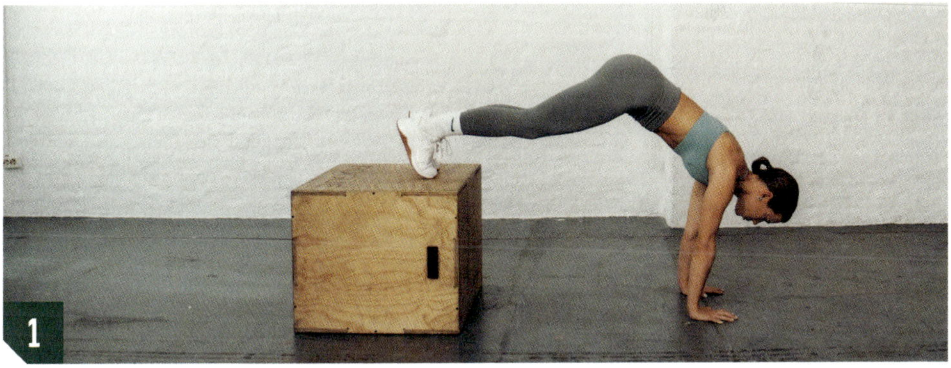

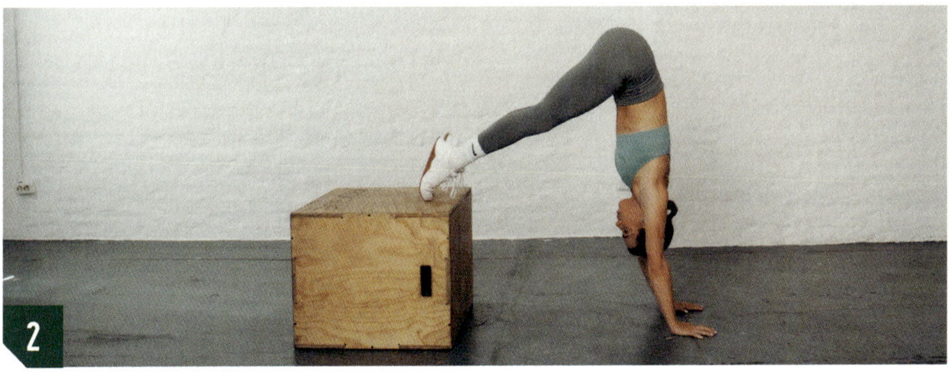

L-SIT WALL SLIDE

1. Setze dich mit ausgestreckten Beinen vor eine Wand und bringe deine Arme in eine »U-Halte« seitlich neben die Schultern. Der Oberkörper und die Beine bilden einen L-förmigen Winkel. Die Knie können nach Bedarf leicht gebeugt werden. Spanne die Bauchmuskeln an, um den unteren Rücken an der Wand zu halten.

2. Schiebe die Hände an der Wand nach oben, ohne den Kontakt zur Wand zu verlieren. Hebe die Hände dabei so weit wie möglich über den Kopf, bevor du sie wieder kontrolliert nach unten in die Ausgangsposition führst. Achte darauf, die L-Sit-Position während der gesamten Bewegung beizubehalten.

HINWEIS: Ziehe deine Rippen durch Anspannen der Bauchmuskulatur nach unten, während du die Arme gleichzeitig nach oben schiebst.

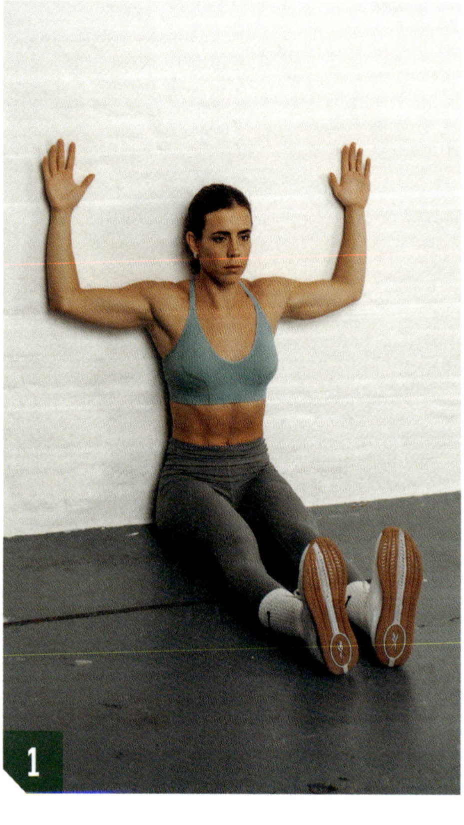

1

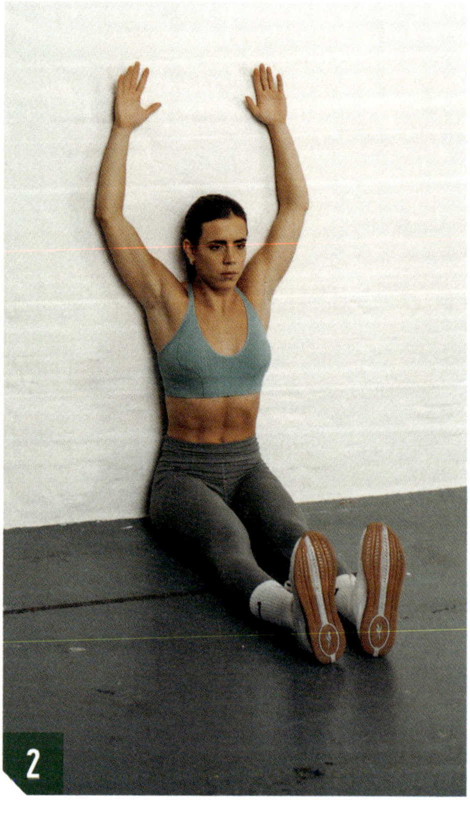

2

LYING SHOULDER EXTERNAL ROTATION

1. Lege dich mit dem Rücken auf den Boden. Halte in jeder Hand eine leichte Gewichtsscheibe oder Kurzhantel, wobei die Ellenbogen auf dem Boden abgelegt sind und die Unterarme gestreckt nach oben zeigen. Achte darauf, dass dein Rücken und deine Schultern flach auf dem Boden aufliegen.

2. Behalte die Position der Ellenbogen bei, während du die Schulter nach außen rotierst. Bewege dafür die Unterarme nach hinten Richtung Kopf. Senke die Hände so weit wie möglich nach unten zum Boden, ohne die Position der Ellenbogen zu verändern oder die Schultern vom Boden zu lösen. Halte kurz die maximale Spannung und kehre dann kontrolliert in die Ausgangsposition zurück.

HINWEIS: In dieser Position ist es oft leichter, die Schulter nach außen zu rotieren. Achte darauf, die Hände nicht auf dem Boden abzulegen.

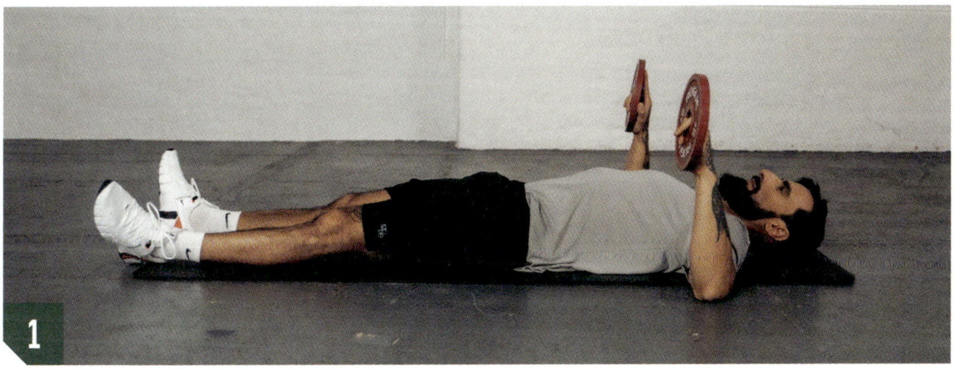

1

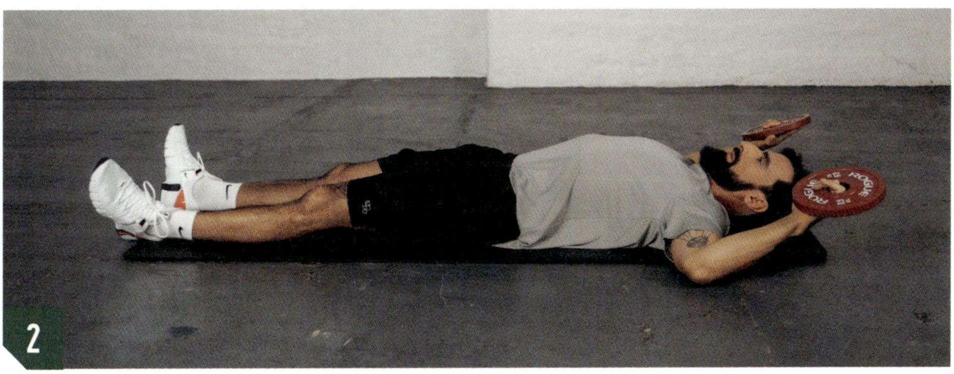

2

LYING SHOULDER INTERNAL ROTATION

1. Lege dich mit dem Rücken auf den Boden. Halte in jeder Hand eine leichte Gewichtsscheibe oder Kurzhantel, wobei die Ellenbogen auf dem Boden abgelegt sind, die Unterarme gestreckt nach oben und die Handflächen nach vorn zeigen. Achte darauf, dass dein Rücken und deine Schultern flach auf dem Boden aufliegen.

2. Behalte die Position der Ellenbogen bei, während du die Schulter nach innen rotierst. Bewege dafür die Unterarme nach vorn. Senke die Hände so weit wie möglich nach unten zum Boden, ohne die Position der Ellenbogen zu verändern oder die Schultern vom Boden zu lösen. Halte kurz die maximale Spannung und kehre dann kontrolliert in die Ausgangsposition zurück.

HINWEIS: Bei der Innenrotation kommt es ab einem bestimmten Punkt zu einem Hebel im Schultergelenk. Halte die Schultern aus diesem Grund während der Bewegung am Boden.

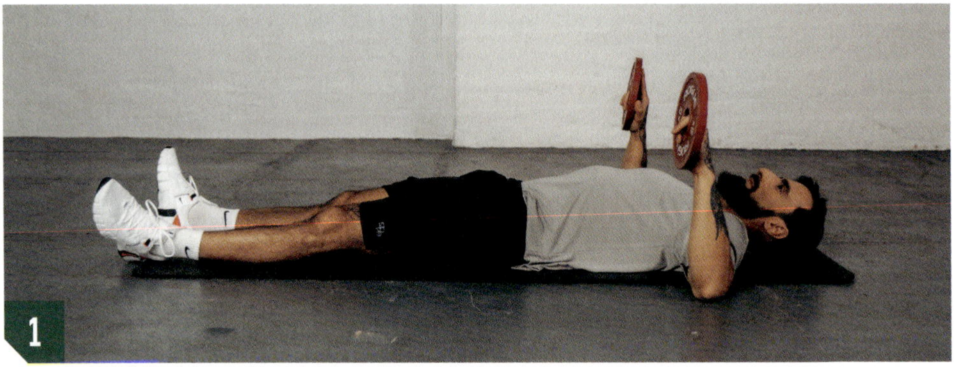

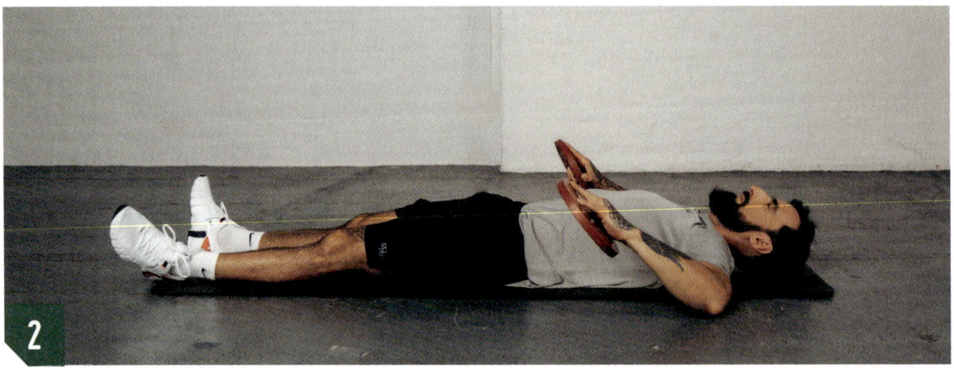

PREACHER STRETCH

1. Beginne im Kniestand vor einer Bank oder einer Box, die Füße sind aufgestellt. Platziere die Ellenbogen schulterbreit vor dir auf der Bank, lege deine Hände mit den Handflächen aneinander und halte sie vor dem Körper. Spann die Bauchmuskulatur an, um die Beckenposition zu stabilisieren.

2. Schiebe deine Hüften nach hinten, bis dein Gesäß auf den Fersen ruht. Senke den Oberkörper zwischen den Ellenbogen nach unten in Richtung Boden, ohne die Spannung im Mittelkörper zu verlieren. Halte die maximale Dehnung und versuche, mit jeder Ausatmung noch etwas tiefer in diese Position hineinzusinken. Kehre dann wieder in die Ausgangsposition zurück.

HINWEIS: Beuge den Oberkörper, indem du die Bauchmuskulatur anspannst. Dadurch vergrößert sich die Dehnung für den Oberkörper und die Schultern.

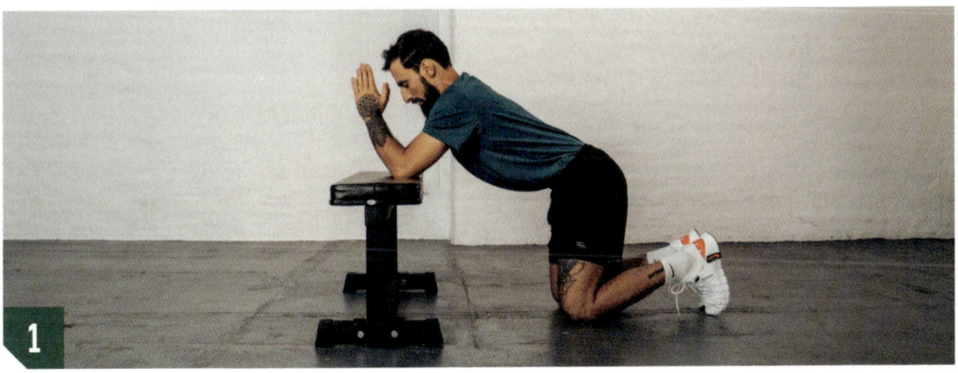

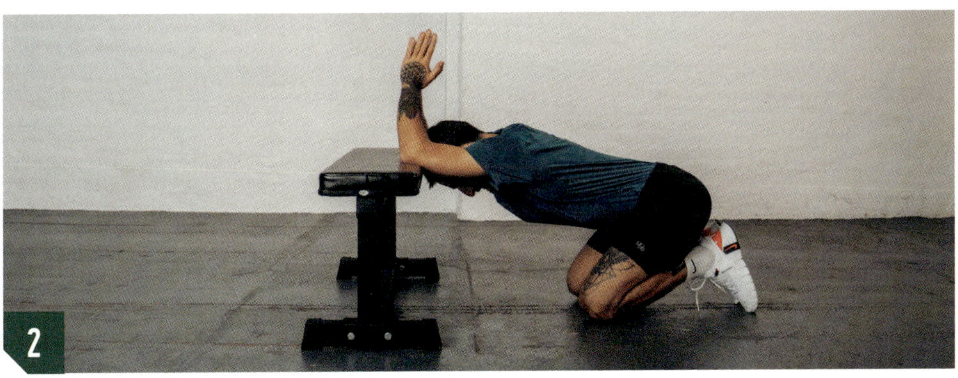

PRONE LYING U HOLD

Lege dich flach auf den Bauch und stelle die Fußspitzen auf. Hebe den Oberkörper leicht vom Boden ab und halte die Arme in einer »U-Halte« neben den Schultern. Die Ellenbogen und die Hände befinden sich auf der gleichen Höhe.

HINWEISE:

- Achte darauf, dass die Arme während der Haltezeit nicht absinken.
- Achte darauf, dass du die Schulterblätter aktiv zusammenziehst.

VARIANTE: Um die Übung zu erschweren, kannst du zusätzlich leichte Gewichtsscheiben in den Händen halten, siehe Bild 2.

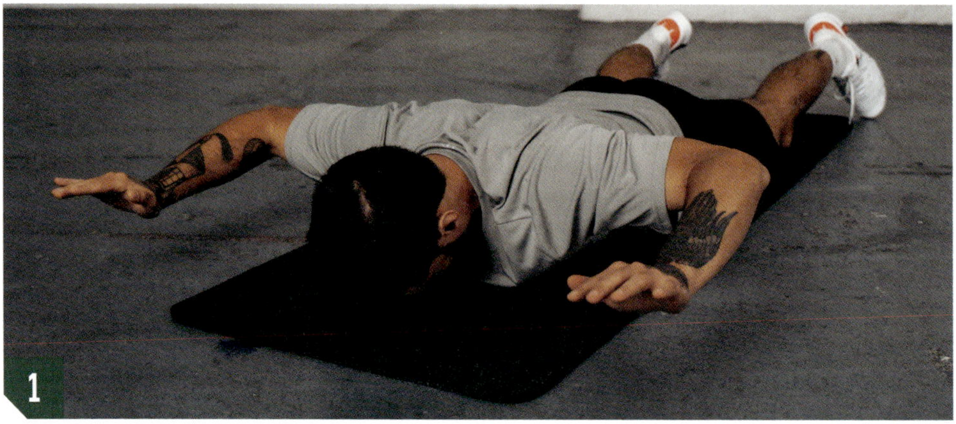

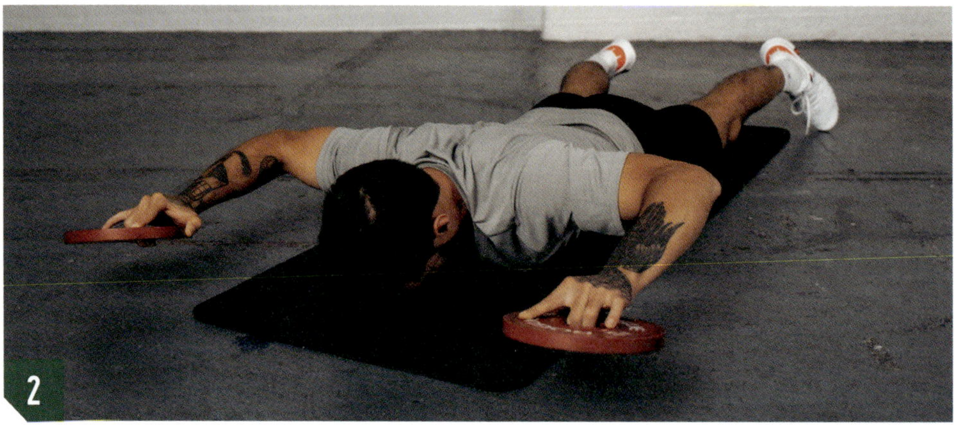

PRONE LYING UI PRESS

1. Lege dich flach auf den Bauch und stelle die Fußspitzen auf. Hebe den Oberkörper leicht vom Boden ab und lasse die Arme in einer »U-Halte« neben den Schultern schweben. Die Ellenbogen und die Hände befinden sich auf der gleichen Höhe.

2. Strecke die Arme und die Hände so weit wie möglich über den Kopf, ohne dass die Arme absinken. Halte die Position kurz, bevor du die Arme wieder kontrolliert in die Ausgangsposition führst. Die Fußspitzen bleiben auf dem Boden.

HINWEISE:

- Als Ausweichbewegung werden die Schultern meistens leicht angehoben. Achte deshalb darauf, dass sich die Ellenbogen und Schultern immer auf gleicher Höhe über dem Boden befinden.
- Um die Übung zu erschweren, kannst du zusätzlich leichte Gewichtsscheiben in den Händen halten.

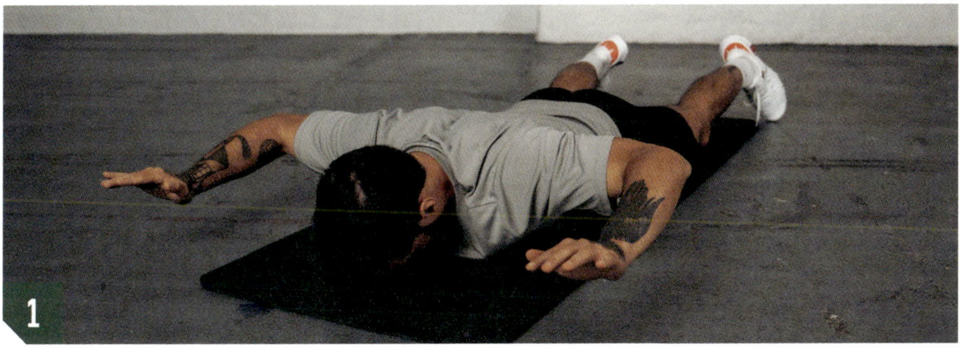

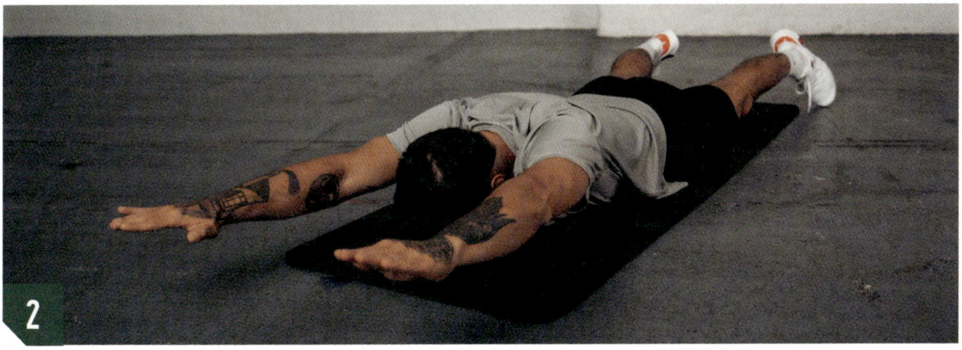

PRONE LYING Y RAISE

1. Lege dich mit dem Bauch flach auf eine Bank. Strecke Arme in einer Y-Form über dem Kopf aus. Der Blick geht in Richtung Bank. Die Handflächen zeigen zueinander und die Beine sind gestreckt. Um die Übung zu erschweren, kannst du zusätzlich leichte Gewichtsscheiben in den Händen halten, die du dir vorher am Kopfende der Bank auf dem Boden bereitlegst.

2. Hebe die Arme gestreckt vom Boden an, wobei die Hände weiterhin eine Y-Form bilden. Ziehe die Schulterblätter zusammen und konzentriere dich darauf, die Muskeln im oberen Rücken anzuspannen. Hebe die Arme so hoch wie möglich, ohne die Schultern in Richtung deiner Ohren zu ziehen. Halte die Position für einen kurzen Moment und führe die Arme kontrolliert wieder in die Ausgangsposition.

HINWEIS: Arbeite kontrolliert aus dem oberen Rücken, um die Arme anzuheben.

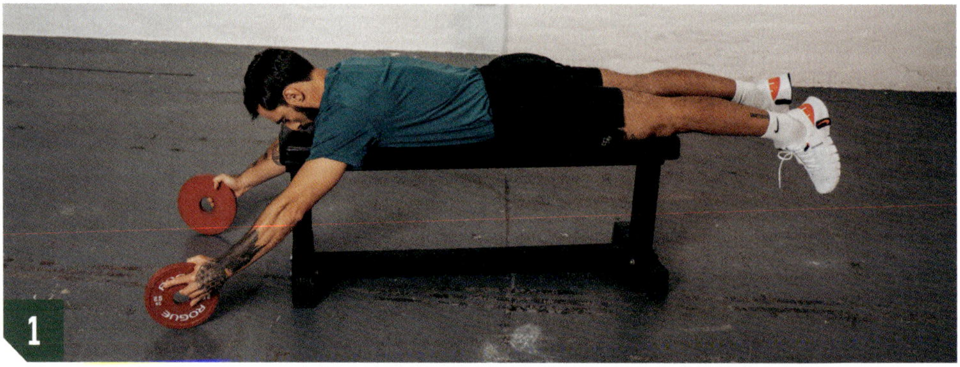

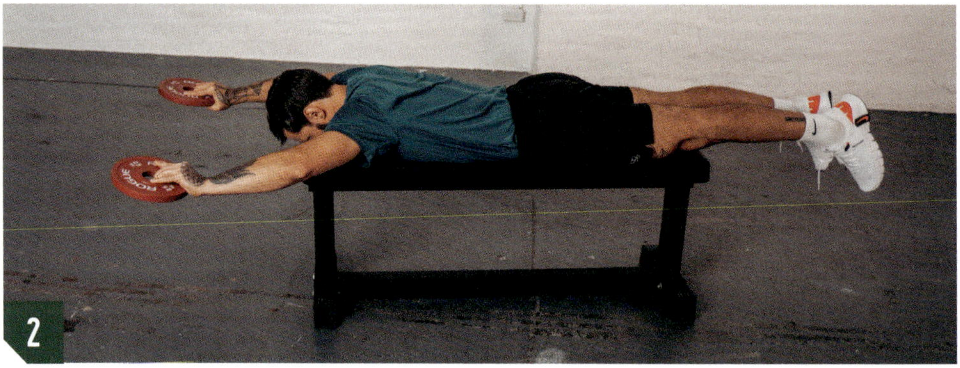

SEATED DUMBBELL ARNOLD PRESS

1. Setze dich aufrecht auf eine stabile Bank und halte in jeder Hand eine Kurzhantel. Die Handflächen zeigen zu dir, und die Ellenbogen befinden sich vor dem Körper, sodass die Oberarme parallel zueinander stehen. Die Hanteln befinden sich auf Schulterhöhe und die Daumen zeigen nach außen.

2. Schiebe die Kurzhanteln nach oben und drehe die Handflächen gleichzeitig nach vorn, bis die Arme fast gestreckt sind. Achte darauf, die Ellenbogen nicht ganz durchzustrecken, um die Spannung in den Schultermuskeln aufrechtzuerhalten. Senke die Hanteln kontrolliert ab, während du die Handflächen wieder nach innen drehst.

HINWEIS: Achte darauf, die Spannung im Mittelkörper zu halten. Je weiter dein Oberkörper zurückgelehnt ist, desto geringer die Belastung für die Schultermuskulatur.

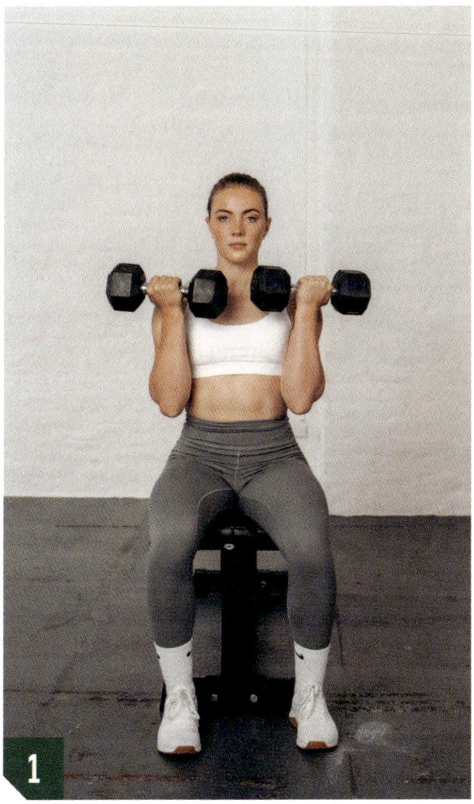

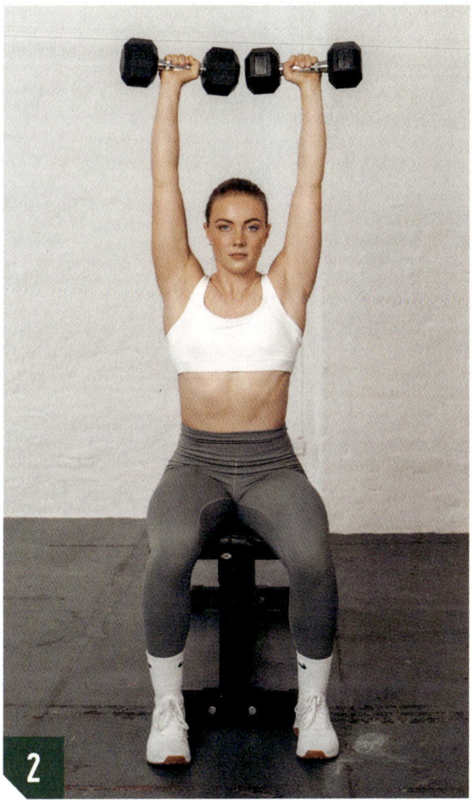

SEATED DUMBBELL LATERAL RAISE

1. Setze dich mit aufrechtem Oberkörper auf eine stabile Bank und halte in jeder Hand eine Kurzhantel. Die Arme hängen locker an den Seiten und die Handflächen zeigen zum Körper. Beuge die Ellenbogen leicht, um die Belastung auf die Schultermuskulatur zu fokussieren.

2. Hebe beide Arme gleichzeitig zur Seite, bis sich die Kurzhanteln auf Schulterhöhe befinden, wobei die Ellenbogen leicht gebeugt sind. Achte darauf, dass die Handgelenke während der Bewegung stabil bleiben. Halte die oberste Position für einen kurzen Moment und senke die Arme dann kontrolliert zurück in die Ausgangsposition, ohne die Hanteln abzulegen.

HINWEIS: Stelle dir bei der Bewegung vor, dass du zwei Wasserflaschen ausgießt. Dabei sind die Ellenbogen in der Endposition höher als die Handgelenke.

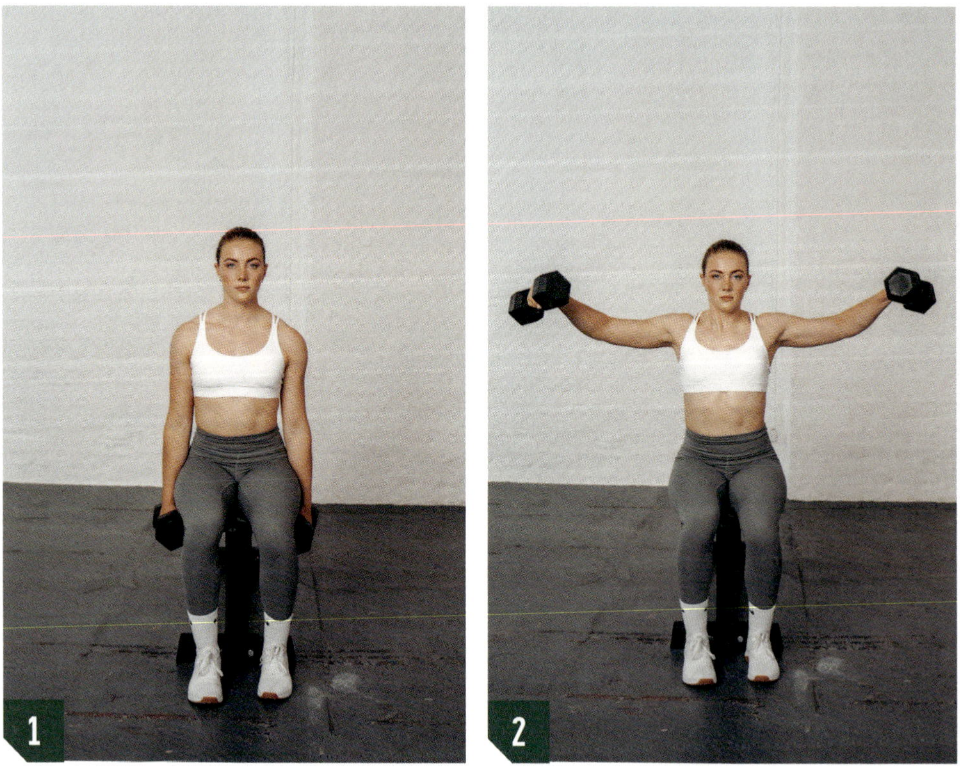

STANDING BANDED SHOULDER INTERNAL ROTATION

1. Befestige ein Widerstandsband an einem festen Punkt auf Schulterhöhe. Stelle dich mit dem Rücken zum Band und greife es mit der Hand der zu trainierenden Seite. Achte darauf, dass der Ellenbogen etwa rechtwinklig zum Körper steht und der Unterarm zur Decke zeigt.

2. Drehe die Schulter, die das Band hält, nach innen, indem du den Unterarm nach vorn bewegst. Achte darauf, dass der Ellenbogen an Ort und Stelle bleibt und sich nur der Unterarm bewegt. Senke die Hand so weit wie möglich nach vorn, indem du das Schultergelenk aktiv in die Innenrotation bewegst. Halte kurz die maximale Spannung und kehre dann kontrolliert in die Ausgangsposition zurück.

HINWEIS: Die Bewegung entsteht eher dadurch, den Widerstand des Bandes nach vorn zu drücken, als ihn zu ziehen.

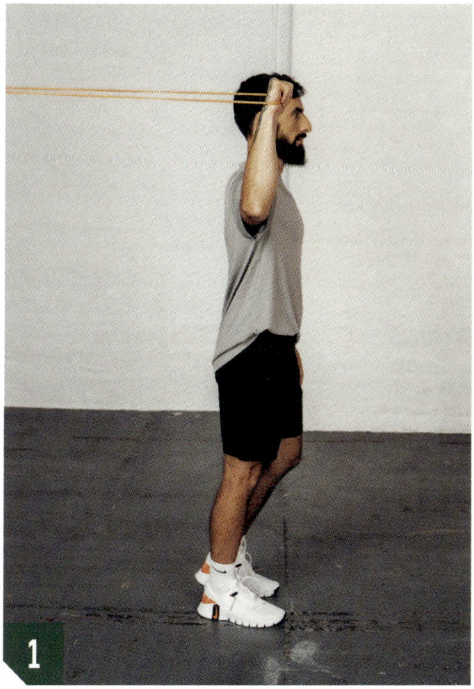
1

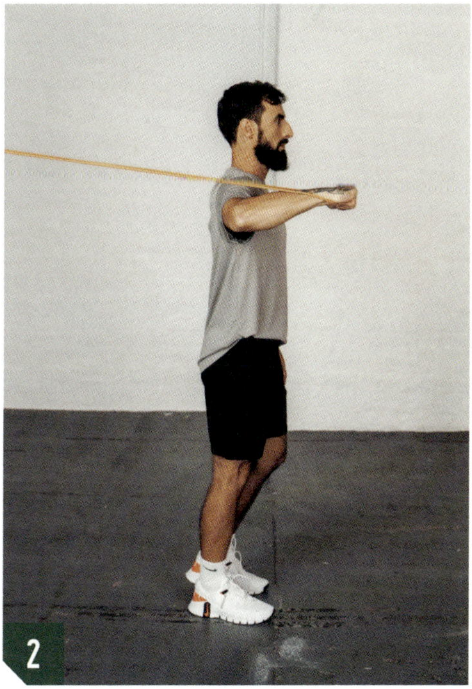
2

SWISS BALL PLANK & REACH

1. Platziere einen Swiss Ball oder Pezziball vor dir und positioniere die Unterarme fest auf dem Ball, sodass dein Körper vom Kopf bis zu den Füßen eine gerade Linie bildet. Spanne die Bauchmuskulatur an, um eine stabile Position auf dem Ball zu halten. Die Ellenbogen befinden sich direkt unter den Schultern, die Arme sind gebeugt, und die Füße stehen fest auf dem Boden.

2. Rolle den Ball langsam nach vorn, bis sich deine Ellenbogen deutlich vor den Schultern befinden. Schiebe dich mit beiden Schultern aktiv nach oben. Achte darauf, dass du die Spannung im Mittelkörper hältst, ohne das Becken absinken zu lassen. Halte die Position kurz, bevor du kontrolliert in die Ausgangsposition zurückkehrst.

HINWEIS: Ziehe den Brustkorb und das Becken während der gesamten Übung zusammen, um die Spannung im Mittelkörper aufrechtzuerhalten.

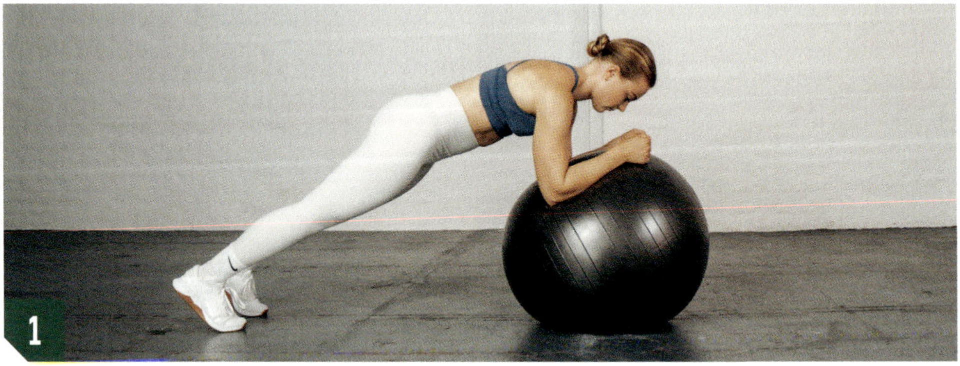

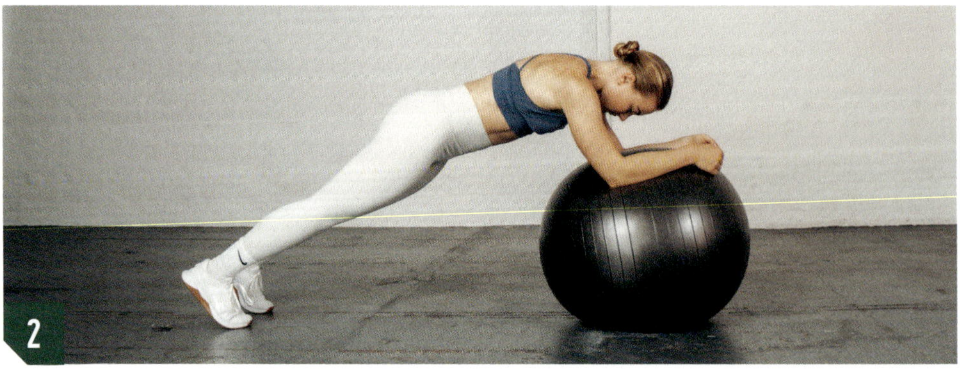

45° RING ROW HOLD

Hänge die Gymnastikringe so auf, dass sie sich etwa auf Brusthöhe befinden. Stelle dich direkt dahinter und greife die Ringe. Lehne dich etwa im 45-Grad-Winkel nach hinten. Halte die Arme gestreckt, die Handflächen zeigen nach außen. Die Füße bleiben fest auf dem Boden und der Körper bildet eine gerade Linie vom Kopf bis zu den Fersen. Halte die Position und achte darauf, die Schulterblätter aktiv nach hinten und unten zu ziehen.

HINWEIS: Ziehe die Schulterblätter während der Haltezeit hinter dem Rücken zusammen.

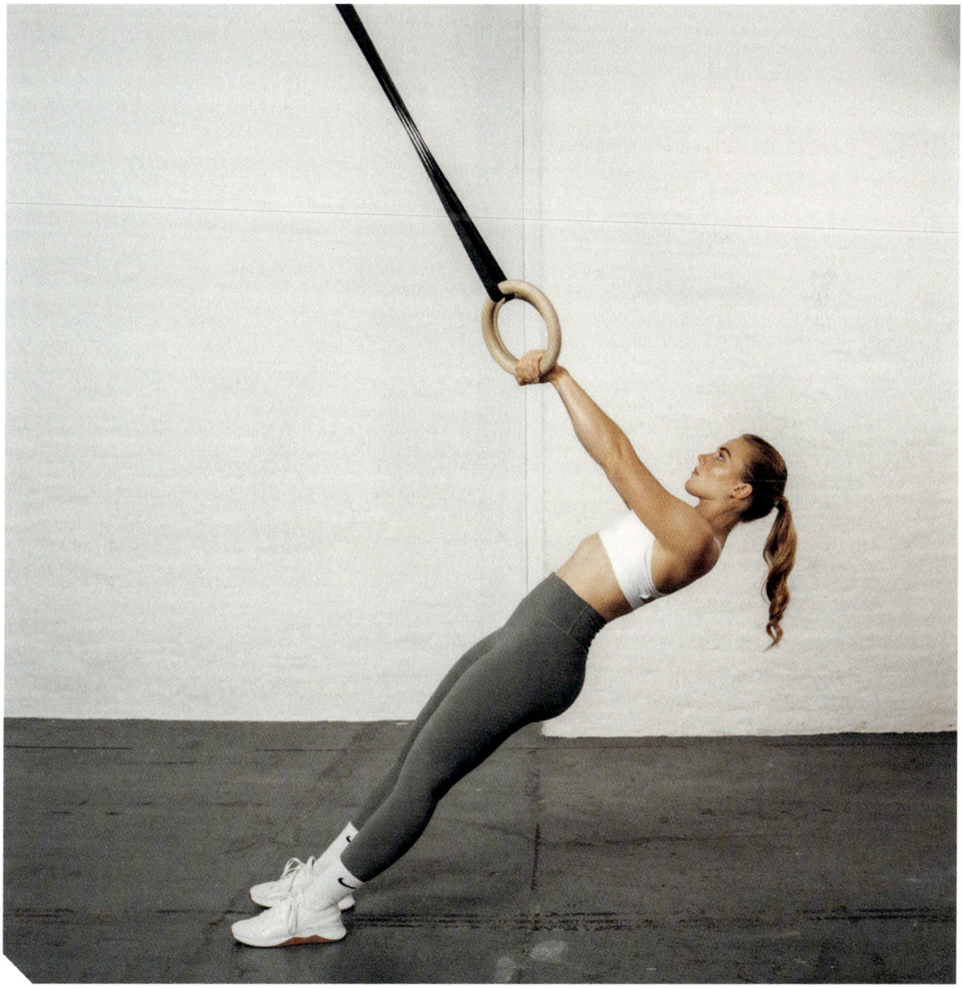

45° RING ROW

1. Hänge die Gymnastikringe so auf, dass sie sich etwa auf Brusthöhe befinden. Stelle dich direkt hinter die Ringe und greife sie mit beiden Händen. Lehne dich etwa im 45-Grad-Winkel nach hinten. Halte die Arme gestreckt, die Handflächen zeigen nach außen. Die Füße bleiben fest auf dem Boden und der Körper bildet eine gerade Linie vom Kopf bis zu den Fersen. Halte die Position und achte darauf, die Schulterblätter aktiv nach hinten und unten zu ziehen.

2. Bringe die Brust zu den Ringen, indem du die Ellenbogen aktiv hinter den Rücken ziehst. Halte die Arme eng am Körper, drehe die Hände so, dass die Handflächen nun zueinander zeigen. Ziehe die Schulterblätter zusammen und halte die oberste Position für einen kurzen Moment. Führe den Körper kontrolliert in die Ausgangsposition zurück.

HINWEIS: Beginne mit dem Zusammenziehen der Schulterblätter. Ziehe dann die Ellenbogen aktiv hinter den Rücken, sodass die Hände die Brust berühren.

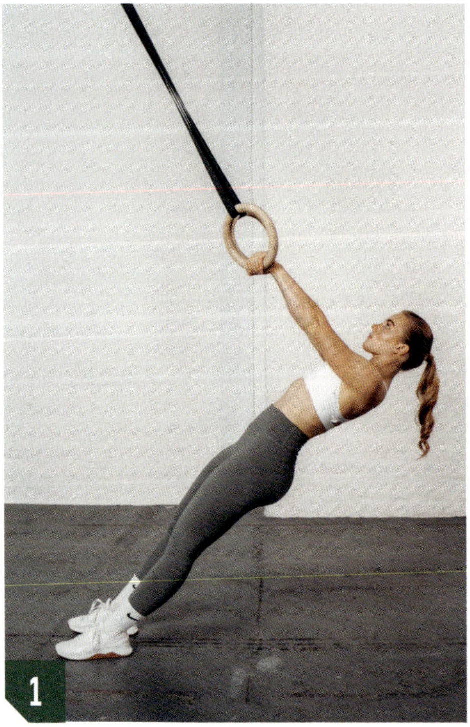
1

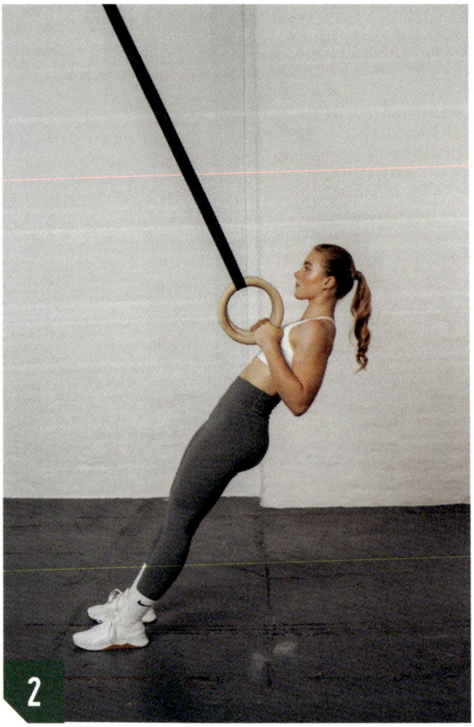
2

ÜBUNGEN FÜR DEN MITTELKÖRPER

BARBELL GOOD MORNING

1. Platziere die Füße im Stand schulterbreit auseinander, die Zehen zeigen leicht nach außen. Positioniere eine Langhantel im Nacken, direkt über den Schulterblättern, und greife die Hantel mit beiden Händen. Halte den Oberkörper aufrecht, sodass die Brust geöffnet ist, und spanne den Mittelkörper an.

2. Neige den Oberkörper nach vorn und schiebe das Becken gleichzeitig nach hinten. Halte die Beine leicht gebeugt und senke den Oberkörper so weit wie möglich ab, bis du eine deutliche Spannung auf der Beinrückseite und im unteren Rücken spürst. Achte darauf, den Oberkörper gerade zu halten, und richte dich wieder auf, indem du die Hüften und Knie streckst.

HINWEIS: Um die Anspannung im unteren Rücken beim Aufrichten zu betonen, kann es hilfreich sein, die Schultern nach hinten zu ziehen. Dadurch wird der gesamte Rücken gestreckt.

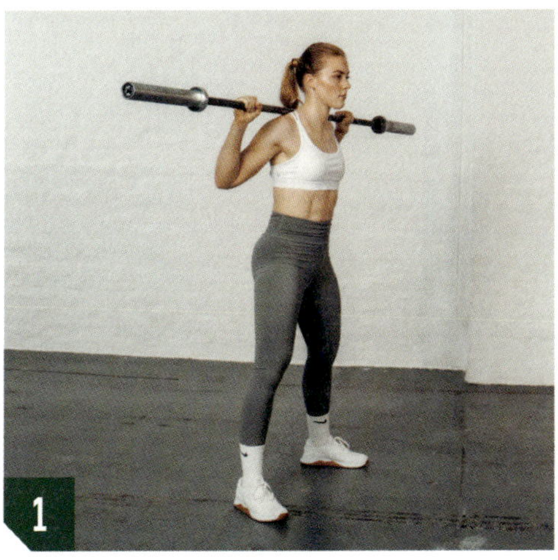

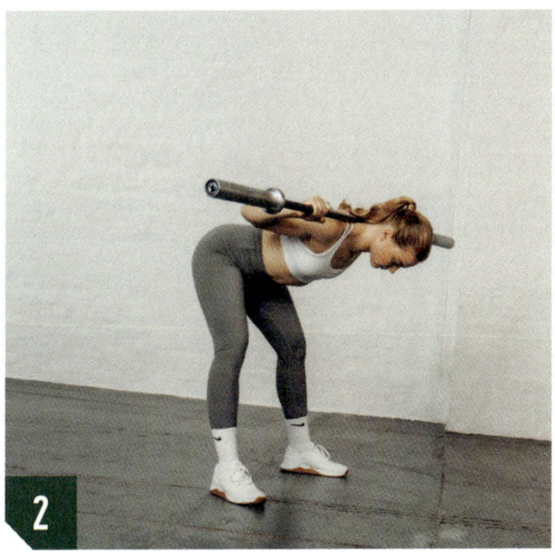

BARBELL JEFFERSON CURL

1. Stelle dich aufrecht hin, die Füße etwa hüftbreit auseinander. Greife die Langhantel schulterbreit und halte sie mit gestreckten Armen vor den Oberschenkeln. Richte den Blick nach vorn. Halte den Oberkörper gerade und spanne den Mittelkörper an.

2. Beginne die Bewegung, indem du den Oberkörper »Wirbel für Wirbel« nach vorn rollst, während die Langhantel an den Oberschenkeln entlang nach unten gleitet. Lasse den Kopf und die Arme hängen und bringe den Oberkörper möglichst tief nach unten. Halte die Position für einen kurzen Moment und rolle den Oberkörper dann langsam »Wirbel für Wirbel« auf, bis du wieder in der Ausgangsposition stehst.

HINWEISE:

- Achte darauf, die Bewegung kontrolliert und ohne Schwung auszuführen.
- Achte darauf, dass du den gesamten Oberkörper nach unten abrollst und auf dem Weg nach oben wieder aufrollst. Wenn du dir vorstellst, »Wirbel für Wirbel« zu arbeiten, ergibt sich daraus das richtige Bewegungstempo.

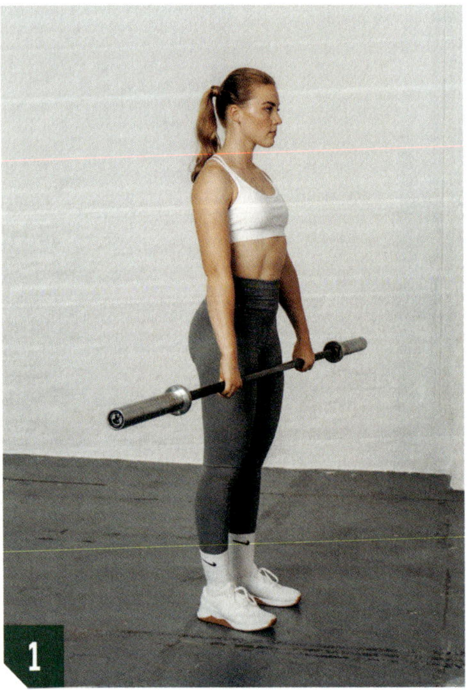

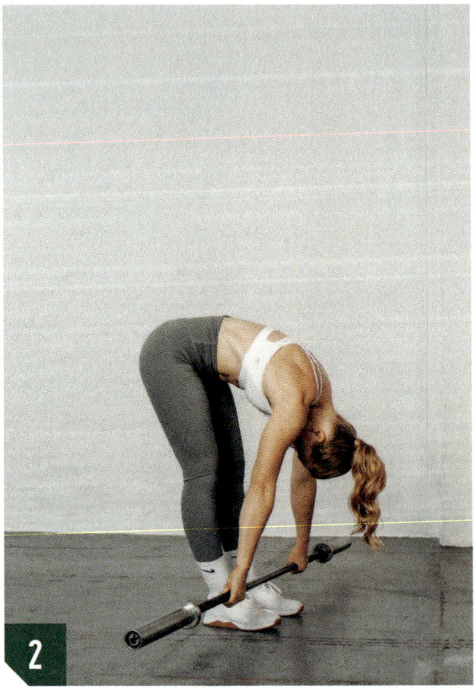

WEIGHTED BARBELL JEFFERSON CURL

1. Stelle dich aufrecht auf einen Stepper, die Füße etwa hüftbreit auseinander. Greife die Langhantel schulterbreit und halte sie mit gestreckten Armen vor den Oberschenkeln. Verwende Gewichtsscheiben, um die Intensität der Übung zu erhöhen. Richte den Blick nach vorn. Halte den Oberkörper gerade und spanne den Mittelkörper an.

2. Beginne die Bewegung, indem du den Oberkörper »Wirbel für Wirbel« nach vorn rollst, während die Langhantel an den Oberschenkeln entlang nach unten gleitet. Lasse den Kopf und die Arme hängen und bringe den Oberkörper möglichst tief nach unten. Halte die Position für einen kurzen Moment und rolle den Oberkörper dann langsam »Wirbel für Wirbel« auf, bis du wieder in der Ausgangsposition stehst.

HINWEISE:

- Achte darauf, die Bewegung kontrolliert und ohne Schwung auszuführen.
- Auch wenn dir das Anheben mit rundem Rücken zunächst seltsam vorkommt: Dein Körper ist viel belastbarer, als du denkst. Du musst ihn nur darauf vorbereiten.

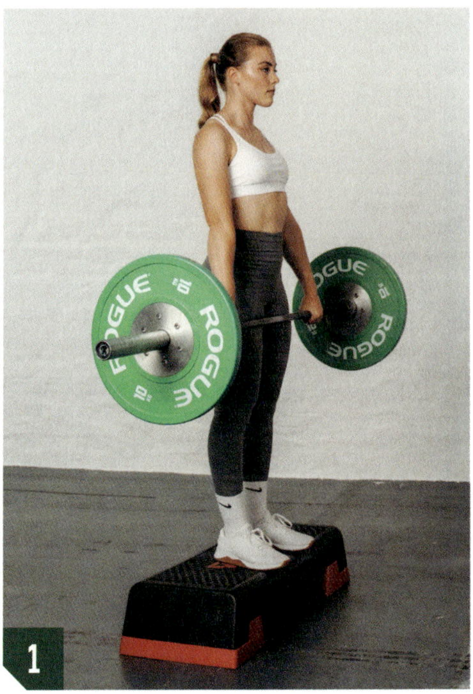

1

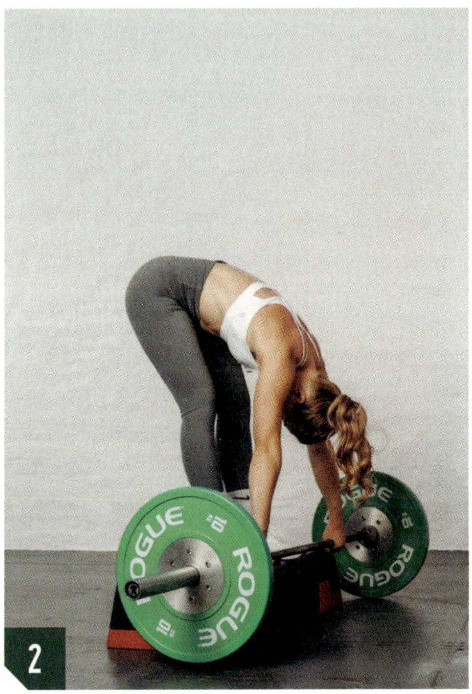

2

CAT & COW MOBILIZATION

1. Beginne im Vierfüßlerstand, mit den Händen unter den Schultern und den Knien unter den Hüften. Runde deinen Rücken nach oben, ziehe das Kinn zur Brust und spanne die Bauchmuskulatur an. Halte diese Position für einen kurzen Moment und spüre die Dehnung im oberen Rücken.

2. Senke den Bauch Richtung Boden, hebe Kopf und Becken nach oben und schaue nach vorn, sodass sich der untere Rücken in einer gestreckten Position befindet. Halte die Position einen Moment und spüre die Dehnung im Bauch und im unteren Rücken, bevor du in die Ausgangsposition zurückkehrst.

HINWEIS: Die Bewegung geht vom Becken aus. Der Rest der Wirbelsäule folgt der jeweiligen Kipprichtung.

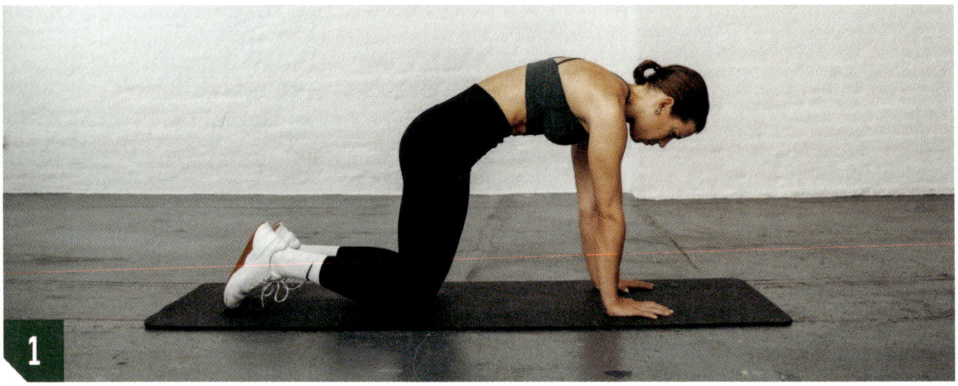

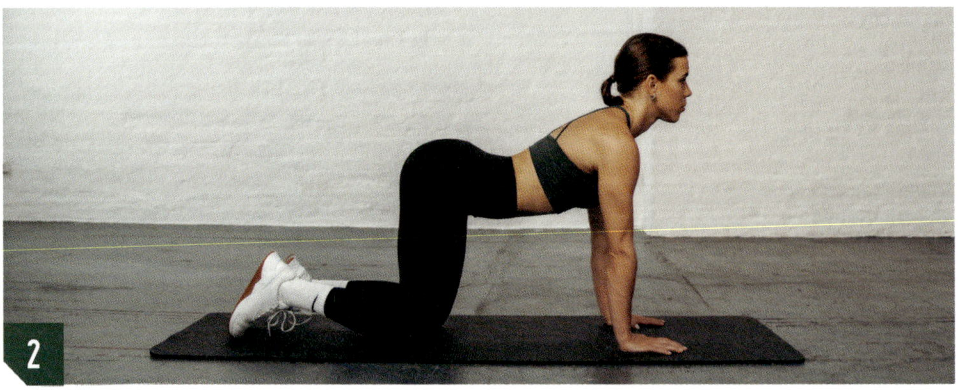

FEET ELEVATED SIT-UP

1. Lege dich auf den Rücken, beuge die Arme und kreuze sie vor der Brust. Hebe die Beine an und platziere die Füße auf einer Hantelbank, sodass die Knie in einem 90-Grad-Winkel gebeugt sind und der untere Rücken flach auf dem Boden liegt. Hebe die Schultern leicht an, indem du den Mittelkörper anspannst.

2. Spanne die Bauchmuskulatur an und hebe den Oberkörper vom Boden an, indem du dich mit den Schultern in Richtung der Knie bewegst. Rolle die Wirbelsäule »Wirbel für Wirbel« auf und halte die Spannung in der Bauchmuskulatur. Senke den Oberkörper kontrolliert zum Boden ab, ohne dass die Schulterblätter den Boden berühren.

HINWEIS: Durch die höhere Position der Füße lässt sich die Bauchmuskulatur in einer angenäherten Position trainieren. Außerdem lernst du, den unteren Rücken auf dem Boden zu halten.

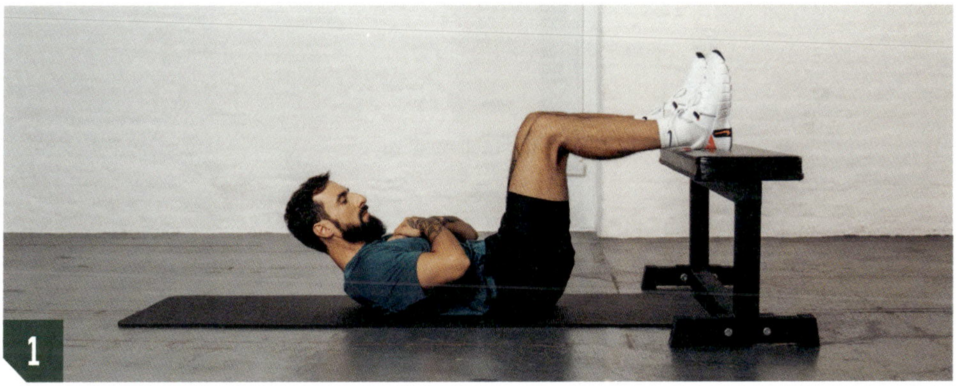

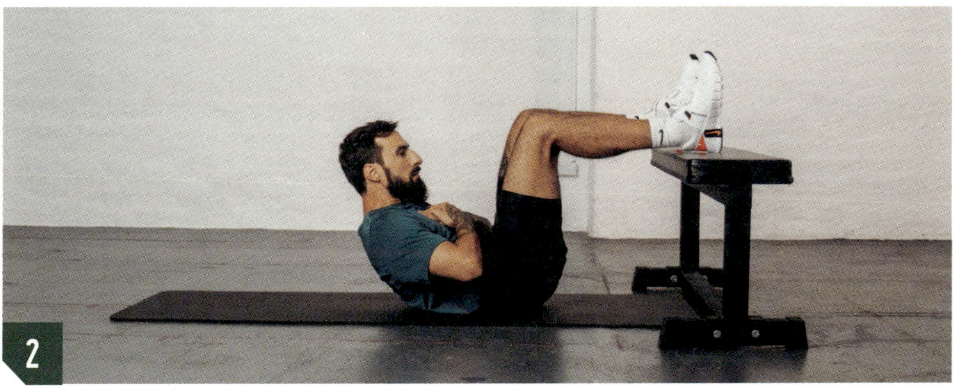

FEET ELEVATED BREATHING DRILL

Beginne in der Rückenlage auf einer Matte, hebe die Beine an und platziere die Füße auf einer Hantelbank, sodass die Knie in einem 90-Grad-Winkel gebeugt sind und der untere Rücken flach auf dem Boden liegt. Lege eine Hand auf den Bauch, die andere auf die Brust. Der untere Rücken liegt auf der Matte. Ziehe den Bauchnabel zur Wirbelsäule. Atme tief durch die Nase ein, fülle die Lunge mit Luft und halte die Luft kurz an. Atme dann langsam durch den Mund aus. Achte darauf, zuerst in den Bauchraum und dann in den Brustkorb zu atmen.

HINWEIS: Versuche, die ersten zwei Drittel deines Atemzuges in den Bauchraum und das letzte Drittel in den Brustkorb zu atmen.

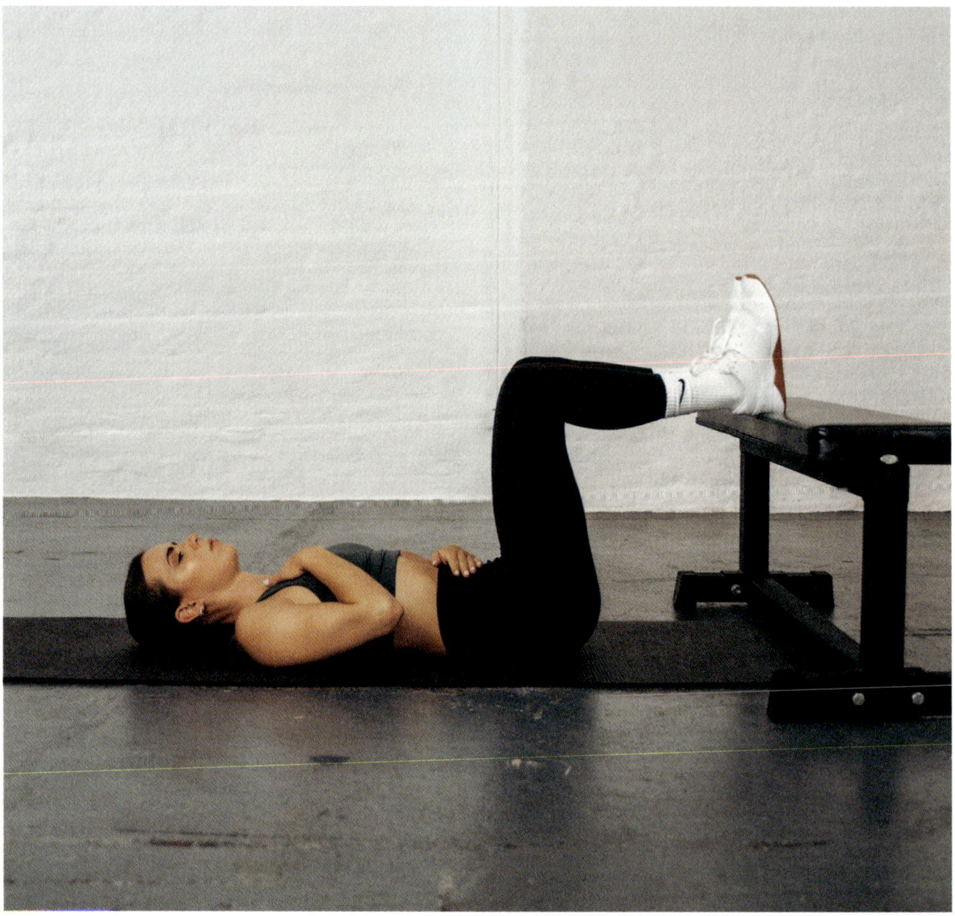

HOLLOW BODY BARBELL ROLLOUT

1. Platziere eine Langhantel mit leichten Gewichten an den Seiten auf dem Boden. Knie dich hinter die Hantel, greife sie schulterbreit und positioniere die Schultern über die Hantel. Spanne die Bauchmuskulatur an, um die Beckenposition zu kontrollieren.

2. Halte die Beckenposition, während du die Langhantel kontrolliert nach vorn rollst. Die Arme bleiben gestreckt, ohne dass der Mittelkörper durchhängt. Rolle die Hantel so weit wie möglich nach vorn und halte die Position kurz, bevor du die Hantel wieder zurückrollst und zur Ausgangsposition zurückkehrst. Halte den gesamten Körper während der Bewegung angespannt.

HINWEIS: Achte darauf, dass du den Brustkorb und das Becken während der Vorwärtsbewegung zusammenziehst, um den Mittelkörper stabil zu halten.

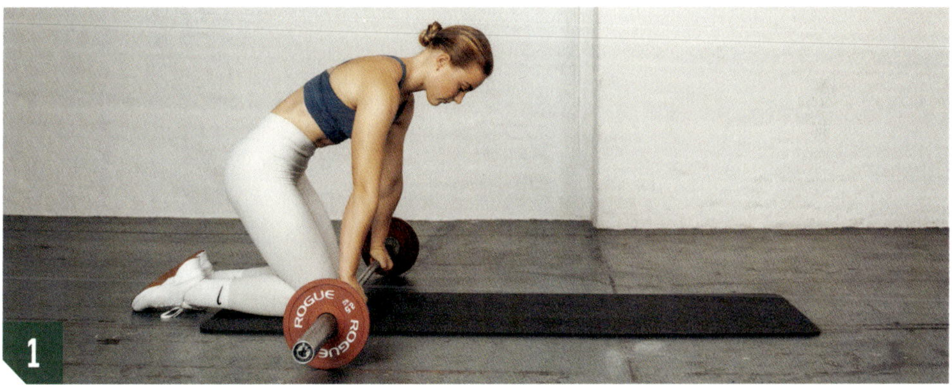

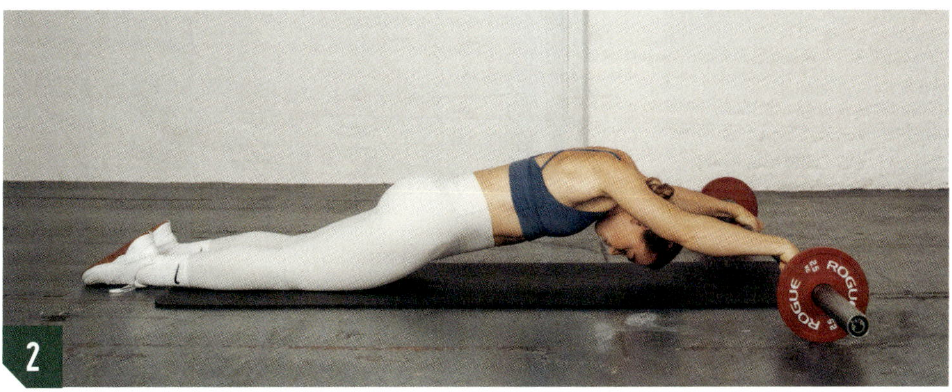

QL KETTLEBELL SIDE BEND

1. Stehe aufrecht und stelle die Füße schulterbreit auf. Halte mit einer Hand eine Kettlebell am ausgestreckten Arm, die Handfläche zeigt zum Körper. Die freie Hand kann neben dem Körper hängen oder auf der Hüfte abgestützt sein. Drehe den Oberkörper leicht zur Kettlebell und halte den Rücken gerade.

2. Neige den Oberkörper zur Seite, während du die Kettlebell langsam entlang des Beins in Richtung Knie absenkst. Die Schulter folgt dabei dem Zug der Kettlebell. Spüre die Dehnung im unteren Rücken. Richte den Oberkörper durch kontrolliertes Anspannen der vorgedehnten Seite des unteren Rückens wieder auf. Halte die Spannung in der Bauchmuskulatur, um die Stabilität des Mittelkörpers zu gewährleisten.

HINWEIS: Stell dir vor, du stehst auf einem X. Dadurch ergibt sich die diagonale Bewegungsrichtung von schräg vorn nach schräg hinten.

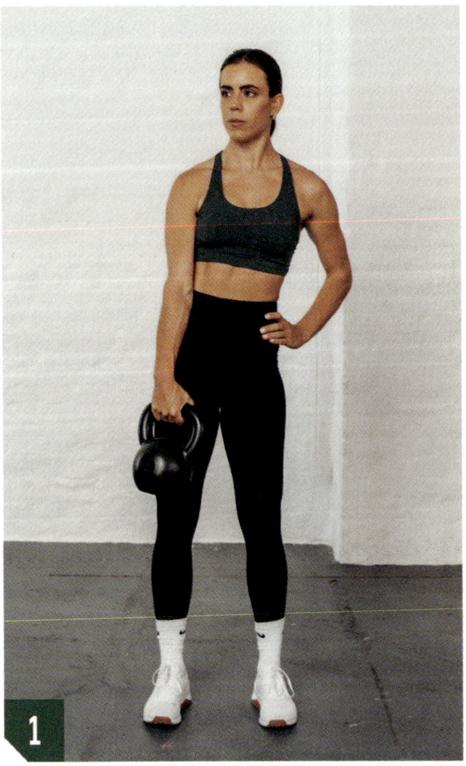

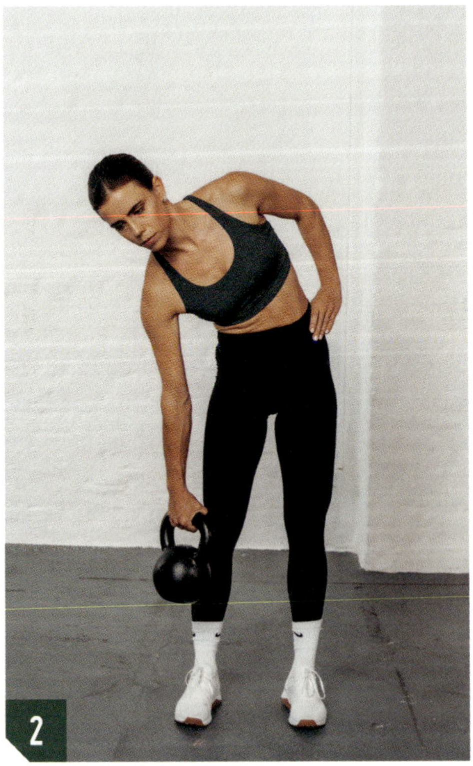

REACH & ROTATE

1. Beginne in Rückenlage auf einer Matte, beuge die Beine und stelle die Füße flach auf den Boden. Strecke Arme und Hände seitlich neben die Oberschenkel und hebe die Schultern leicht vom Boden an. Der untere Rücken liegt auf der Matte, den Bauchnabel ziehst du zur Wirbelsäule.

2. Hebe den Oberkörper weiter an und schiebe einen gestreckten Arm nach vorn, sodass sich die Schulter in Richtung Knie bewegt. Halte die Position kurz, um die Rotation zu betonen, und spanne die seitliche Bauchmuskulatur an. Komme mit dem Oberkörper kontrolliert zurück in die Ausgangsposition. Wiederhole die Bewegung, diesmal mit Rotation zur anderen Seite.

HINWEIS: Ziehe den Rippenbogen während der Bewegung zur Körpermitte, um die Anspannung der seitlichen Bauchmuskulatur zu betonen.

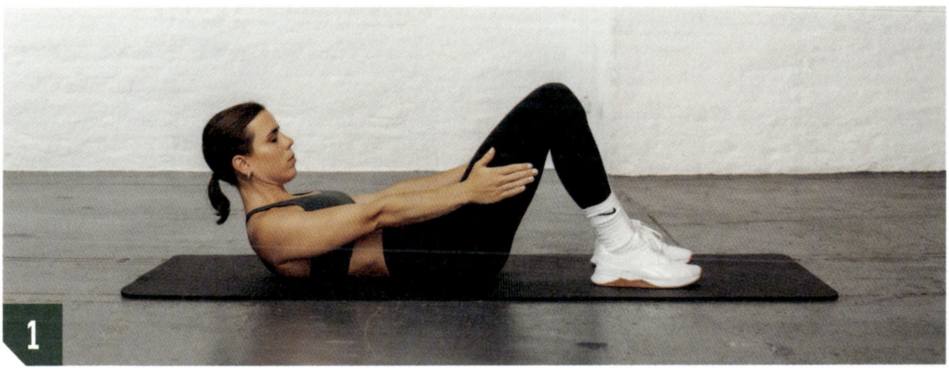

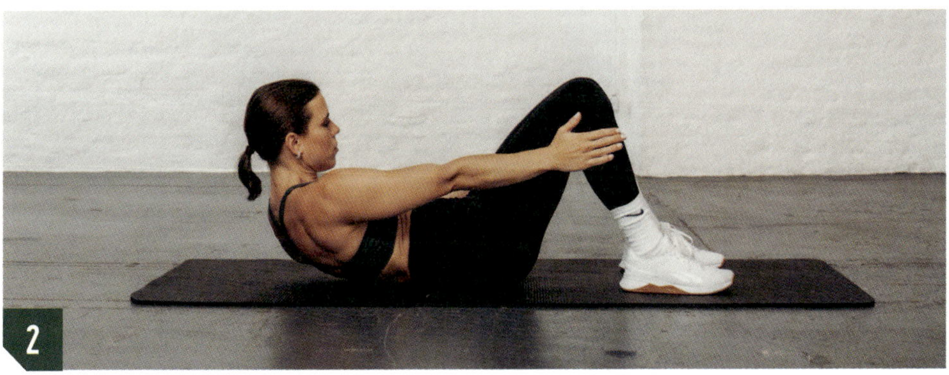

FEET ELEVATED REACH & ROTATE

1. Beginne in Rückenlage auf einer Matte, hebe die Beine an und platziere die Füße auf einer Hantelbank, sodass die Knie in einem 90-Grad-Winkel gebeugt sind und der untere Rücken flach auf dem Boden liegt. Strecke die Arme seitlich neben die Oberschenkel und hebe die Schultern leicht vom Boden an. Der untere Rücken liegt auf der Matte. Ziehe den Bauchnabel zur Wirbelsäule.

2. Hebe den Oberkörper noch etwas weiter an und schiebe einen gestreckten Arm nach vorn, sodass sich die Schulter in Richtung Knie und die Hand Richtung Fuß bewegt. Halte die Position kurz, um die Rotation zu betonen, und spanne die seitliche Bauchmuskulatur an. Bringe den Oberkörper kontrolliert zurück in die Ausgangsposition. Wiederhole die Bewegung, diesmal mit Rotation zur anderen Seite.

HINWEIS: Durch die erhöhte Position der Füße lässt sich die Bauchmuskulatur in einer angenäherten Position trainieren. Außerdem lernst du, den unteren Rücken auf dem Boden zu halten.

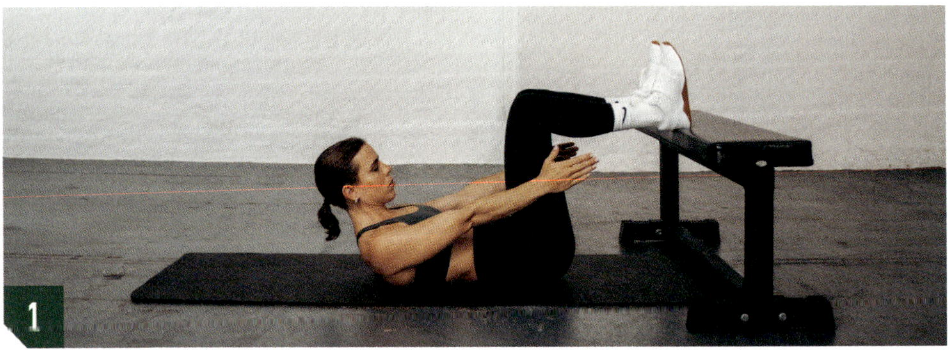

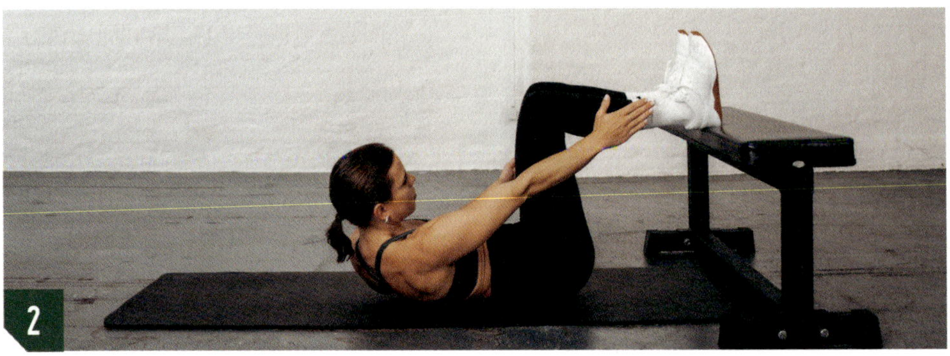

SIDE PLANK HOLD

Beginne in der Seitlage und stütze dich auf einen Ellenbogen, der direkt unter der Schulter platziert ist. Strecke die Beine und lege die Füße übereinander. Hebe das Becken an, sodass dein Körper eine gerade Linie vom Kopf bis zu den Füßen bildet. Der freie Arm kann gestreckt nach oben zeigen oder in die Hüfte gestützt werden.

HINWEISE:

- Achte darauf, dass dein Becken während der Übung nicht absinkt.
- Achte darauf, dass sich der Oberkörper während der Haltezeit weder nach vorn noch nach hinten dreht. Grundsätzlich kannst du alle Plank-Variationen anstatt mit den Füßen auch mit den Knien auf dem Boden ausführen.

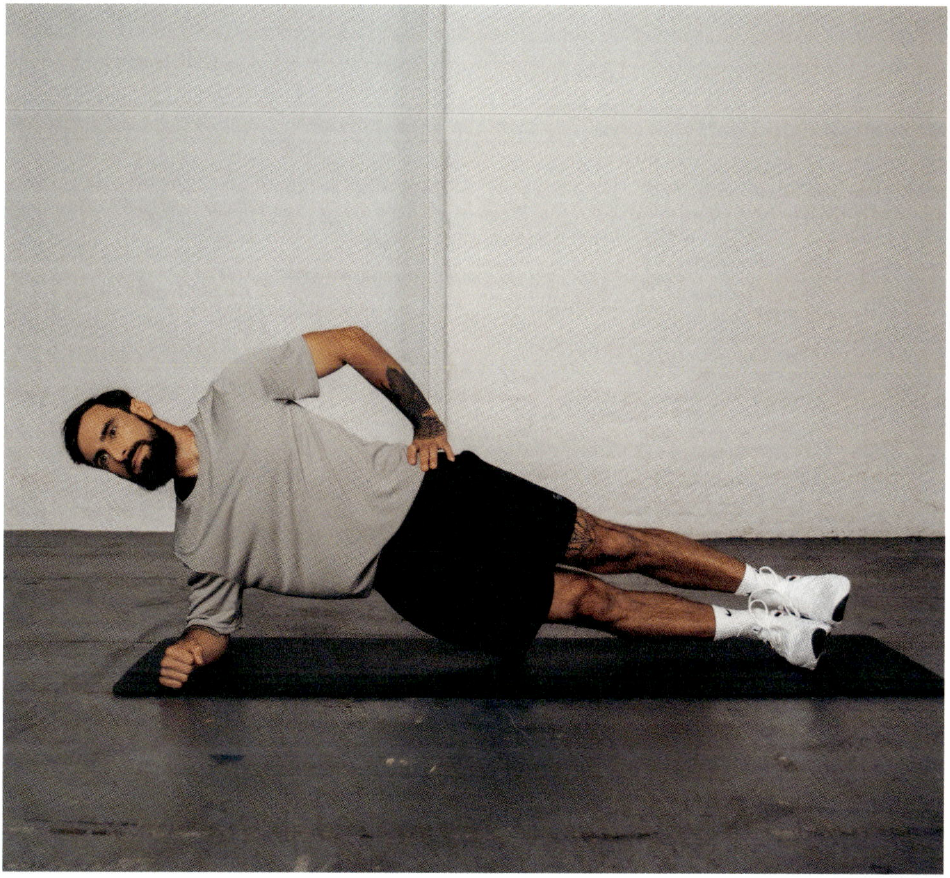

SIDE PLANK ROTATION

1. Beginne in der Seitlage und stütze dich auf einen Ellenbogen, der direkt unter der Schulter platziert ist. Strecke die Beine und lege die Füße übereinander. Hebe das Becken an, sodass der Körper eine gerade Linie vom Kopf bis zu den Füßen bildet. Greife mit dem freien Arm unter dem Körper nach hinten und senke die oben liegende Schulter nach vorn. Achte darauf, dass das Becken während der Übung nicht absinkt.

2. Richte den Oberkörper auf, sodass die Brust nach vorn zeigt. Öffne die Position, indem du den freien Arm zur Decke streckst. Die Hüfte ist weiterhin gestreckt und sinkt nicht ab. Halte die gestreckte Position für einen Moment, bevor du den Arm kontrolliert in die Ausgangsposition zurückführst.

HINWEIS: Achte darauf, dass sich der Ellenbogen beim Aufstützen direkt unter der Schulter befindet. So hast du eine stabile Position, um dich mit dem Oberkörper zu drehen.

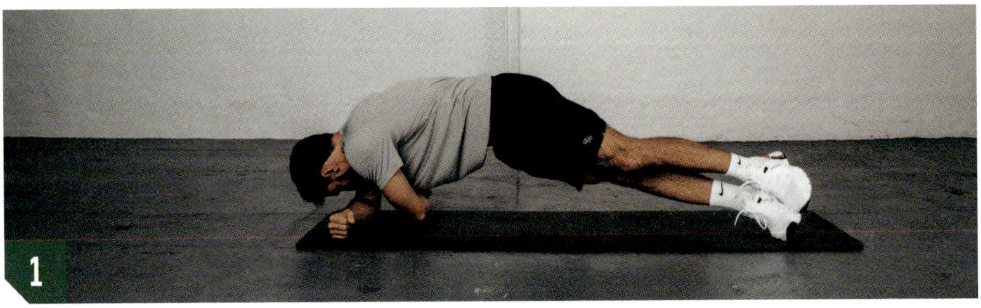

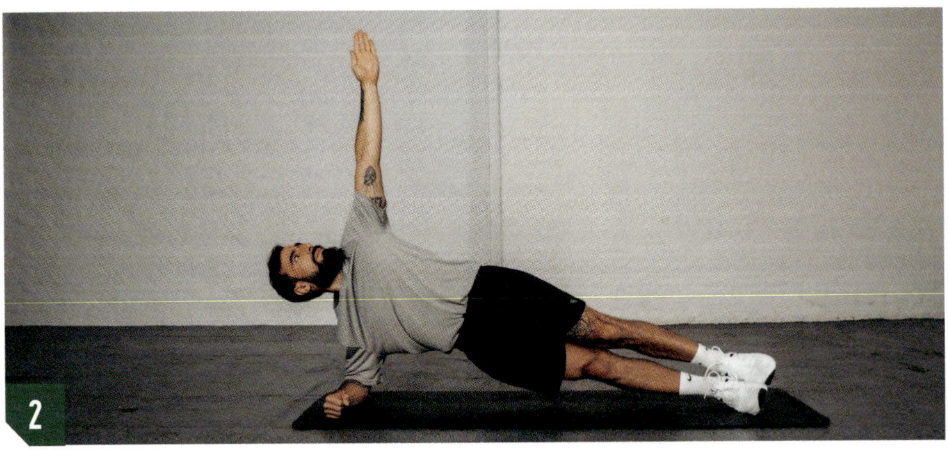

STANDING PELVIC TILT

1. Beginne in einer aufrechten Position, die Füße sind etwa hüftbreit voneinander entfernt. Greife die Langhantel mit beiden Händen und neige den Oberkörper leicht nach vorn, sodass sich die Hantel oberhalb deiner Knie befindet. Strecke den unteren Rücken und spanne den Mittelkörper an.

2. Beginne die Bewegung, indem du das Becken nach hinten kippst und den unteren Rücken aktiv rundest. Halte die Position kurz, um die Dehnung im unteren Rücken zu spüren. Kehre dann in die gestreckte Position zurück, indem du das Becken wieder nach vorn kippst.

HINWEISE:

- Achte darauf, die Bewegung kontrolliert auszuführen und die Knie dabei stabil zu halten.
- Die Bewegung wird nur durch das Becken eingeleitet. Der Rest der Wirbelsäule folgt der jeweiligen Kipprichtung.

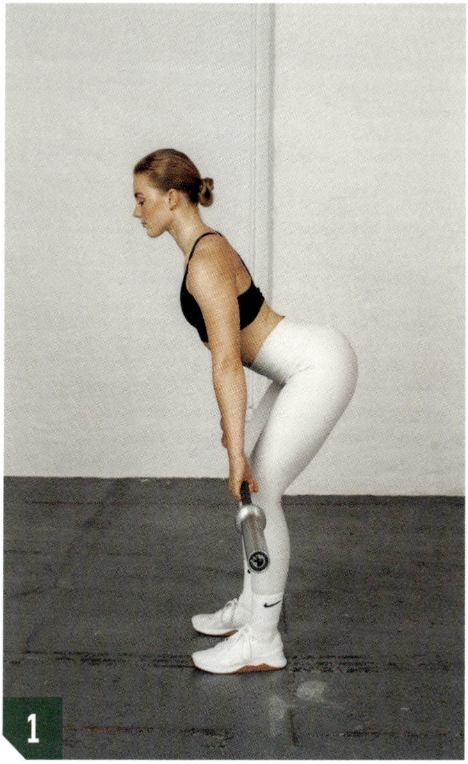
1

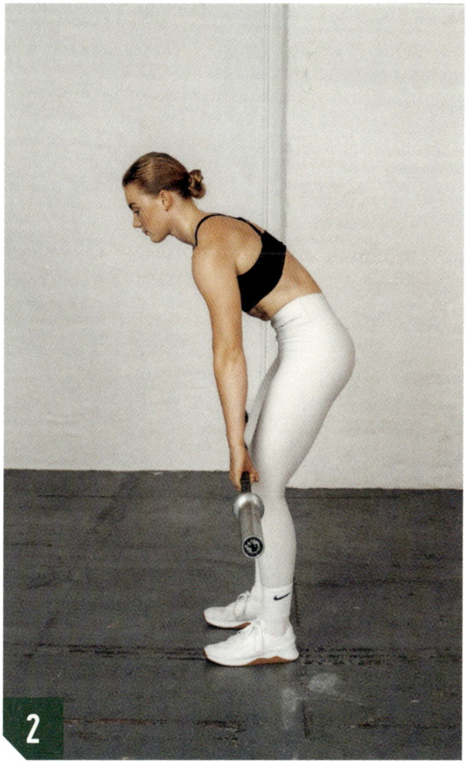
2

STAR PLANK HOLD

Beginne in der Seitlage und stütze dich auf einen Ellenbogen, der direkt unter der Schulter platziert ist. Strecke die Beine und lege die Füße übereinander. Hebe das obere Bein und das Becken an, sodass dein Körper eine sternförmige Position bildet.

HINWEISE:

- Achte darauf, dass dein Becken während der Übung nicht absinkt.
- Achte darauf, dass sich der Oberkörper während der Haltezeit weder nach vorn noch nach hinten dreht.

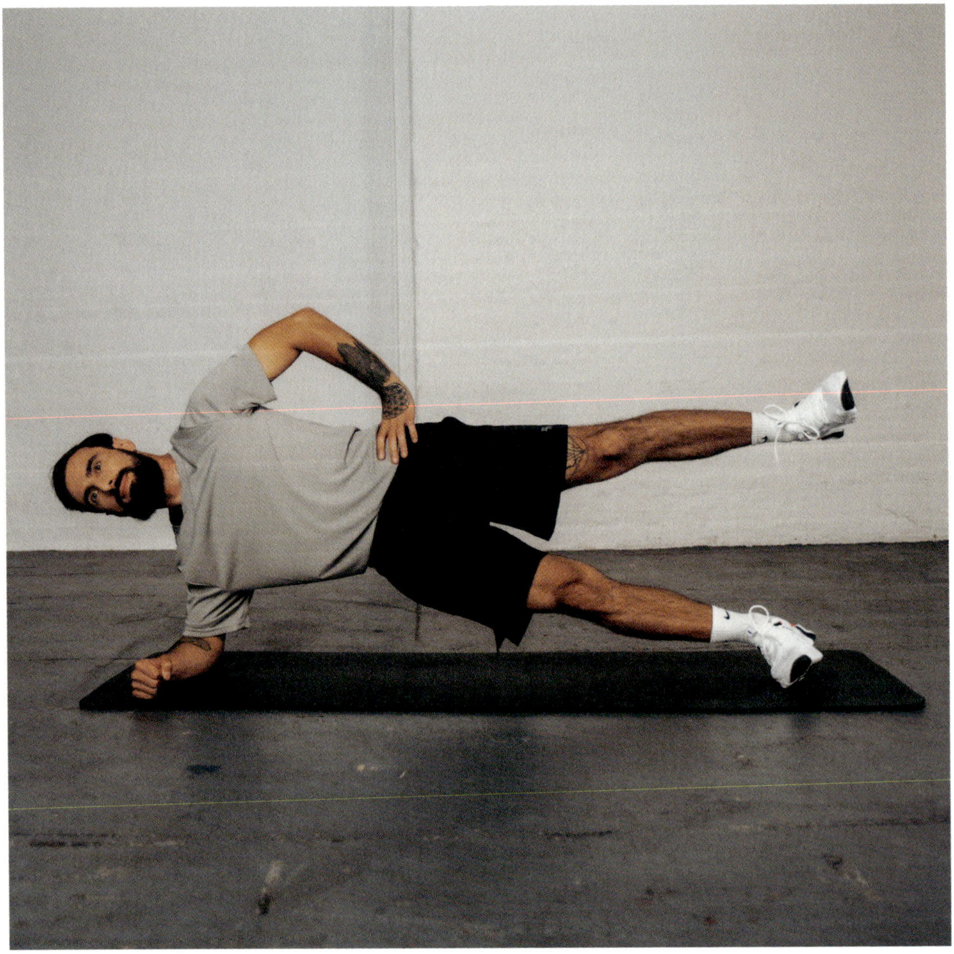

WIDE STANCE GOOD MORNING

1. Stelle die Füße weit auseinander, die Zehen zeigen leicht nach außen. Stütze die Hände auf die Hüften und richte den Oberkörper auf, sodass die Brust geöffnet ist. Spanne den Mittelkörper an.

2. Beuge den Oberkörper nach vorn und schiebe das Becken gleichzeitig nach hinten. Halte die Beine leicht gebeugt und senke den Oberkörper so weit wie möglich, bis du eine deutliche Spannung auf der Beinrückseite spürst. Achte darauf, den unteren Rücken gerade zu halten. Richte den Oberkörper wieder auf, indem du die Hüften und Knie streckst.

HINWEIS: Um die Anspannung in der Beinrückseite und in der Gesäßmuskulatur beim Aufrichten zu betonen, kann es hilfreich sein, die Knie leicht nach hinten zu schieben.

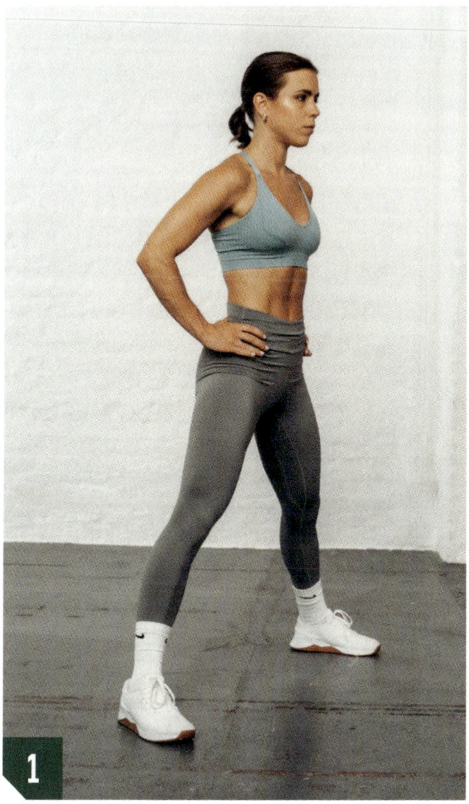
1

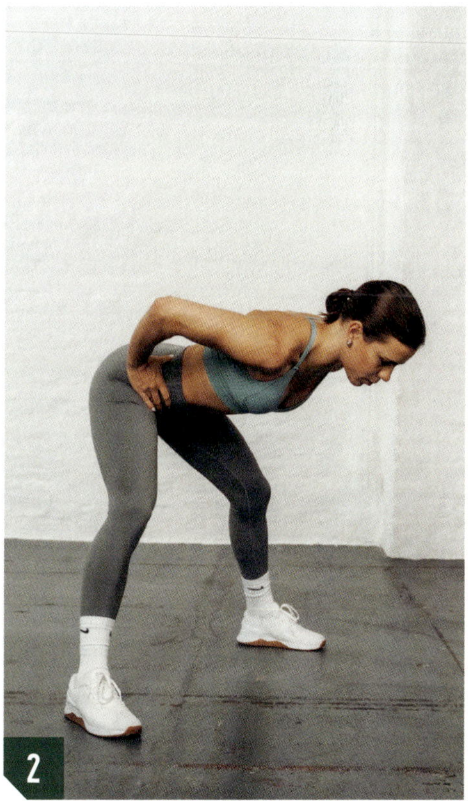
2

ÜBUNGEN FÜR DEN UNTERKÖRPER

AIR SQUAT

1. Stelle dich im schulterbreiten Stand auf, die Zehen können leicht nach außen zeigen. Halte den Rücken gerade, die Brust zeigt nach vorn und die Schultern sind entspannt. Die Arme können nach vorn gestreckt oder vor der Brust gehalten werden. Richte den Blick nach vorn.

2. Beuge die Knie und die Hüften, indem du dich mit dem Becken nach hinten setzt, und senke den Körper kontrolliert nach unten ab. Achte darauf, dass das Becken nach hinten geschoben wird und die Knie in Richtung der Zehen zeigen. Gehe so tief wie möglich, ohne dass die Fersen den Boden verlassen. Halte die Position für einen kurzen Moment und spüre die Spannung in den Oberschenkeln und der Gesäßmuskulatur. Drücke die Füße dann kräftig in den Boden, um in die Ausgangsposition zurückzukehren.

HINWEIS: Beim Air Squat bewegt sich das Becken während der Bewegung im Raum nach unten. Setze dich mittig nach unten und schiebe die Knie bewusst über die Fußspitzen hinaus.

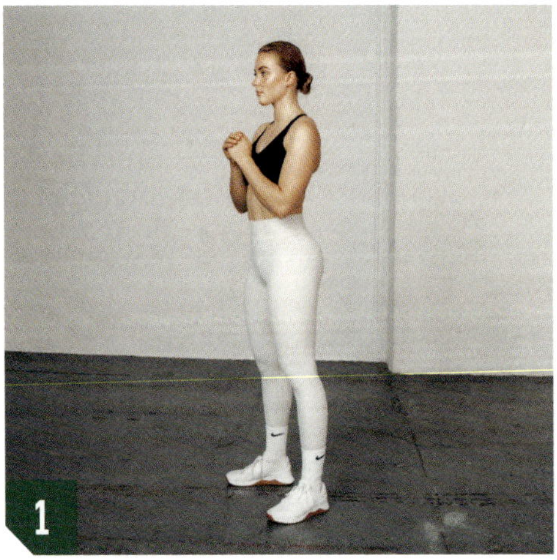

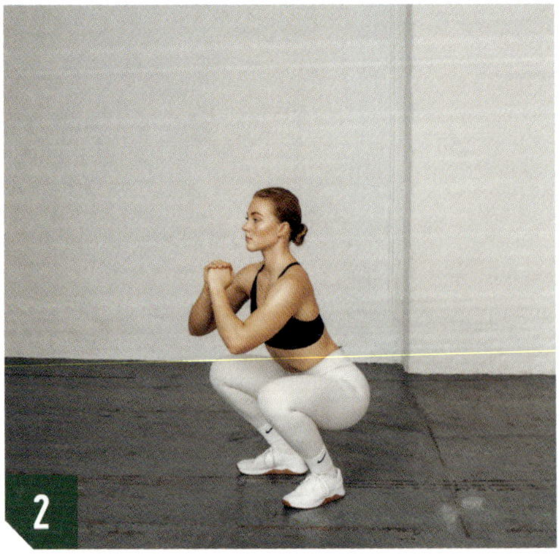

ANTERIOR STEP-DOWN

1. Stelle dich auf einen Stepper, platziere die Füße etwa schulterbreit auseinander, die Fußspitzen zeigen nach vorn. Stütze beide Hände auf die Hüften und halte den Oberkörper aufrecht. Hebe ein Bein an und halte es gestreckt über die Kante des Steppers. Richte den Blick nach vorn.

2. Senke das gestreckte Bein zum Boden ab, indem du das Standbein kontrolliert beugst. Gehe so tief wie möglich und halte die Position für einen kurzen Moment. Schiebe dich dann aus dem Standbein zurück nach oben, um in die Ausgangsposition zurückzukehren.

HINWEISE:
- Achte darauf, die Bewegung kontrolliert auszuführen und das Gleichgewicht zu halten.
- Schiebe das Knie bei der Bewegung bewusst über die Fußspitze nach vorn.

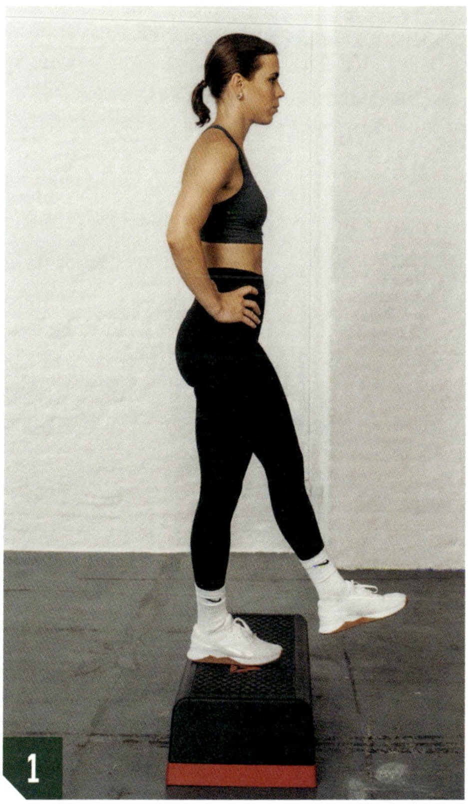
1

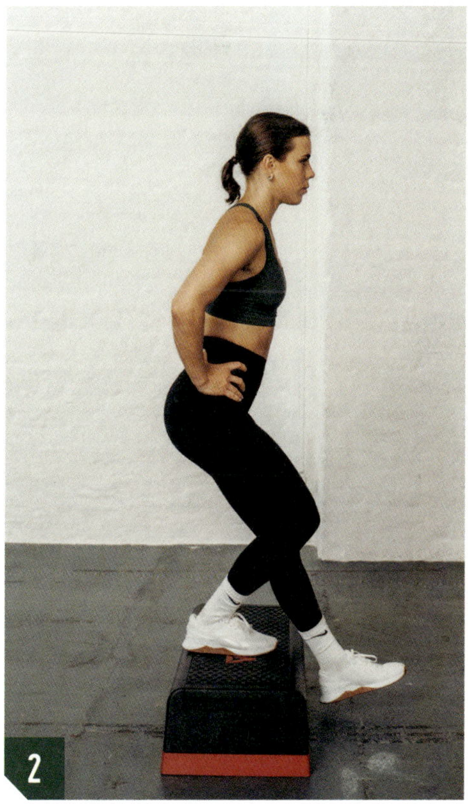
2

ANTERIOR STEP-UP

1. Stelle dich im etwa schulterbreiten Stand vor einen Stepper, die Fußspitzen zeigen nach vorn. Stütze beide Hände auf die Hüften und halte den Oberkörper aufrecht. Hebe einen Fuß an und positioniere ihn mittig auf dem Stepper. Richte den Blick nach vorn.

2. Verlagere das Körpergewicht auf das vordere Bein und steige kontrolliert auf den Stepper nach oben, bis das Standbein vollständig gestreckt ist. Hebe das freie Bein an und halte es leicht gebeugt, während du die Position für einen kurzen Moment hältst. Steige langsam nach hinten ab und kehre in die Ausgangsposition zurück.

HINWEISE:

- Achte darauf, die Bewegung kontrolliert auszuführen und das Gleichgewicht zu halten.
- Steige ohne Schwung auf den Stepper, indem du dein Gewicht zuerst auf das vordere Bein verlagerst.

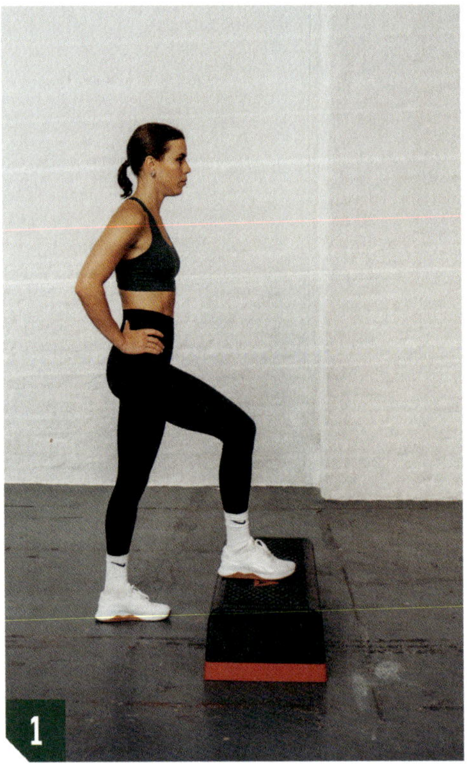

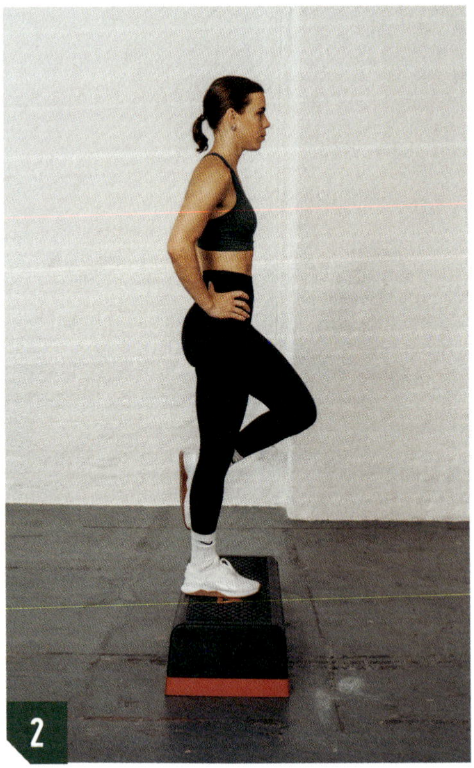

BACK SQUAT

1. Stelle dich im schulterbreiten Stand auf, die Zehen können leicht nach außen zeigen. Greife die Langhantel mit einem breiten Griff und lege sie mit einem leichten Zug der Ellenbogen auf der Nackenmuskulatur ab. Halte den Rücken gerade und richte den Blick nach vorn.

2. Beuge die Knie und die Hüften, indem du dich mit dem Becken nach hinten setzt, und senke den Körper kontrolliert nach unten ab. Achte darauf, dass das Becken nach hinten geschoben wird und die Knie in Richtung der Zehen zeigen. Gehe so tief wie möglich, ohne dass die Fersen den Boden verlassen oder die Spannung im Mittelkörper nachlässt. Halte die Position für einen kurzen Moment und spüre die Spannung in den Oberschenkeln und der Gesäßmuskulatur. Stehe dann kraftvoll auf, um in die Ausgangsposition zurückzukehren.

HINWEIS: Führe den Back Squat in einem kontrollierten Tempo aus, sodass du zu jedem Zeitpunkt der Bewegung anhalten könntest. Du arbeitest gegen die Schwerkraft, nicht umgekehrt.

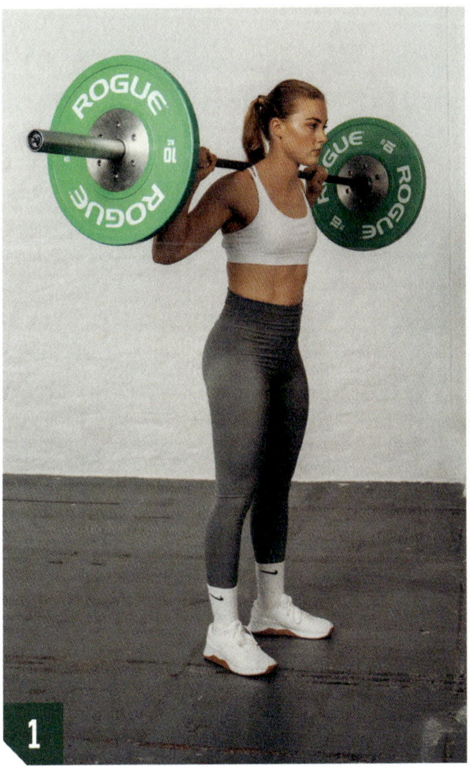

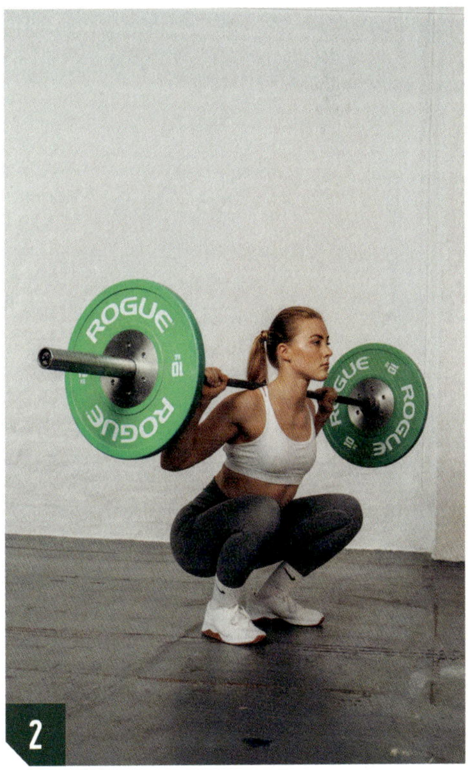

BANDED EVERSION & INVERSION

1. Setze dich auf eine Matte und strecke beide Beine gerade vor dir aus. Befestige ein Widerstandsband an einem festen Punkt und lege es um deinen Mittelfuß. Halte den Oberkörper aufrecht und stütze dich mit beiden Händen hinter dem Gesäß ab.

2. Drehe den Fuß für die Inversion nach innen, sodass die Fußsohle zum anderen Bein zeigt. Halte die Spannung in der Fuß- und Unterschenkelmuskulatur für einen kurzen Moment.

3. Stelle ein Bein für die Eversion so auf, dass du genügend Platz für das Widerstandsband hast. Drehe den Fuß dann nach außen, sodass die Fußsohle vom anderen Bein weg zeigt.

HINWEIS: Achte auf die isolierte Ansteuerung der Fuß- und Unterschenkelmuskulatur.

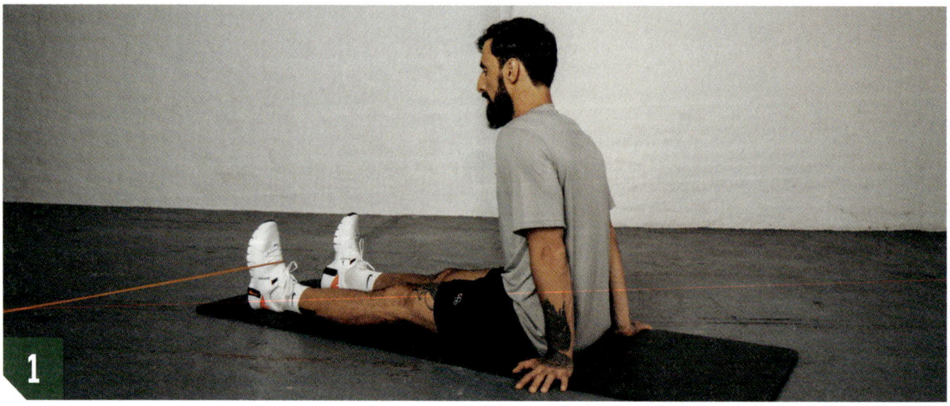

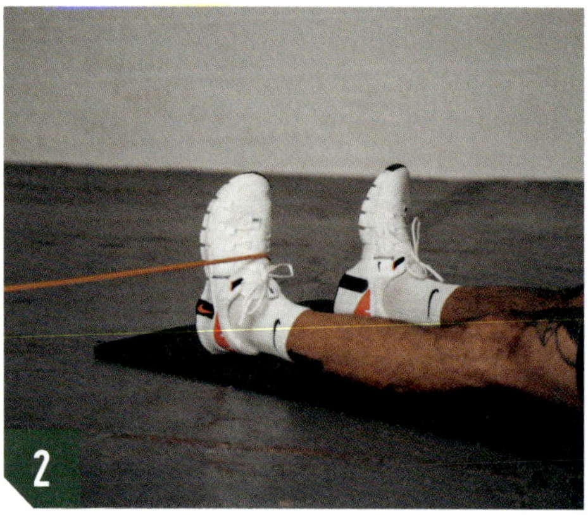

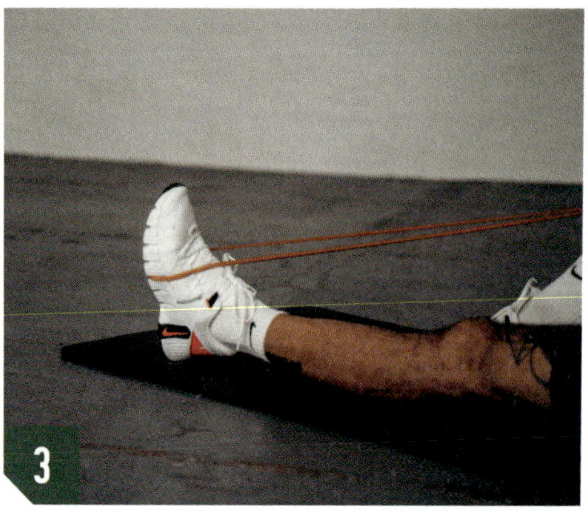

BARBELL HIP THRUST

1. Setze dich vor einer Bank auf den Boden und lehne den oberen Rücken an die Bank. Beuge die Beine, stelle die Füße flach auf den Boden, die Knie bilden einen rechten Winkel. Positioniere eine Langhantel direkt über den Hüftgelenken und greife die Stange mit beiden Händen, sodass die Finger nach vorn zeigen. Spanne den Mittelkörper an und richte den Blick nach vorn.

2. Schiebe beide Fersen in den Boden und hebe das Becken an, bis die Hüften vollständig gestreckt sind. Spanne die Gesäßmuskulatur kräftig an und halte die Position für einen kurzen Moment. Achte darauf, dass die Bewegung hauptsächlich in den Hüften stattfindet, und vermeide eine Überstreckung des Oberkörpers. Senke das Becken kontrolliert ab, bis du den Boden berührst, und führe dann die nächste Wiederholung aus.

HINWEIS: Im Gegensatz zu dem, was häufig im Fitnessstudio zu sehen ist, geht es beim Hip Thrust nicht darum, den Oberkörper nach hinten zu legen, sondern die Hüften vollständig zu strecken. Konzentriere dich also darauf, die Gesäßmuskulatur kräftig anzuspannen.

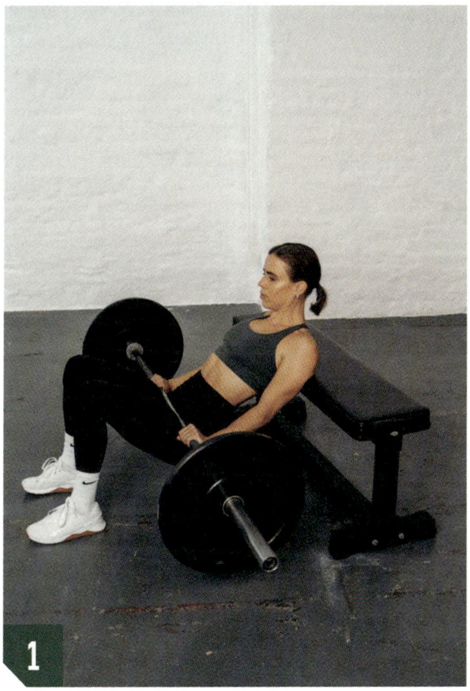

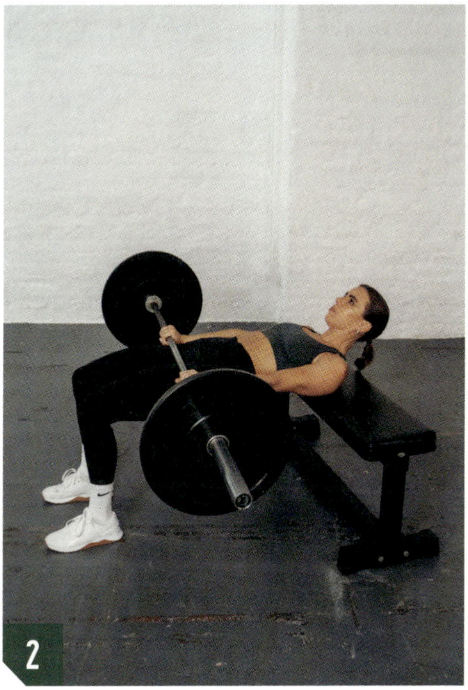

BARBELL SPLIT SQUAT

1. Greife die Langhantel mit einem breiten Griff und lege sie mit einem leichten Zug der Ellenbogen nach unten auf der Nackenmuskulatur ab. Halte den Rücken gerade und richte den Blick nach vorn. Stelle dich in einen Ausfallschritt, die Ferse des hinteren Beins ist angehoben. Die Füße sollten weit genug voneinander entfernt sein, um einen stabilen Stand zu gewährleisten.

2. Beuge die Knie und die Hüften, indem du dich mit dem Becken nach unten setzt, und senke den Körper kontrolliert ab. Gehe so tief wie möglich, bis das hintere Knie fast den Boden berührt. Halte die Position für einen kurzen Moment und spüre die Spannung in den Oberschenkeln und der Gesäßmuskulatur. Drücke dich dann kraftvoll nach oben, um in die Ausgangsposition zurückzukehren.

HINWEIS: Senke das Becken mittig nach unten, sodass das Gewicht auf beide Beine verteilt ist.

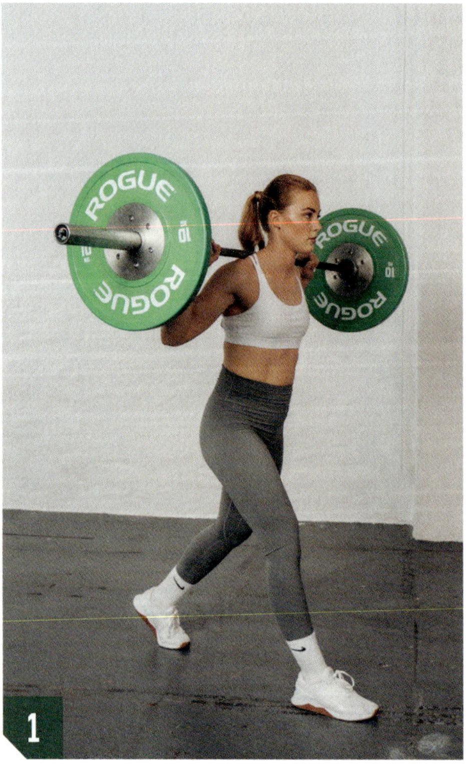

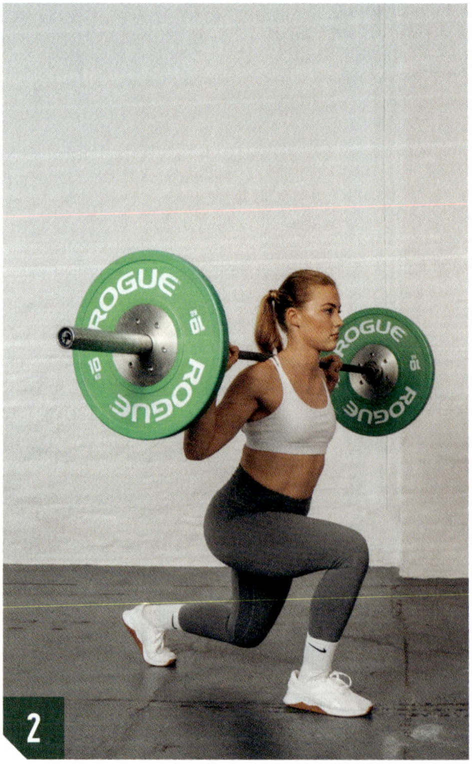

BARBELL ATG SPLIT SQUAT

1. Greife die Langhantel mit einem breiten Griff und lege sie mit einem leichten Zug der Ellenbogen nach unten auf der Nackenmuskulatur ab. Halte den Rücken gerade und richte den Blick nach vorn. Stelle dich in einen Ausfallschritt, die Ferse des hinteren Beins ist angehoben. Die Füße sollten weit genug voneinander entfernt sein, um einen stabilen Stand zu gewährleisten.

2. Beuge die Knie und die Hüften, indem du dich mit dem Becken nach vorn setzt, und senke den Körper kontrolliert ab. Gehe so tief wie möglich, ohne dass die vordere Ferse den Boden verlässt. Halte die Position für einen kurzen Moment und spüre die Spannung in den Oberschenkeln und der Gesäßmuskulatur. Drücke dich dann kraftvoll nach oben, um in die Ausgangsposition zurückzukehren.

HINWEISE:

- Schiebe das Becken schräg nach vorn, sodass das Gewicht auf das vordere Bein verlagert wird.
- Die Abkürzung ATG steht für *Ass to Grass.* Das bedeutet, dass du das Gesäß so tief wie möglich bringen sollst.

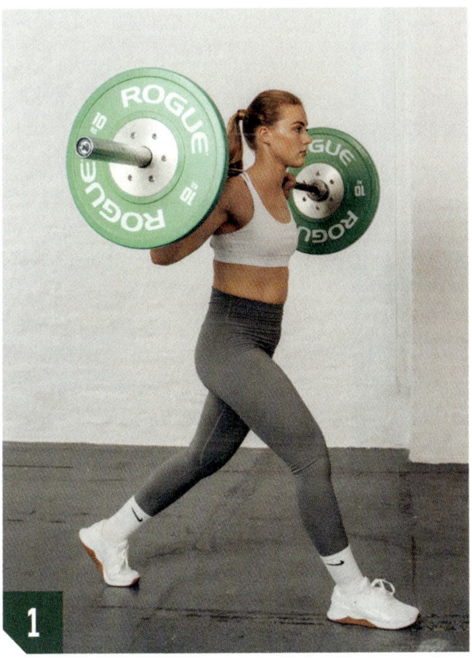

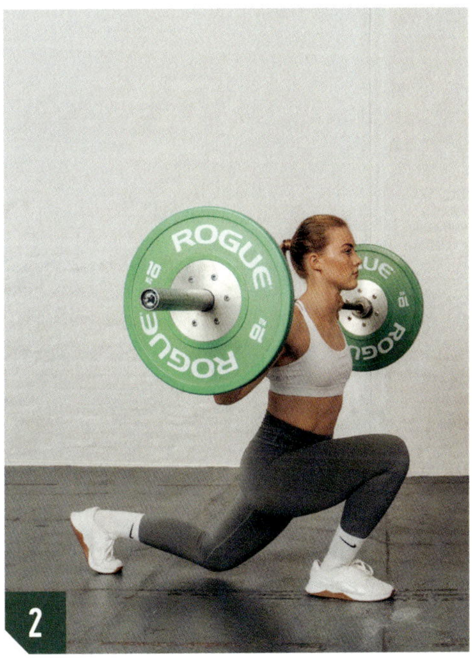

FRONT FOOT ELEVATED BARBELL ATG SPLIT SQUAT

1. Greife die Langhantel mit einem breiten Griff und lege sie mit einem leichten Zug der Ellenbogen nach unten auf der Nackenmuskulatur ab. Halte den Rücken gerade und richte den Blick nach vorn. Stelle dich in einen Ausfallschritt und platziere den vorderen Fuß auf zwei Gewichtsscheiben. Der hintere Fuß steht auf dem Boden, die Ferste ist angehoben. Die Füße sollten weit genug voneinander entfernt sein, um einen stabilen Stand zu gewährleisten.

2. Beuge die Knie und die Hüften, indem du dich mit dem Becken nach vorn schiebst, und senke den Körper kontrolliert ab. Gehe so tief wie möglich, ohne dass die vordere Ferse die Gewichtsscheibe verlässt. Halte die Position für einen kurzen Moment und spüre die Spannung in den Oberschenkeln und der Gesäßmuskulatur. Drücke dich dann kraftvoll nach oben, um in die Ausgangsposition zurückzukehren.

HINWEISE:

- Durch die Erhöhung des vorderen Fußes kannst du etwas weiter nach unten gehen. Dadurch steigt die Belastung für das vordere Bein.
- Die Abkürzung ATG steht für *Ass to Grass.* Das bedeutet, dass du das Gesäß so tief wie möglich bringen sollst.

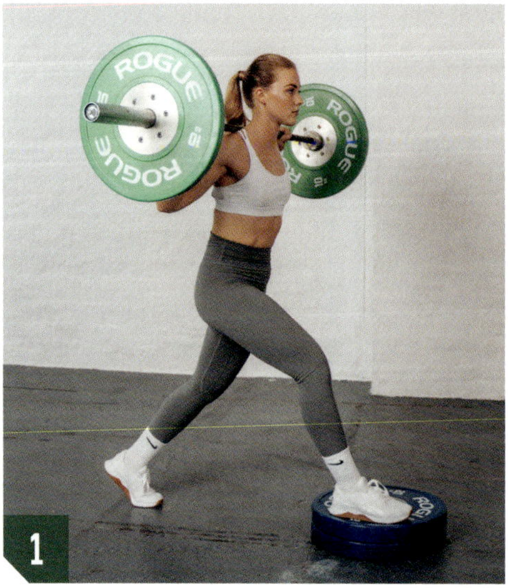

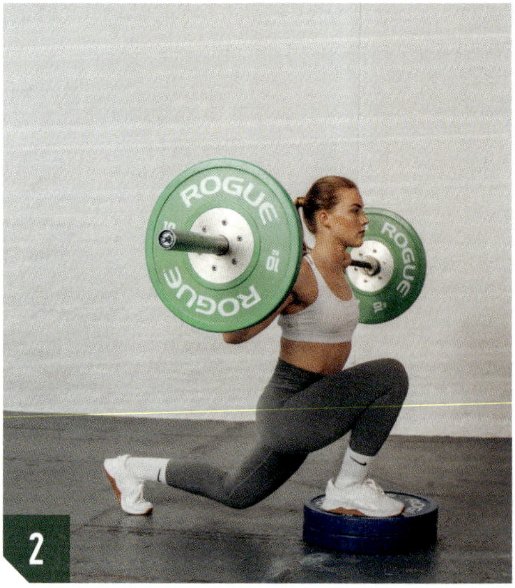

REAR FOOT ELEVATED BARBELL ATG SPLIT SQUAT

1. Greife die Langhantel mit einem breiten Griff und lege sie mit einem leichten Zug der Ellenbogen nach unten auf der Nackenmuskulatur ab. Halte den Rücken gerade und richte den Blick nach vorn. Stelle dich vor eine Bank. Lege einen Fuß auf der Bank ab, sodass du in einer Art Ausfallschritt stehst. Die Füße sollten weit genug voneinander entfernt sein, um einen stabilen Stand zu gewährleisten.

2. Beuge die Knie und die Hüften, indem du dich mit dem Becken nach unten setzt, und senke den Körper kontrolliert ab. Gehe so tief wie möglich, bis das hintere Knie fast den Boden berührt. Halte die Position für einen kurzen Moment und spüre die Spannung in den Oberschenkeln und der Gesäßmuskulatur. Drücke dich dann kraftvoll nach oben, um in die Ausgangsposition zurückzukehren.

HINWEISE:

- Die optimale Position des vorderen Beines ist etwa drei Fußlängen vor der Bankkante.
- Die Abkürzung ATG steht für *Ass to Grass.* Das bedeutet, dass du das Gesäß so tief wie möglich bringen sollst.

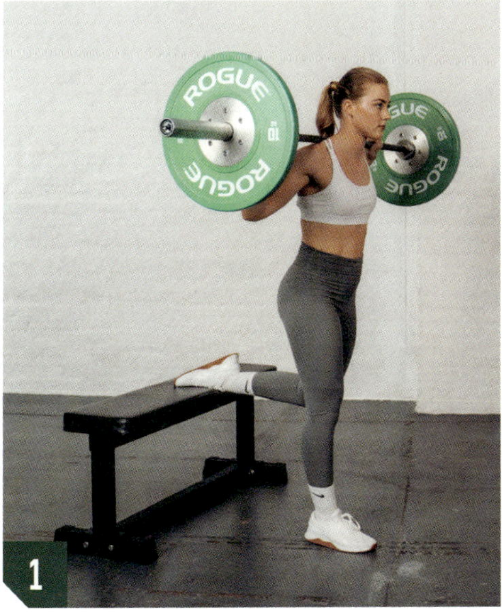

1

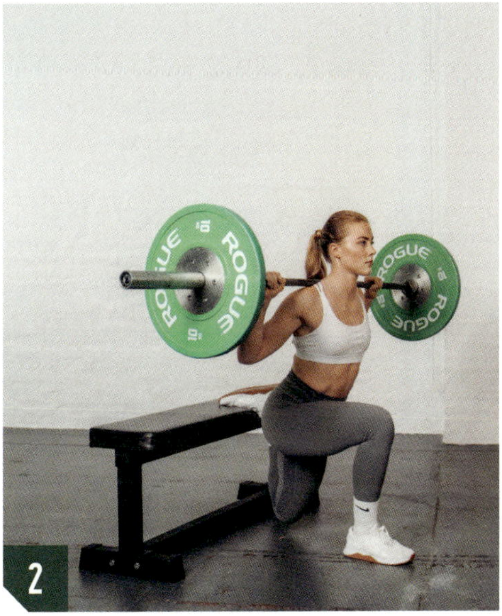

2

BENCH LYING SINGLE LEG HIP FLEXOR CURL

1. Lege dich mit dem Rücken flach auf eine Bank, sodass der gesamte Rücken und der Kopf bequem auf der Bank ruhen. Hebe beide Beine gebeugt an und ziehe sie zum Körper. Halte ein Bein mit beiden Händen hinter der Kniekehle fest, sodass das Knie zur Schulter zeigt. Spanne die Bauchmuskulatur an, um eine stabile Position zu gewährleisten.

2. Strecke das freie Bein langsam nach vorn aus, während sich der Oberschenkel zum Boden senkt und du eine Dehnung in der Hüfte spürst. Halte die Spannung für einen kurzen Moment und hebe das Bein dann wieder an und kehre in die Ausgangsposition zurück.

HINWEISE:

- Achte darauf, die Bewegung kontrolliert und über den vollen Bewegungsumfang auszuführen.
- Indem du ein Bein mit beiden Händen festhältst, sorgst du dafür, dass der untere Rücken während der gesamten Bewegung auf der Bank liegen bleibt.

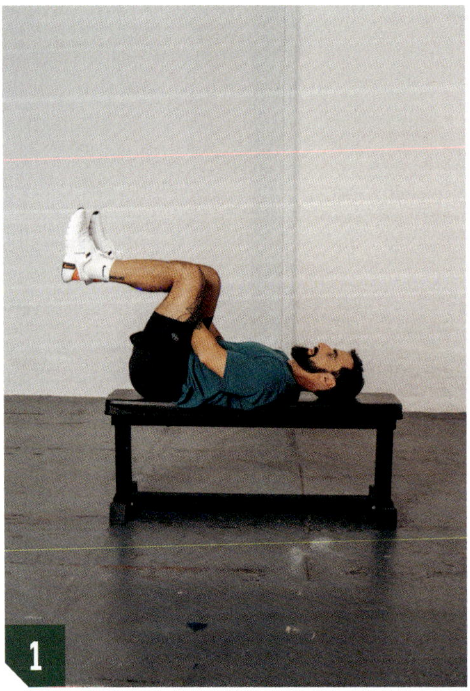
1

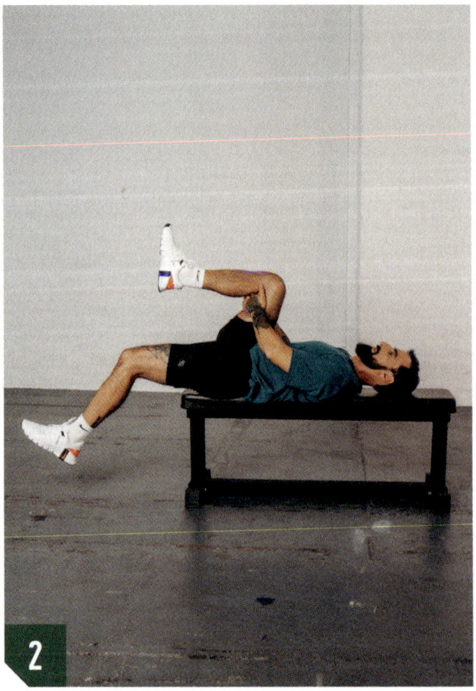
2

BOX BACK SQUAT

1. Stelle eine stabile Box bereit, platziere die Langhantel im Nacken und sichere sie mit einem festen Griff. Stelle dich mit den Füßen etwa schulterbreit vor der Box auf. Der Rücken ist gerade, die Brust ist nach oben gerichtet und die Schultern sind leicht nach hinten gezogen.

2. Beuge die Knie und die Hüften, indem du dich mit dem Becken nach hinten setzt, und senke den Körper kontrolliert nach unten ab. Achte darauf, dass das Becken nach hinten geschoben wird und die Knie in Richtung der Zehen zeigen. Senke den Körper so weit nach unten, bis das Gesäß die Box leicht oder fast berührt. Halte die Position für einen kurzen Moment, um die Spannung in den Beinen zu spüren. Drücke dich dann kraftvoll in den aufrechten Stand zurück.

HINWEIS: Die Box gibt dir einerseits eine Bewegungsrichtung vor und andererseits Sicherheit, da du dich zu jeder Zeit nach hinten absetzen kannst.

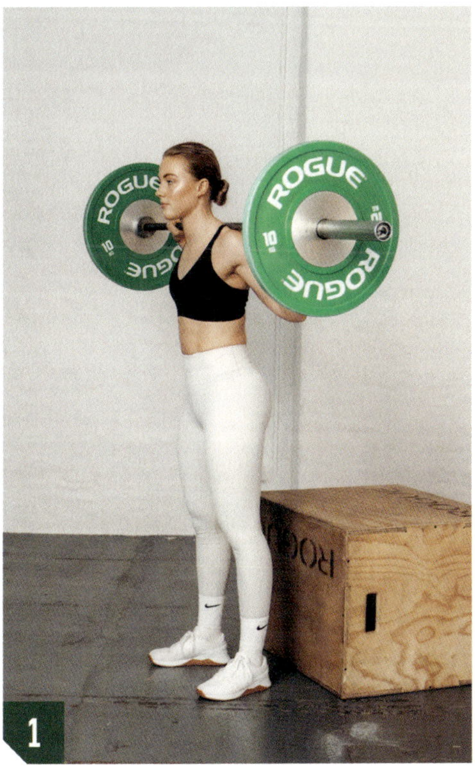

1

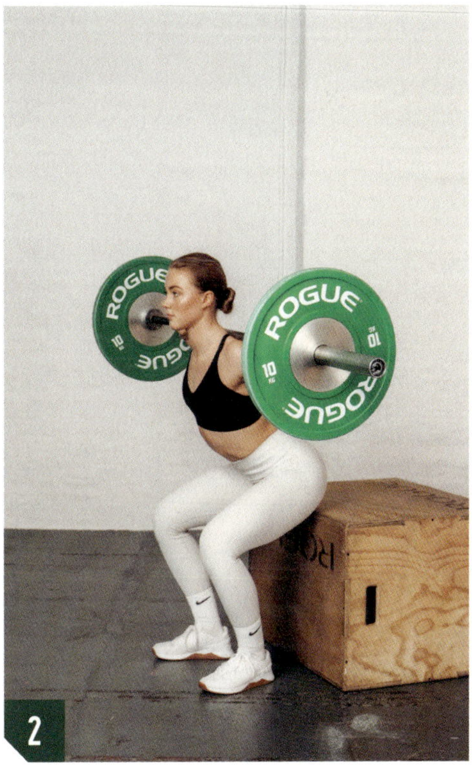

2

BOX REVERSE STEP-DOWN

1. Stelle eine Box vor dich und stelle dich mit einem Bein darauf, sodass der Fuß fest an der Kante steht. Beuge das andere Bein an und halte es knapp über der Box in der Luft. Die Brust ist aufrecht, die Schultern sind nach hinten gezogen und der Blick ist nach vorn gerichtet. Stütze beide Hände seitlich auf die Hüften, um das Gleichgewicht zu stabilisieren.

2. Beuge das Standbein und senke den Körper kontrolliert ab, während du den freien Fuß nah an der Kante der Box Richtung Boden führst. Der Oberkörper bleibt gerade und die Hüfte wird nach hinten geschoben. Senke den freien Fuß so weit wie möglich ab, ohne den Boden zu berühren, und halte die Position kurz. Schiebe dich dann mit dem Standbein zurück nach oben und kehre in die Ausgangsposition zurück.

HINWEIS: Arbeite langsam und kontrolliert, um so weit wie möglich nach unten zu kommen, ohne die Stabilität im Knie zu verlieren.

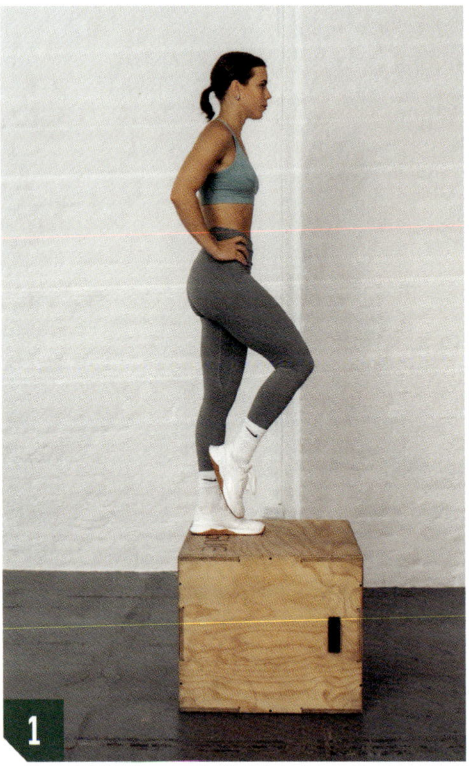

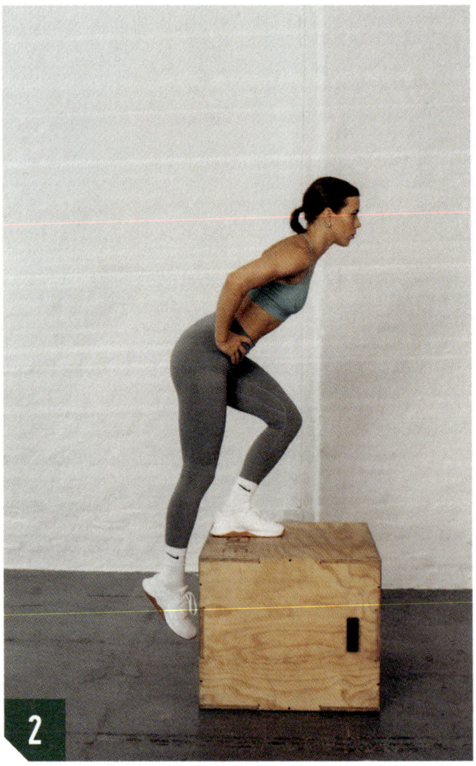

GLUTE BRIDGE

1. Lege dich mit dem Rücken auf eine Matte, winkle die Beine an und stelle die Füße hüftbreit und flach auf dem Boden auf. Lege die Arme seitlich neben den Körper mit den Handflächen nach unten. Achte darauf, dass der untere Rücken die Matte berührt, und spanne die Bauchmuskulatur an.

2. Drücke die Fersen in den Boden und hebe das Becken an, bis der Körper eine gerade Linie von den Schultern bis zu den Knien bildet. Spanne dabei die Gesäßmuskulatur an und halte die Position für einen kurzen Moment. Achte darauf, dass die Hüften vollständig gestreckt sind. Senke das Becken kontrolliert bis kurz vor den Boden ab und hebe es dann wieder an.

HINWEIS: Achte beim Anspannen der Gesäßmuskulatur darauf, dass du die Beckenposition kontrollierst, um die Hüften vollständig zu strecken.

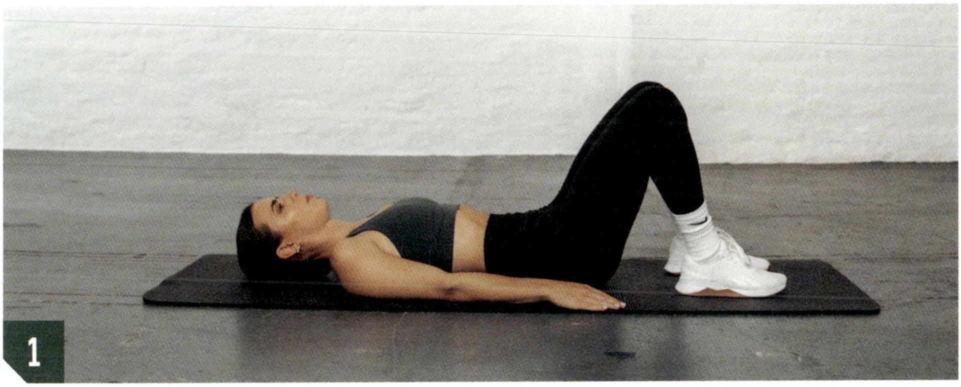

1

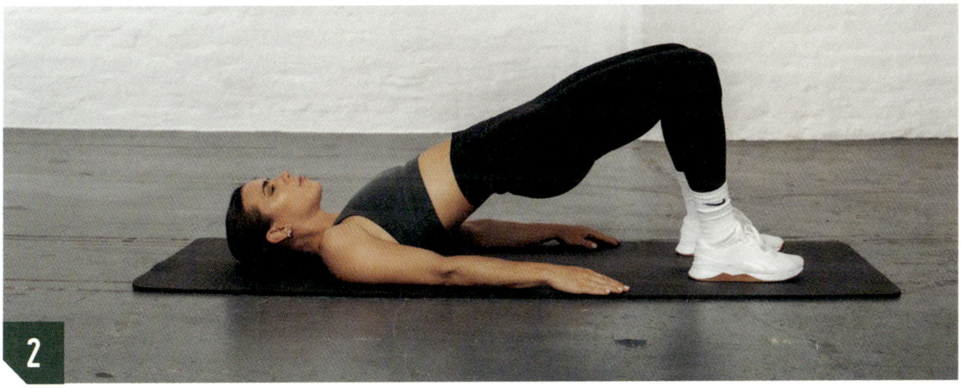

2

SINGLE LEG GLUTE BRIDGE

1. Lege dich mit dem Rücken auf eine Matte, winkle die Beine an und stelle die Füße hüftbreit und flach auf den Boden. Hebe ein Bein an und umgreife es mit beiden Händen in der Kniekehle. Achte darauf, dass der untere Rücken die Matte berührt, und spanne deine Bauchmuskulatur an.

2. Drücke die Ferse in den Boden und hebe das Becken an, bis der Körper eine gerade Linie von den Schultern bis zu dem Knie des stützenden Beins bildet. Spanne dabei die Gesäßmuskulatur an und halte die Position für einen kurzen Moment. Achte darauf, dass die Hüfte auf der Standbeinseite vollständig gestreckt ist. Senke das Becken kontrolliert bis kurz vor den Boden ab und hebe es dann wieder an.

HINWEIS: Achte bei der einbeinigen Ausführung darauf, dass das Becken nicht zur Seite wegkippt.

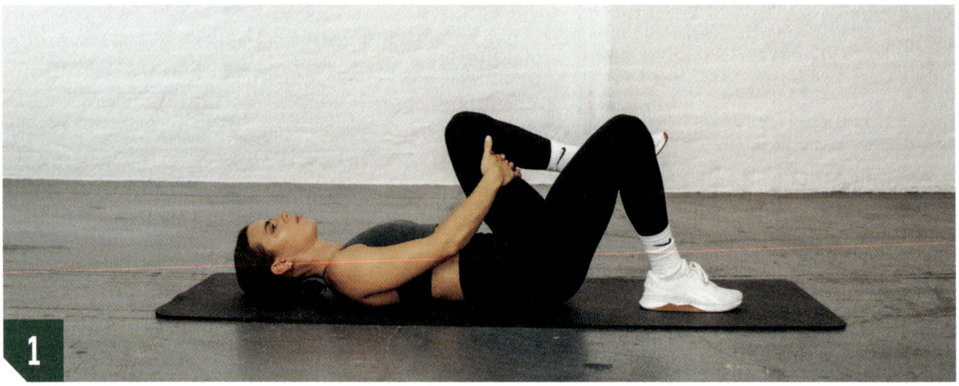

1

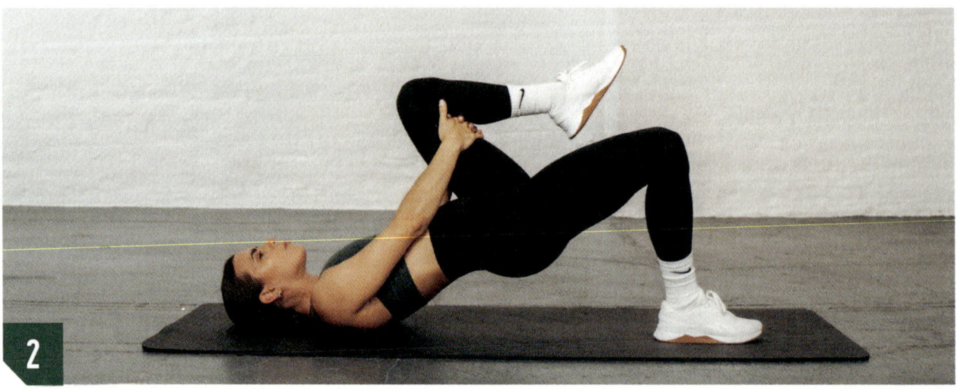

2

SINGLE LEG GLUTE BRIDGE HOLD

Lege dich mit dem Rücken auf eine Matte, winkle die Beine an und stelle die Füße hüftbreit und flach auf den Boden. Hebe ein Bein an und umgreife es mit beiden Händen in der Kniekehle. Achte darauf, dass der untere Rücken die Matte berührt, und spanne die Bauchmuskulatur an. Drücke die Ferse des Standbeins in den Boden und hebe das Becken an, bis der Körper eine gerade Linie von den Schultern bis zum Knie des Standbeins bildet. Spanne dabei die Gesäßmuskulatur an und halte die Position.

HINWEISE:

- Achte darauf, dass die Hüfte auf der Standbeinseite vollständig gestreckt ist.
- Kontrolliere während der Haltezeit immer wieder die Beckenposition.

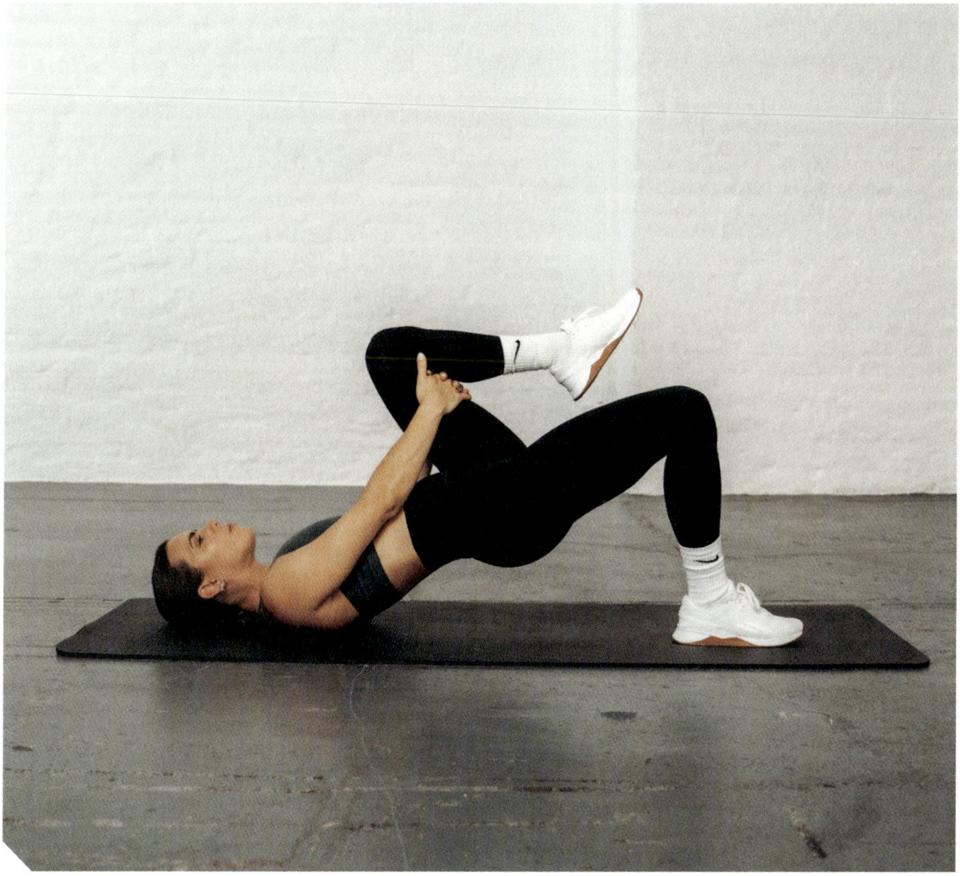

HAND SUPPORTED SINGLE LEG AIRPLANE

1. Beginne in einer aufrechten Position, die Füße stehen etwa hüftbreit auseinander. Hebe ein Bein vom Boden ab und neige den Oberkörper nach vorn, während du das andere Bein nach hinten ausstreckst, bis der Körper eine gerade Linie vom Kopf bis zum Fuß bildet. Stütze dich mit einer Hand an der Wand ab.

2. Halte die Position und achte darauf, dass der Oberkörper parallel zum Boden bleibt. Drehe dich aus dem Standbein seitlich nach oben auf, sodass das Becken von der Wand weg zeigt. Spanne dabei die Bauchmuskulatur an, um den Mittelkörper zu stabilisieren. Die freie Hand bleibt seitlich neben dem Oberkörper oder kann in die Hüfte gestützt werden.

HINWEIS: Stell dir vor, dein Körper ist ein Speer, der sich auf der Hüfte nach oben und unten dreht.

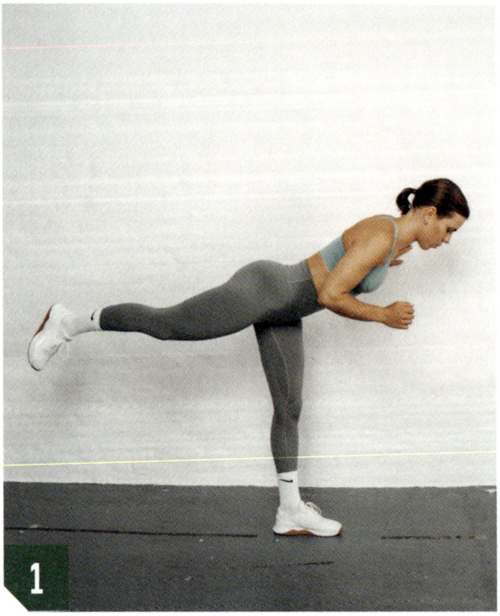

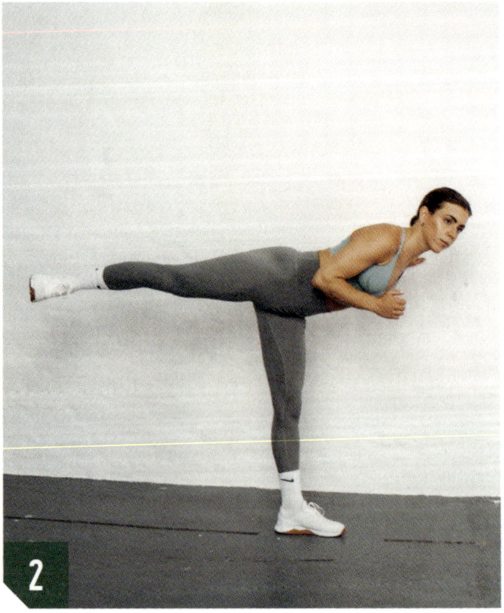

HAND SUPPORTED SINGLE LEG ROMANIAN DEADLIFT

1. Beginne in einer aufrechten Position an der Wand, die Füße stehen etwa hüftbreit auseinander. Verlagere das Gewicht auf das Bein, das näher an der Wand steht, und hebe das andere Bein leicht vom Boden an. Der Oberkörper bleibt aufrecht. Richte den Blick geradeaus. Stütze dich mit einer Hand an der Wand ab, die andere Hand kann seitlich in die Hüfte gestützt werden.

2. Beuge die Hüfte und senke den Oberkörper nach vorn, während du das freie Bein nach hinten oben streckst. Achte darauf, dass der Körper vom Kopf bis zum Fuß eine gerade Linie bildet. Bringe den Oberkörper so weit wie möglich nach unten, bis du eine Dehnung auf der Beinrückseite spürst. Halte die Position für einen kurzen Moment und kehre dann kontrolliert in die Ausgangsposition zurück.

HINWEIS: Achte darauf, dass du dich kontrolliert über die Hüftstreckung nach oben aufrichtest.

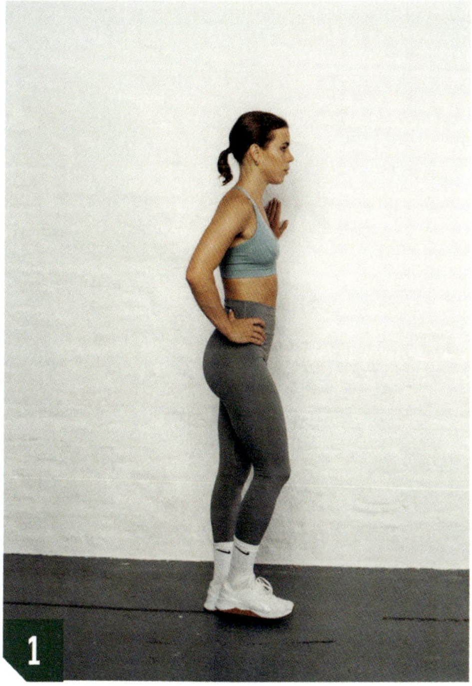

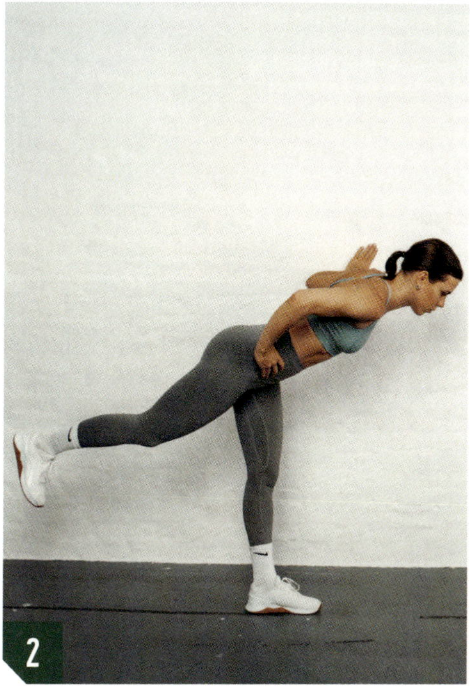

HAND SUPPORTED SINGLE LEG DUMBBELL ROMANIAN DEADLIFT

1. Nimm eine Kurzhantel in eine Hand und stelle dich aufrecht neben eineWand, die Füße etwa hüftbreit auseinander. Verlagere das Gewicht auf das Bein, das näher an der Wand steht, und hebe das andere Bein leicht vom Boden an. Der Oberkörper bleibt aufrecht. Richte den Blick geradeaus. Stütze dich mit der freien Hand an der Wand ab, die andere Hand hält die Kurzhantel.

2. Beuge die Hüfte und senke den Oberkörper nach vorn, während du das freie Bein nach hinten oben streckst. Halte die Spannung im Mittelkörper. Führe die Kurzhantel schräg nach unten Richtung Fuß und senke den Oberkörper so weit wie möglich ab, bis du eine Dehnung auf der Beinrückseite spürst. Halte die Position für einen kurzen Moment und kehre dann kontrolliert in die Ausgangsposition zurück.

HINWEIS: Achte darauf, dass du dich kontrolliert über die Hüftstreckung nach oben aufrichtest.

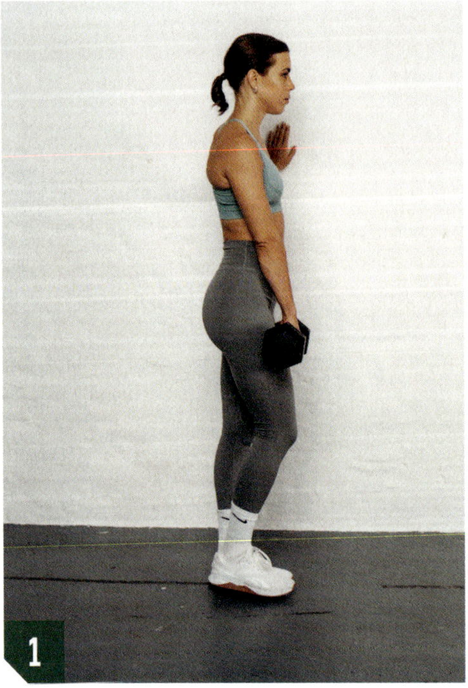
1

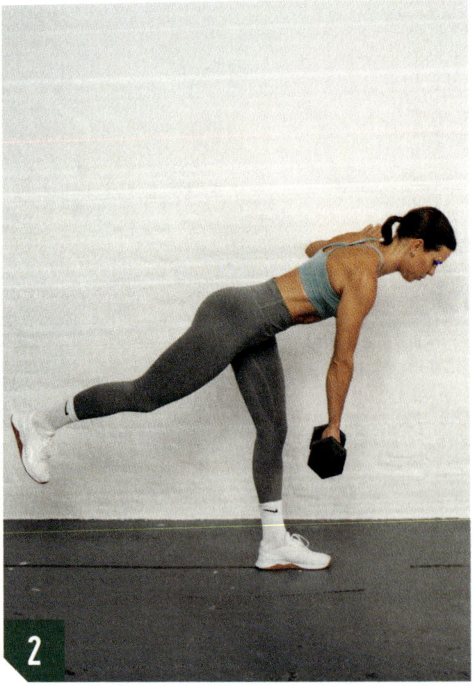
2

INCHWORM CALF WALK

1. Beginne in einer Liegestützposition mit etwa schulterbreit platzierten Händen. Beuge ein Kniegelenk leicht an, sodass das Gewicht auf das andere Bein verlagert wird. Drücke dich mit dem Vorfuß fest in den Boden und hebe das Becken dadurch leicht nach oben an. Richte den Blick auf den Boden vor dir.

2. Laufe nun mit kleinen, kontrollierten Schritten mit den Füßen in Richtung deiner Hände. Halte die Beine gestreckt und versuche, dich aktiv aus den Sprunggelenken nach oben zu schieben. Gehe so weit wie möglich nach vorn, ohne dass die Hände den Kontakt zum Boden verlieren. Halte die Position für einen kurzen Moment.

3. Laufe dann mit den Händen weiter nach vorn, bis du wieder in einer Liegestützposition ankommst.

HINWEIS: Nutze die Kraft deiner Wadenmuskulatur, um dich nach vorn zu bewegen.

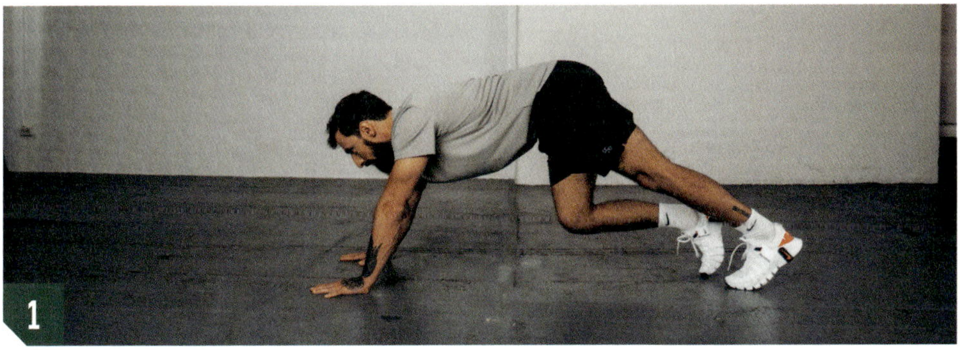

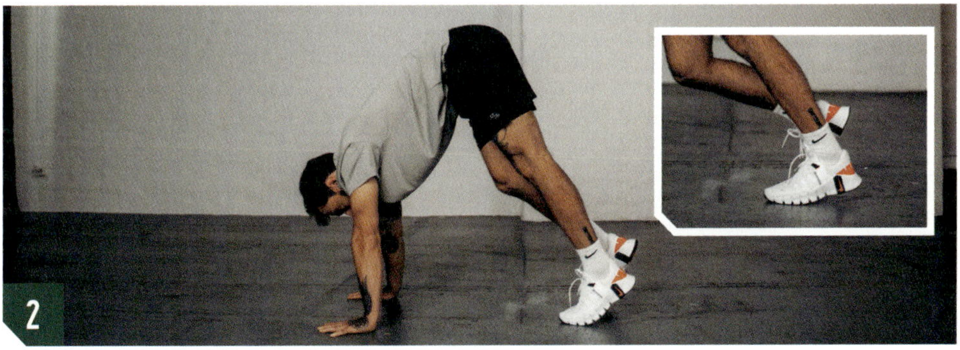

KOPENHAGEN PLANK HOLD

Stelle eine Bank neben dich, beginne in der Seitlage und stütze dich auf den Ellenbogen, den du direkt unter der Schulter platzierst. Strecke die Beine und lege den oberen Fuß auf der Bank ab, während du den unteren Fuß unter der Bank in die Luft hebst. Hebe das Becken an, sodass dein Körper eine gerade Linie vom Kopf bis zu den Füßen bildet. Strecke den freien Arm nach oben oder stütze ihn in die Hüfte.

HINWEISE:

- Achte darauf, dass das Becken während der Übung nicht absinkt.
- Achte darauf, dass sich der Oberkörper während der Haltezeit weder nach vorn noch nach hinten dreht.

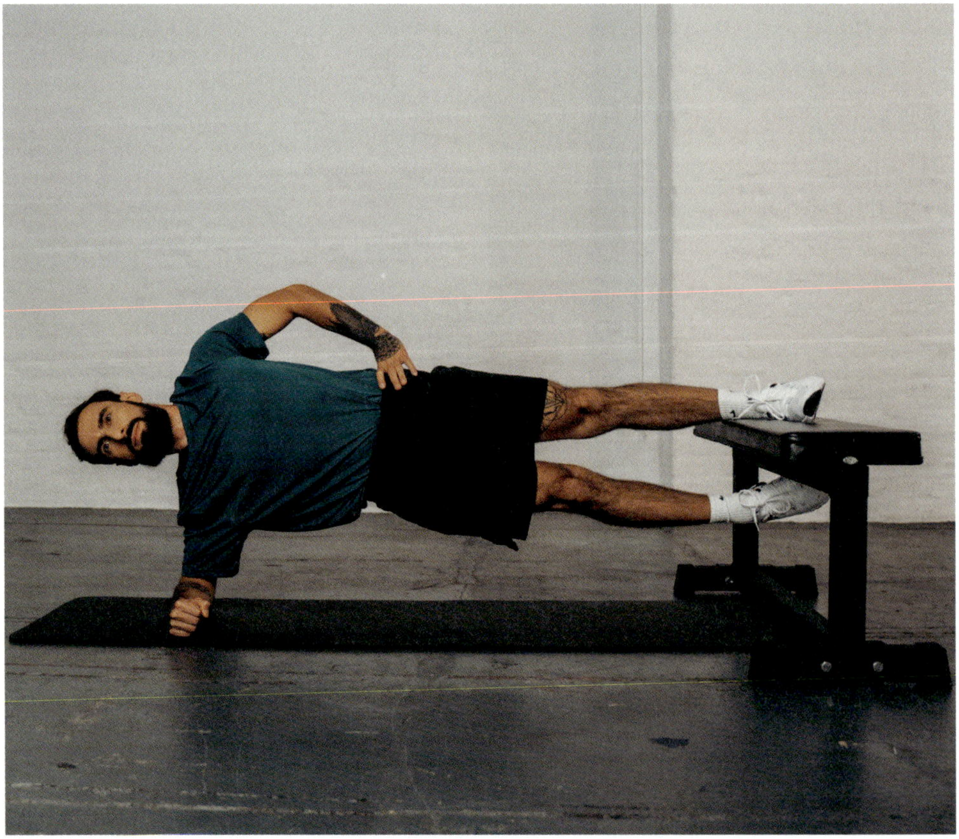

KNEE LEVEL KOPENHAGEN PLANK HOLD

Stelle eine Bank neben dich, beginne in der Seitlage und stütze dich auf den Ellenbogen, den du direkt unter der Schulter platzierst. Strecke die Beine und lege das obere Knie auf der Bank ab, während du das untere Bein unter der Bank in die Luft streckst. Hebe das Becken an, sodass dein Körper eine gerade Linie vom Kopf bis zu den Füßen bildet. Strecke den freien Arm nach oben oder stütze ihn in die Hüfte.

HINWEISE:

- Achte darauf, dass das Becken während der Übung nicht absinkt.
- Im Vergleich zum Kopenhagen Plank Hold (Seite 194)ist der Hebel wesentlich kürzer und du hast dadurch deutlich mehr Kraft. Das ist eine Möglichkeit, die Übung am Anfang zu vereinfachen.

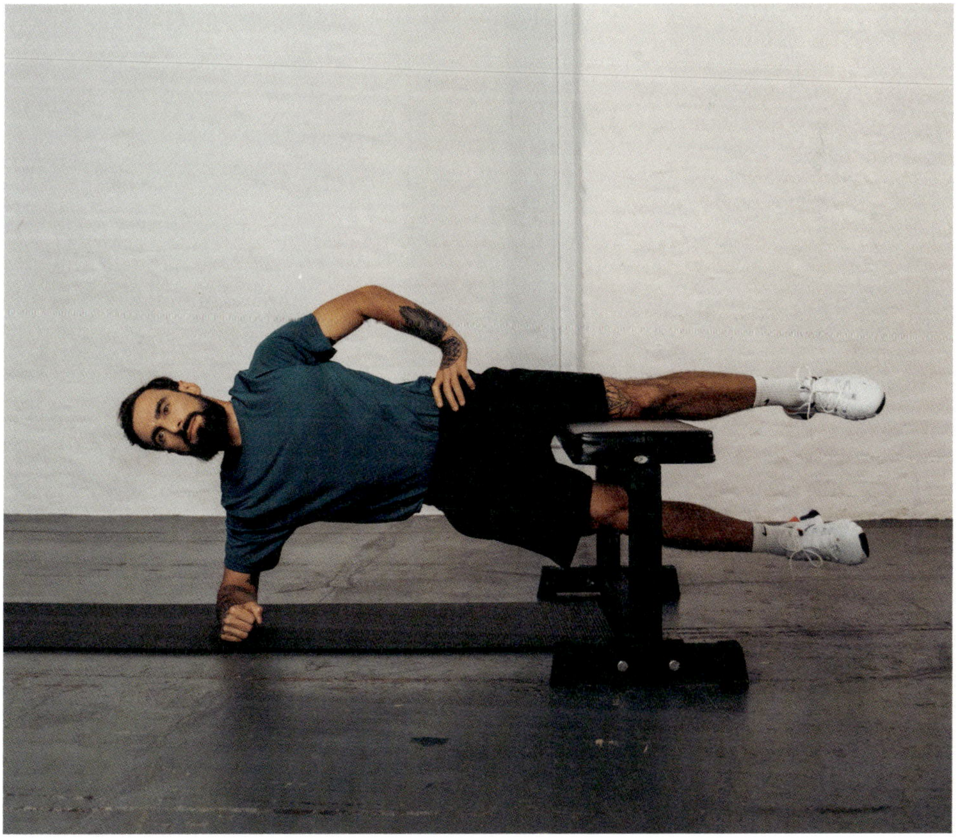

MODIFIED RAZOR HAMSTRING CURL HIP HINGE

1. Knie dich aufrecht auf eine Matte und stelle die Füße auf. Ein Trainingspartner hält die Fersen fest, sodass du sicher auf dem Boden bleibst. Halte dich mit den Händen an den Oberschenkelrückseiten fest, die Arme sind gestreckt. Spanne den Mittelkörper an und richte den Blick nach vorn.

2. Senke den gestreckten Oberkörper nach vorn Richtung Boden, ohne die Spannung im Mittelkörper zu verlieren. Achte darauf, dass sich das Becken immer über den Kniegelenken befindet. Halte die Position für einen kurzen Moment, spüre die Vordehnung in der Beinrückseite und richte dich dann wieder auf.

HINWEISE:

- Führe die Bewegung kontrolliert und ohne Schwung aus.
- Lehne den Oberkörper so weit wie möglich nach vorn, ohne mit dem Becken nach hinten auszuweichen. Ziel ist es, die Hüfte zu beugen und zu strecken.

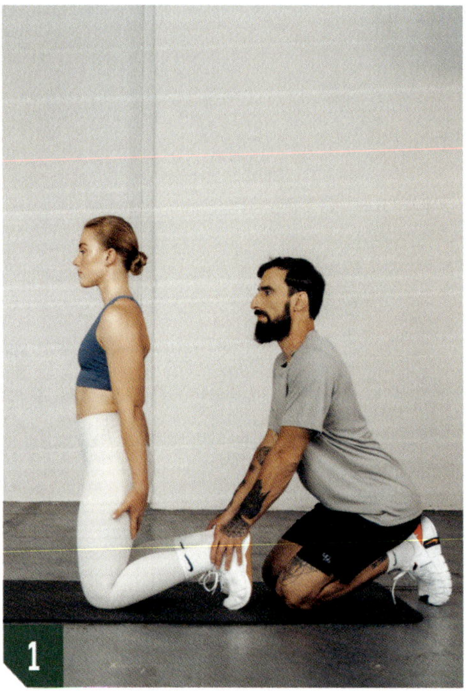
1

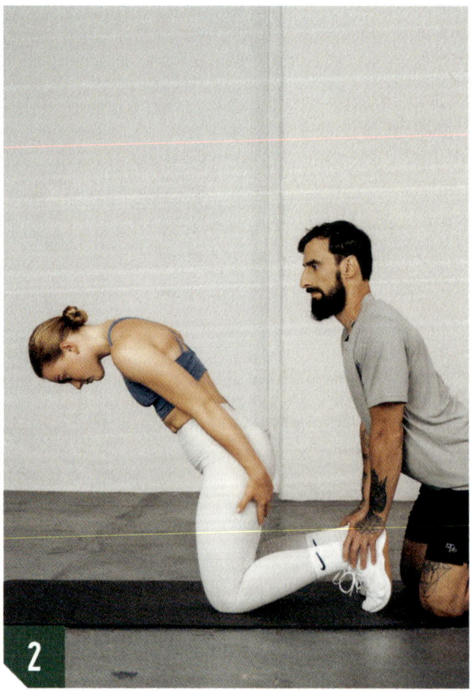
2

PRONE LYING BANDED SINGLE LEG HAMSTRING CURL

1. Lege dich mit dem Bauch auf eine Matte und befestige ein Widerstandsband an einem stabilen Punkt hinter dir. Lege das Band um einen Knöchel und stelle sicher, dass es nicht verrutschen kann. Lege den Kopf ruhig auf beide Unterarme. Hebe den Unterschenkel des Beins mit dem Band leicht an, indem du die Beinrückseite anspannst.

2. Beuge das Kniegelenk und ziehe den Fuß gegen den Widerstand des Bandes in Richtung Gesäß. Spanne dabei die Beinrückseite an, um die Bewegung zu kontrollieren. Achte darauf, dass das Becken und der Oberschenkel am Boden bleiben. Senke das Bein langsam wieder ab und kehre in die Ausgangsposition zurück.

HINWEIS: Um die Hamstrings optimal anzuspannen, muss die Hüfte gestreckt werden, während das Kniegelenk gebeugt wird. Deshalb sollst du das Becken am Boden halten.

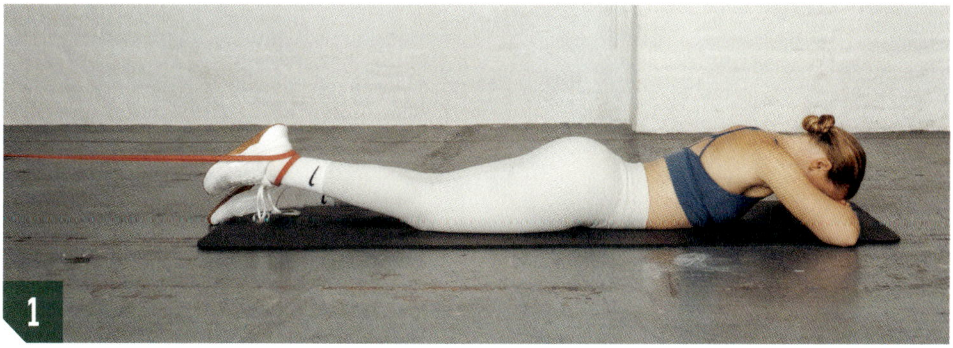

1

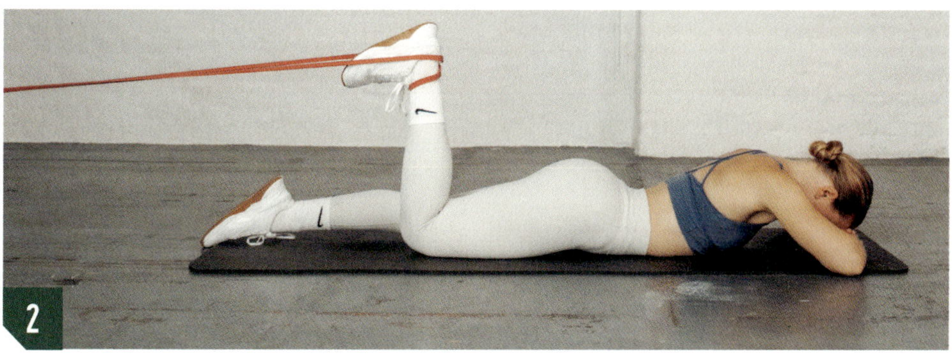

2

SEATED ANKLE CIRCLES

1. Setze dich mit entspanntem Oberkörper auf eine flache Bank und strecke ein Bein vor dir aus, während das andere Bein mit dem Fuß fest auf dem Boden steht. Der zu trainierende Fuß – des oben aufgelegten Beins – ist aktiv, ziehe die Zehen nach oben in Richtung Körper.

2. Führe mit dem Fuß kleine, kontrollierte Kreise aus, und zwar in beide Richtungen, sowohl im Uhrzeigersinn als auch gegen den Uhrzeigersinn. Achte darauf, die Bewegungen aus dem Sprunggelenk einzuleiten und die Kreise so groß wie möglich zu gestalten.

HINWEIS: Alternativ zu den Kreisen kannst du mit dem Fuß auch deinen Namen oder eine beliebige Zahl in die Luft schreiben.

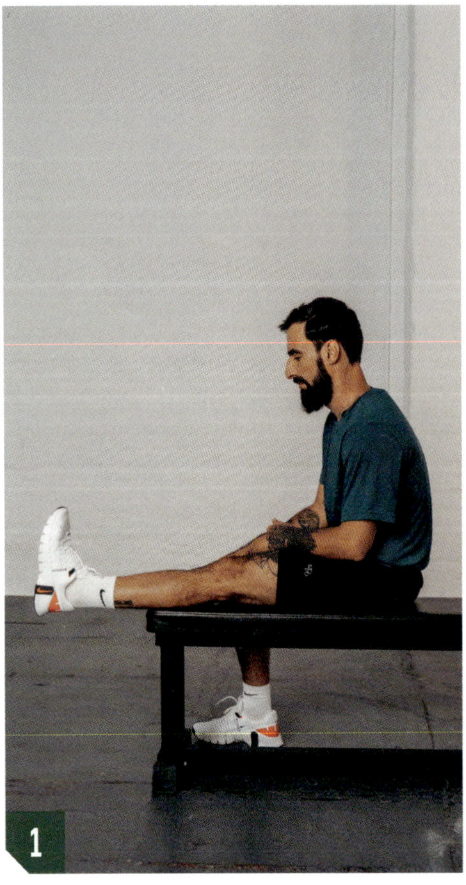

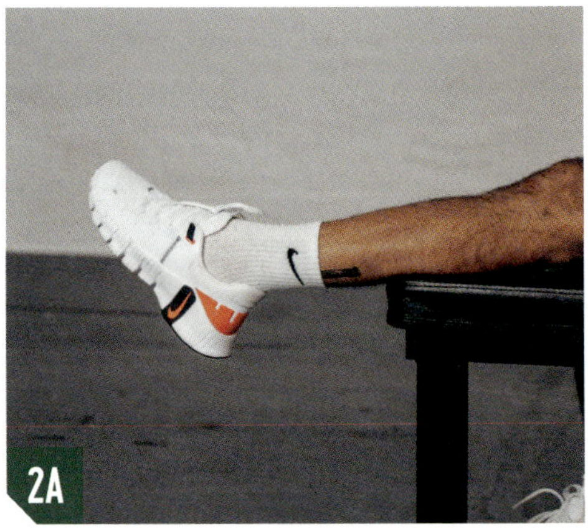

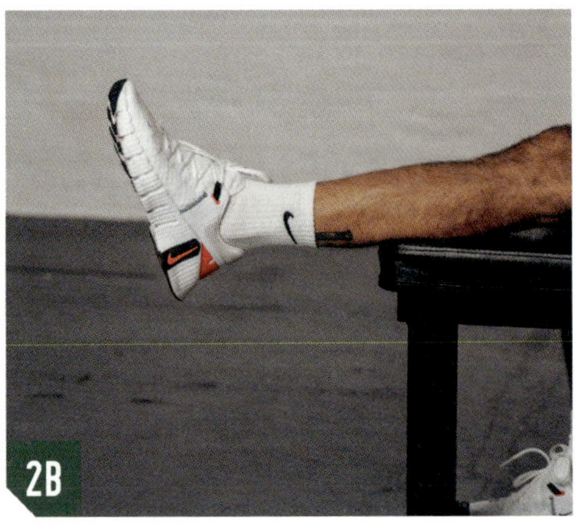

SEATED BANDED SINGLE LEG LEG EXTENSION

1. Setze dich auf eine stabile Bank und befestige ein Widerstandsband an einem festen Punkt hinter dir. Ziehe das Band unter der Bank durch und befestige es um das obere Sprunggelenk des Beines, das du trainieren möchtest. Halte dich seitlich an der Bank fest, um Stabilität zu gewährleisten. Hebe das zu trainierende Bein leicht an und beuge es, während das andere Bein fest auf dem Boden steht.

2. Strecke den Unterschenkel nach vorn aus, bis das Bein vollständig gestreckt ist. Spanne dabei die Oberschenkelmuskulatur an und halte die Position für einen kurzen Moment. Achte darauf, dass das Knie während der Bewegung stabil bleibt. Kehre kontrolliert in die Ausgangsposition zurück, indem du das Bein langsam wieder beugst.

HINWEIS: Wenn du lange Beine hast, kannst du dich zusätzlich auf zwei Gewichtsscheiben setzen. So kannst du über den gesamten Bewegungsumfang arbeiten.

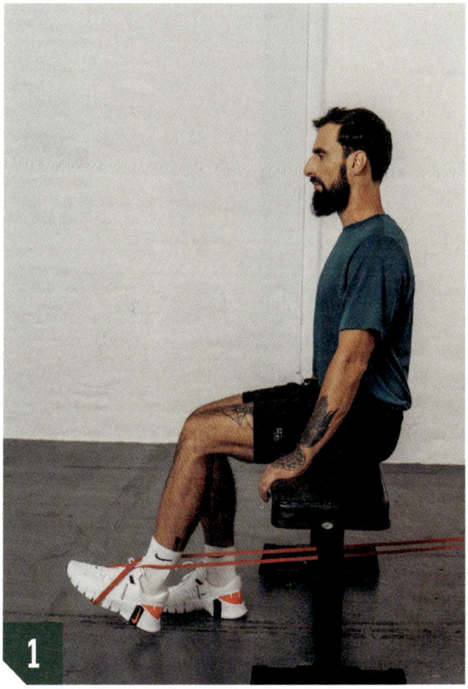
1

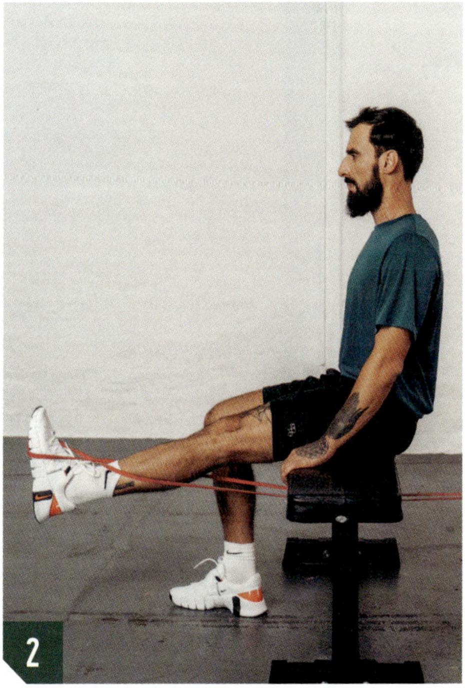
2

SEATED BANDED SINGLE LEG LEG EXTENSION ISO HOLD

Setze dich auf eine stabile Bank und befestige ein Widerstandsband an einem festen Punkt hinter dir. Ziehe das Band unter der Bank durch und befestige es um das obere Sprunggelenk des Beines, das du trainieren möchtest. Halte dich seitlich an der Bank fest, um Stabilität zu gewährleisten. Hebe das zu trainierende Bein leicht an und beuge es, während das andere Bein fest auf dem Boden steht. Strecke den Unterschenkel nach vorn, bis sich der Fuß kurz vor dem Knie befindet. Spanne dabei die Oberschenkelmuskulatur an und halte die Position statisch. Achte darauf, dass das Knie während der gesamten Haltezeit stabil bleibt. Kehre kontrolliert in die Ausgangsposition zurück, indem du das Bein langsam wieder beugst.

HINWEIS: Befestige das Widerstandsband nicht nur um das Sprunggelenk, sondern mit einer Schlaufe auch um den Mittelfuß, um einen besseren Halt zu gewährleisten. Überkreuze das Band dafür einmal über dem Fußrücken.

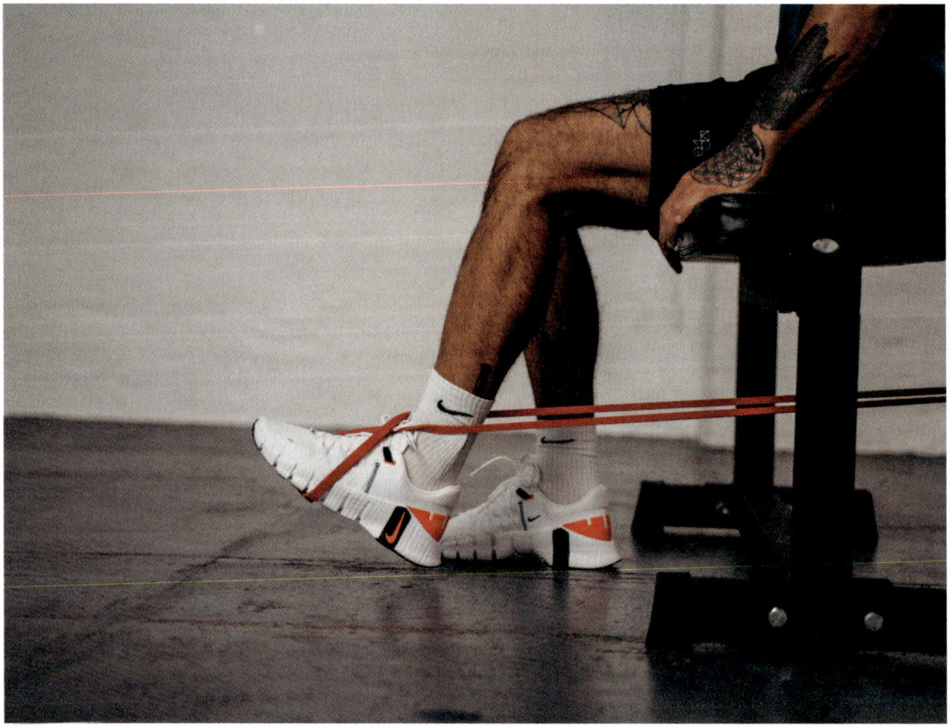

SINGLE UNDER

1. Stelle dich mit einem Springseil in den Händen aufrecht mit in einem schulterbreiten Stand auf. Beuge die Arme leicht und halte die Ellenbogen nah am Körper. Richte den Oberkörper auf und den Blick nach vorn.

2. Drehe das Seil, indem du die Handgelenke und Unterarme in einer kontrollierten Bewegung nach vorn und dann nach unten bewegst. Achte darauf, dass du nur einmal pro Seildrehung abspringst, daher der Begriff »Single Under«. Lande nach jedem Sprung sanft auf den Fußballen und gehe dabei leicht in die Knie.

HINWEIS: Wenn du mit einem Fuß auf das Seil steigst, sollten die Griffe kurz unter der Brust enden. So hast du die optimale Seillänge, um flüssig springen zu können.

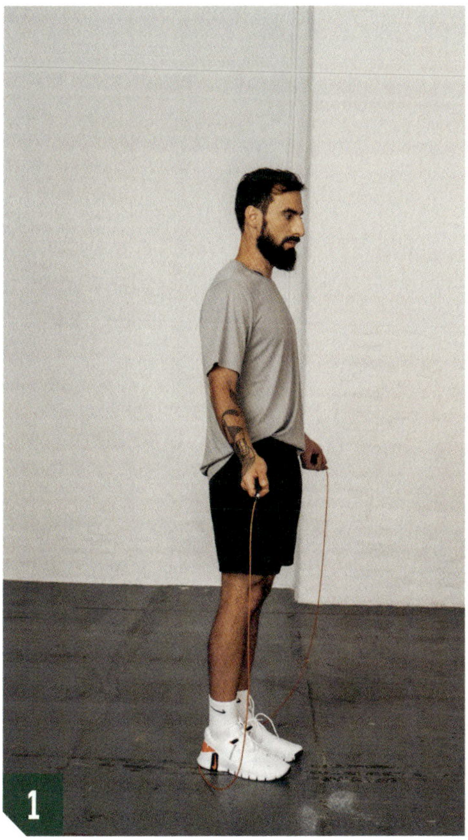

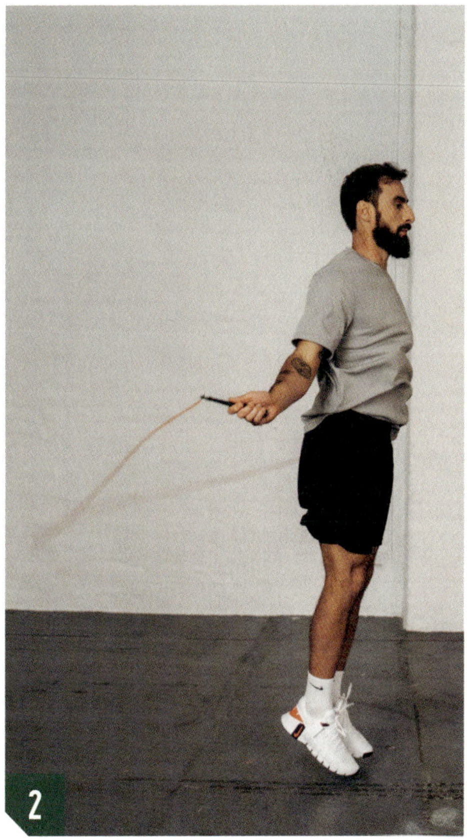

SPLIT STANCE DUMBBELL ROMANIAN DEADLIFT

1. Stelle dich aufrecht in eine kurze Schrittstellung, die Zehen des hinteren Fußes befinden sich auf Höhe der vorderen Ferse. Hebe die hintere Ferse leicht vom Boden ab, sodass sich das Gewicht auf das vordere Bein verlagert. Halte zwei Kurzhanteln mit festem Griff seitlich neben dem Körper. Der Oberkörper ist aufrecht. Ziehe die Schultern nach hinten und richte den Blick nach vorn.

2. Beuge den Oberkörper langsam nach vorn, während das hintere Bein leicht gebeugt bleibt. Führe die Kurzhanteln entlang der Vorderseite deiner Unterschenkel nach unten und halte die Spannung im unteren Rücken. Gehe so tief wie möglich, bis du die Spannung in der hinteren Oberschenkelmuskulatur spürst. Kehre in die Ausgangsposition zurück, indem du die Hüften streckst und den Oberkörper kontrolliert aufrichtest.

HINWEIS: Achte beim Aufstehen darauf, dass du die Hüften und Knie streckst. Es ist nicht falsch, den Oberkörper mit dem Rücken aufzurichten, in diesem Fall geht es aber um die Rückseite der Oberschenkel.

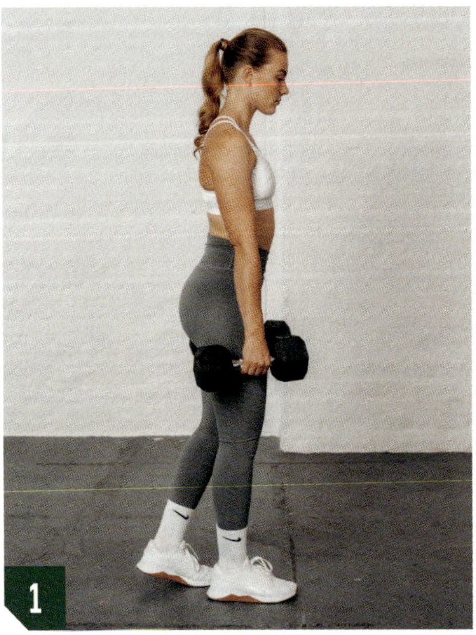

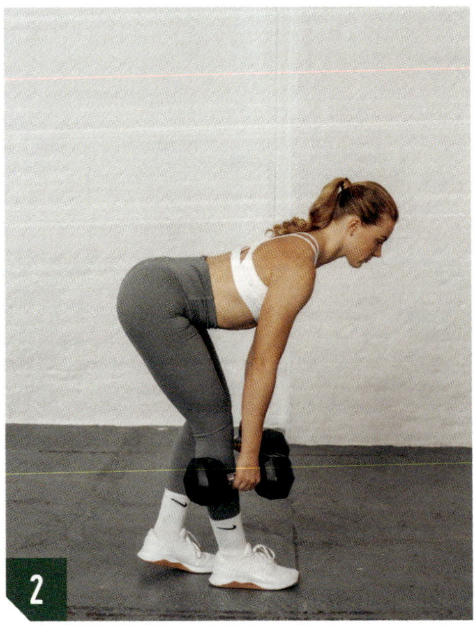

SPLIT STANCE SINGLE LEG CALF RAISE

1. Beginne in einem Ausfallschritt, mit beiden Beinen etwa rechtwinklig gebeugt. Das hintere Knie zeigt in Richtung Boden, die Ferse ist angehoben. Stütze beide Hände seitlich auf die Hüften, um das Gleichgewicht zu stabilisieren. Der Körperschwerpunkt liegt mittig zwischen den Füßen. Richte den Blick nach vorn.

2. Drücke dich mit dem Fußballen nach oben und hebe die Ferse des vorderen Beins vom Boden ab. Spanne die Wadenmuskulatur an und schiebe die Ferse so hoch wie möglich, während du den Oberkörper minimal nach vorn neigst. Halte die Position für einen kurzen Moment und spüre die Spannung in der Wade. Senke die Ferse langsam wieder bis kurz vor den Boden ab und hebe sie dann wieder an.

HINWEIS: Achte auf die isolierte Ansteuerung der Waden- und Unterschenkelmuskulatur.

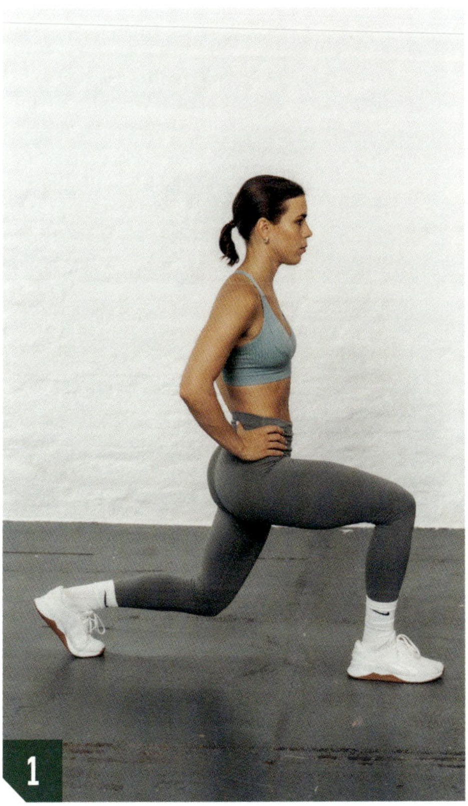
1

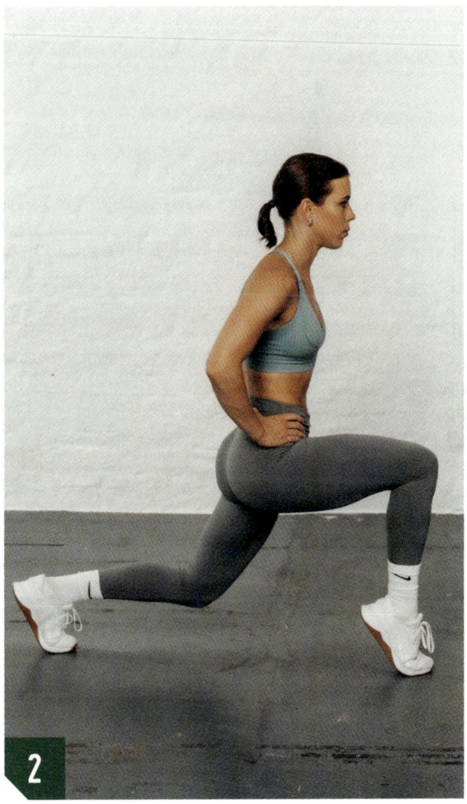
2

STANDING BANDED SINGLE LEG HIP FLEXOR CURL

1. Befestige ein Widerstandsband an einem festen Punkt hinter dir und lege das andere Ende um dein Sprunggelenk. Stelle dich aufrecht und so weit entfernt vom Befestigungspunkt auf, dass das Band gespannt ist. Stelle dich stabil auf dein Standbein, während das zu trainierende Bein leicht nach hinten gezogen wird. Der Oberkörper bleibt aufrecht und die Arme hängen locker neben dem Körper.

2. Ziehe das zu trainierende Bein nach vorn, bis sich dein Knie etwa auf Hüfthöhe befindet. Halte die Position für einen kurzen Moment und kehre dann in die Ausgangsposition zurück.

HINWEISE:

- Achte darauf, dass du die Beckenposition während der Bewegung kontrollierst.
- Arbeite ohne Schwung, um das Gleichgewicht halten zu können.

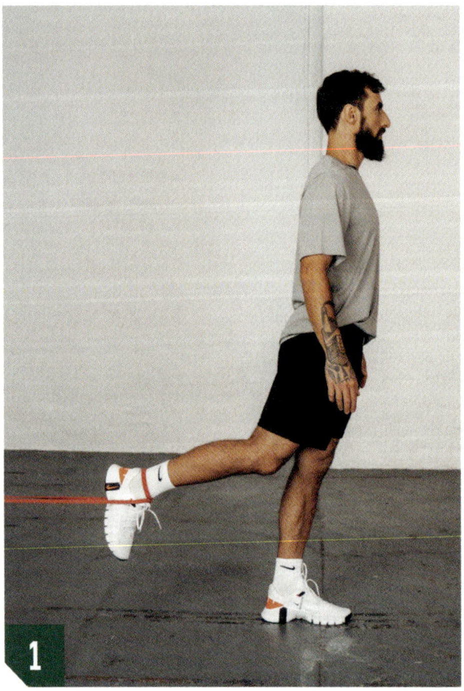
1

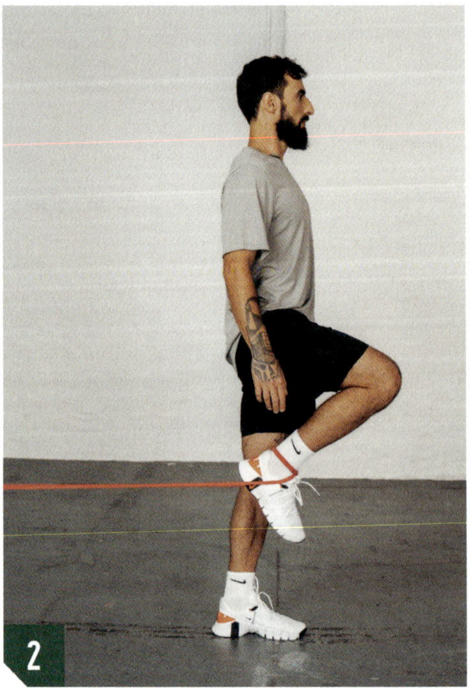
2

STANDING BANDED TERMINAL KNEE EXTENSION

1. Befestige ein Widerstandsband an einem festen Punkt in Kniehöhe und lege das andere Ende um die Kniekehle. Stelle dich aufrecht und so weit entfernt zum Befestigungspunkt auf, dass das Band gespannt ist. Beuge beide Knie, indem du dich mit dem Becken leicht nach hinten setzt. Der Oberkörper bleibt aufrecht und die Arme hängen locker neben dem Körper.

2. Schiebe das Knie gegen den Widerstand des Bandes nach hinten und strecke das Kniegelenk dabei vollständig durch. Halte die gestreckte Position für einen kurzen Moment und kehre dann in die Ausgangsposition zurück. Achte darauf, die Bewegung langsam und kontrolliert auszuführen.

HINWEIS: Konzentriere dich auf die Streckung am Ende des Bewegungsumfangs. Nach einer Knieverletzung bestehen hier oft noch leichte Einschränkungen.

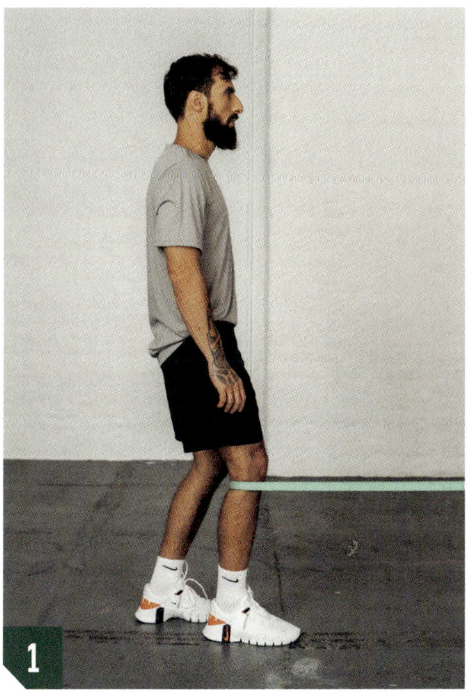

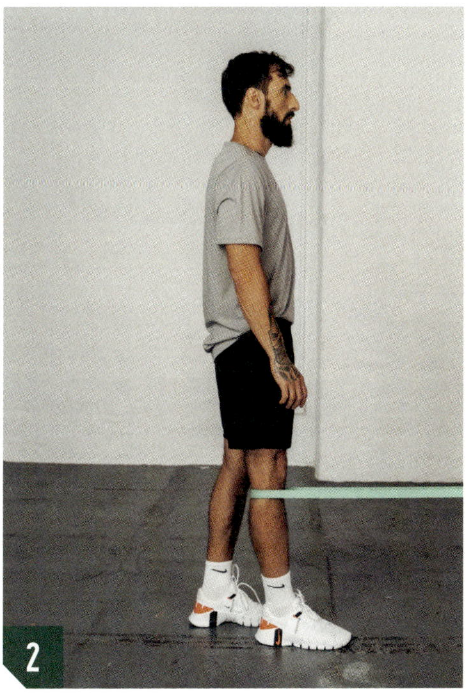

STANDING CALF RAISE

1. Stelle dich seitlich an eine Wand. Richte die Füße parallel zueinander aus und strecke die Beine. Halte dich mit einer Hand an der Wand fest, um das Gleichgewicht zu stabilisieren. Der andere Arm hängt locker neben dem Körper und der Oberkörper ist aufrecht.

2. Drücke dich mit den Fußballen nach oben und hebe die Fersen vom Boden an. Spanne die Wadenmuskulatur an und schiebe die Fersen so hoch wie möglich. Halte die Position für einen kurzen Moment und spüre die Spannung in den Waden. Senke die Fersen langsam wieder bis kurz vor den Boden ab und hebe sie dann wieder an.

HINWEIS: Achte auf die isolierte Ansteuerung der Waden- und Unterschenkelmuskulatur.

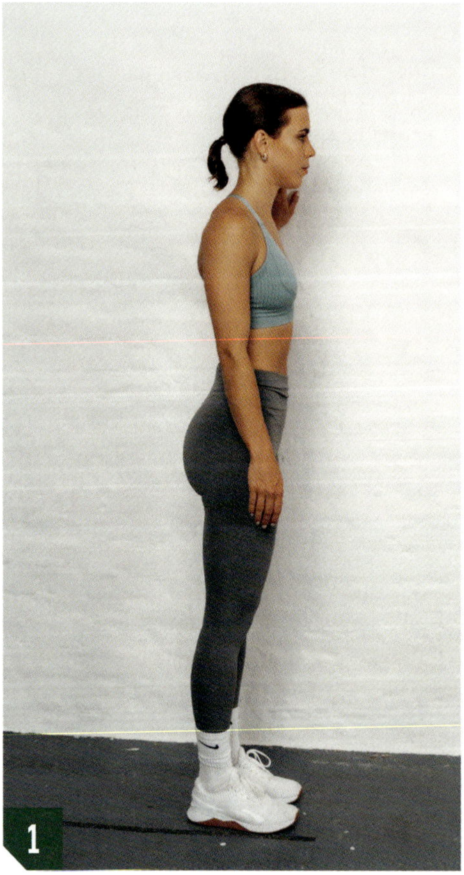

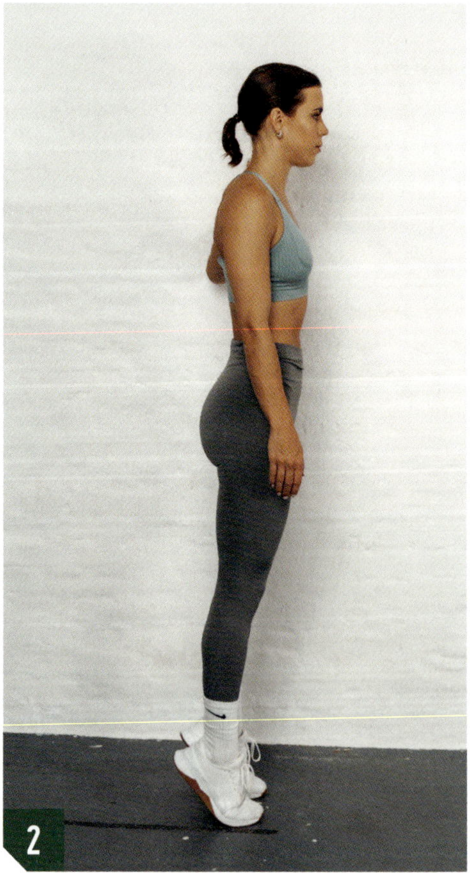

STANDING STEPPER CALF RAISE

1. Stelle dich so auf einen Stepper, dass die Fußballen an der Kante positioniert sind und die Fersen über den Rand hinausragen. Richte die Füße parallel zueinander aus und strecke die Beine. Halte dich mit einer Hand an der Wand fest, um das Gleichgewicht zu stabilisieren. Der andere Arm hängt locker neben dem Körper und der Oberkörper ist aufrecht.

2. Drücke dich mit den Fußballen nach oben und hebe die Fersen an. Spanne die Wadenmuskulatur an und schiebe die Fersen so hoch wie möglich. Halte die Position für einen kurzen Moment und spüre die Spannung in den Waden. Senke die Fersen langsam wieder ab, sodass sie unter die Ebene des Steppers kommen.

HINWEIS: Mithilfe des Steppers kannst du den Standing Calf Raise mit einem größeren Bewegungsumfang ausführen.

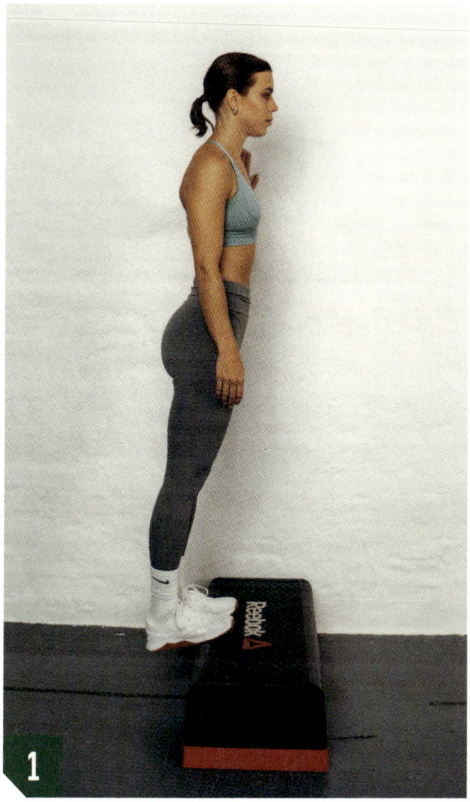

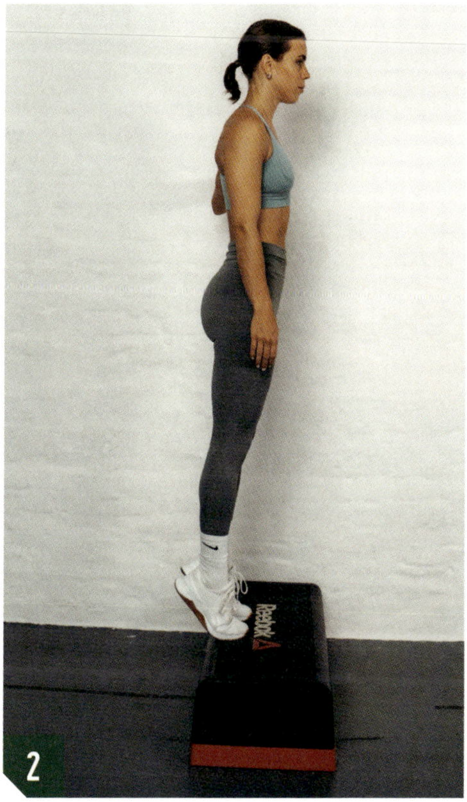

STANDING SINGLE LEG STEPPER CALF RAISE

1. Stelle dich so auf einen Stepper, dass die Fußballen an der Kante positioniert sind und die Fersen über den Rand hinausragen. Richte die Füße parallel zueinander aus und strecke die Beine. Hebe ein Bein leicht an und halte den Fuß hinter dem Körper in die Luft. Halte dich mit einer Hand an der Wand fest, um das Gleichgewicht zu stabilisieren. Der andere Arm hängt locker neben dem Körper und der Oberkörper ist aufrecht.

2. Drücke dich mit dem Fußballen nach oben und hebe die Ferse an. Spanne die Wadenmuskulatur an und schiebe die Ferse so hoch wie möglich. Halte die Position für einen kurzen Moment und spüre die Spannung in der Wade. Senke die Ferse langsam wieder ab, sodass sie unter die Ebene des Steppers kommt.

HINWEIS: Die einbeinige Ausführung erhöht die Belastung für die Wadenmuskulatur.

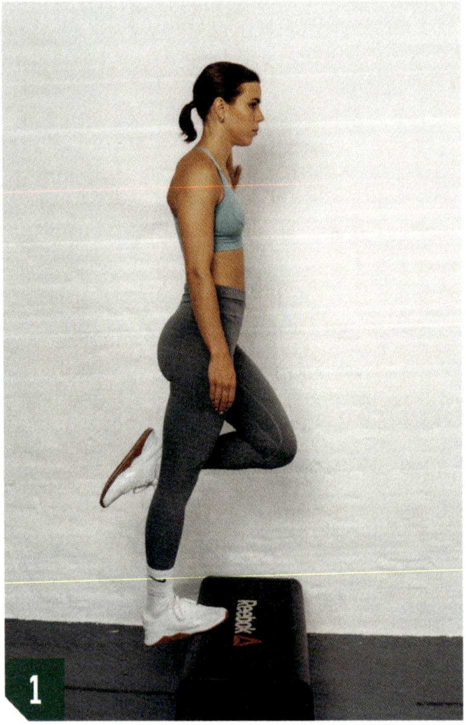

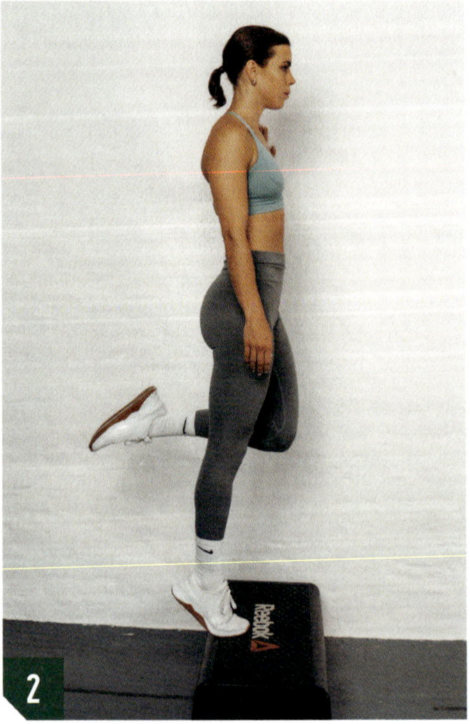

STANDING STEPPER HIP HITCH

1. Stelle dich mit einem Bein seitlich so auf einen Stepper, dass der Fuß fest an der Kante steht. Halte das freie Bein in der Luft, die Füße etwa hüftbreit auseinander. Stütze beide Hände seitlich auf die Hüften, um das Gleichgewicht zu stabilisieren. Halte den Oberkörper aufrecht und richte den Blick nach vorn.

2. Schiebe dich aus dem Standbein nach oben, während der Oberkörper aufrecht bleibt. Bring die freie Seite des Beckens so hoch wie möglich, halte die Position für einen kurzen Moment und spüre die Spannung in der seitlichen Hüftmuskulatur. Senke das Becken wieder ab und kehre in die Ausgangsposition zurück.

HINWEIS: Arbeite über den größtmöglichen Bewegungsumfang deines Hüftgelenks.

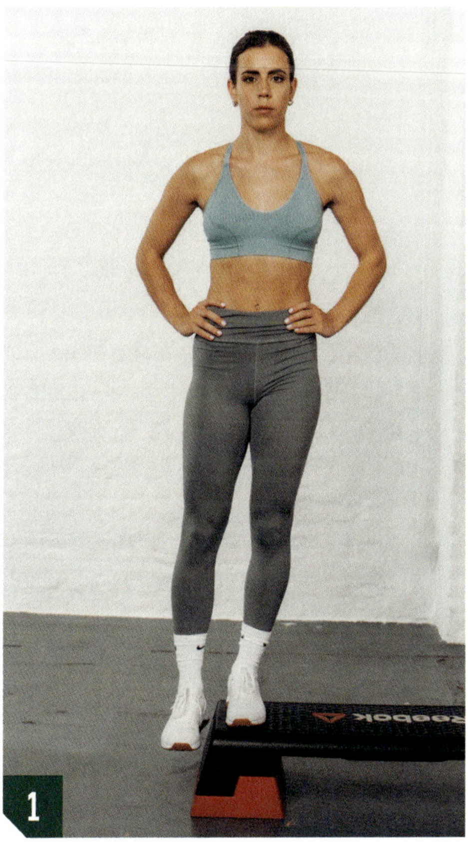

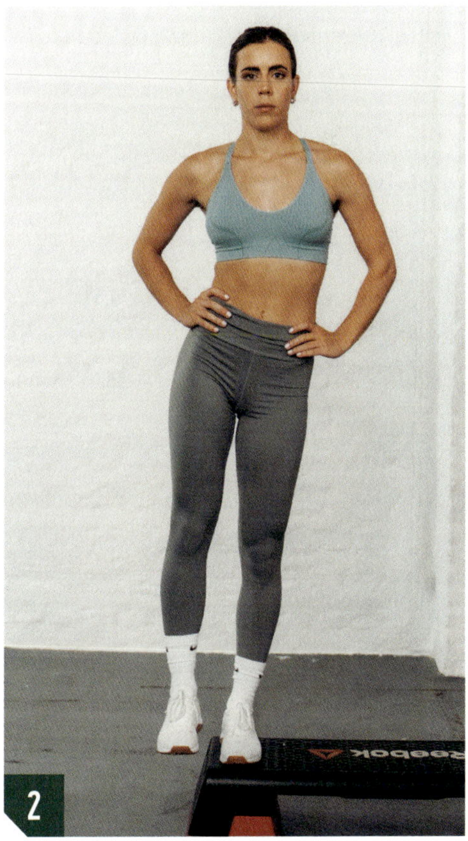

SWISS BALL BACK EXTENSION

1. Platziere einen Swiss Ball oder Pezziball vor dir auf den Boden, lehne dich auf den Ball und rolle dich langsam so weit nach vorn, bis die Oberschenkel auf dem Ball liegen. Ein Trainingspartner hält deine Fersen fest, sodass die Füße hüftbreit und sicher auf dem Boden stehen. Strecke die Beine. Hebe den Oberkörper so hoch wie möglich an und führe die Arme hinter den Kopf.

2. Rolle mit dem Oberkörper »Wirbel für Wirbel« nach vorn. Rolle dabei auch den Kopf ein und senke den Oberkörper so weit wie möglich ab. Halte die Position für einen kurzen Moment und rolle den Oberkörper dann langsam »Wirbel für Wirbel« wieder auf.

HINWEISE:

- Achte darauf, die Bewegung kontrolliert und ohne Schwung auszuführen.
- Achte darauf, dass du den gesamten Oberkörper nach unten abrollst und auf dem Weg nach oben wieder aufrollst. Wenn du dir vorstellst, »Wirbel für Wirbel« zu arbeiten, ergibt sich daraus das richtige Bewegungstempo.

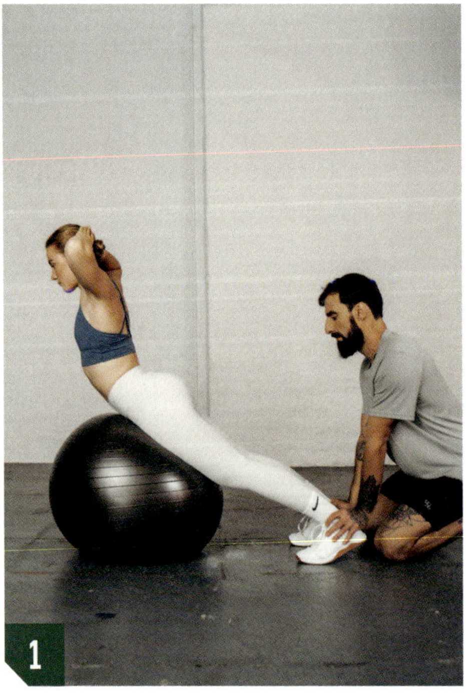
1

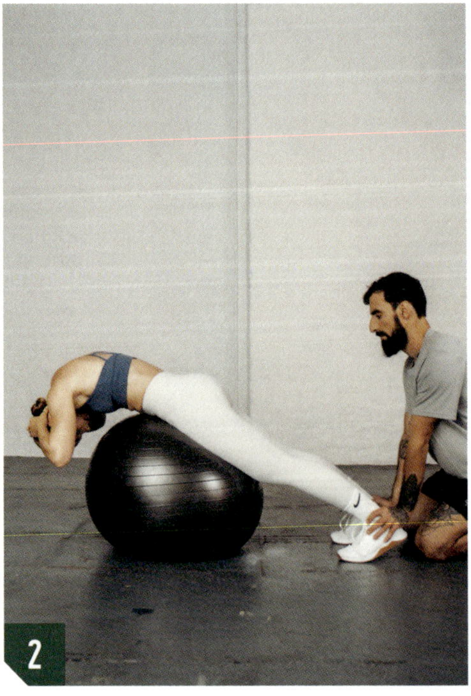
2

SWISS BALL HIP EXTENSION

1. Platziere einen Swiss Ball oder Pezziball vor dir auf den Boden, stütze dich darauf ab und rolle dich langsam so weit nach vorn, bis die Oberschenkel auf dem Ball liegen. Ein Trainingspartner hält deine Fersen fest, sodass die Füße hüftbreit und sicher auf dem Boden stehen. Strecke die Beine. Hebe den Oberkörper so hoch wie möglich an und überkreuze die Arme vor der Brust.

2. Senke den gestreckten Oberkörper nach vorn Richtung Boden, ohne die Spannung im Mittelkörper zu verlieren. Halte die Position für einen kurzen Moment, spüre die Vordehnung im unteren Rücken und richte dich dann durch Anspannen der Beinrückseite und der Gesäßmuskulatur wieder auf.

HINWEISE:
- Achte darauf, die Bewegung kontrolliert und ohne Schwung auszuführen.
- Im Gegensatz zur Back Extension geht es bei der Hip Extension darum, den Oberkörper gestreckt nach unten zu bringen. Dadurch wird die Anspannung der Beinrückseite und der Gesäßmuskulatur betont.

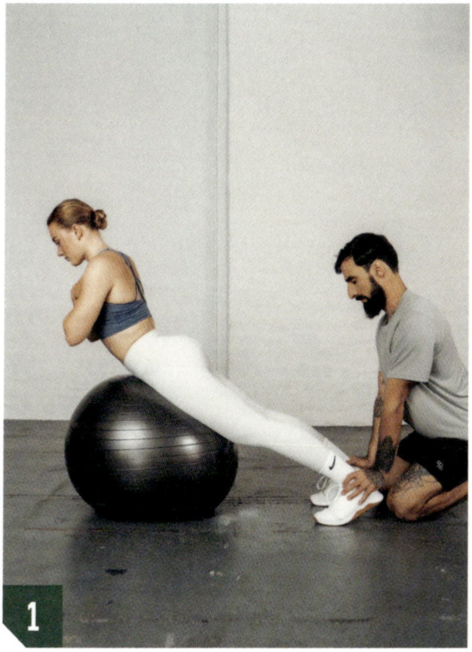

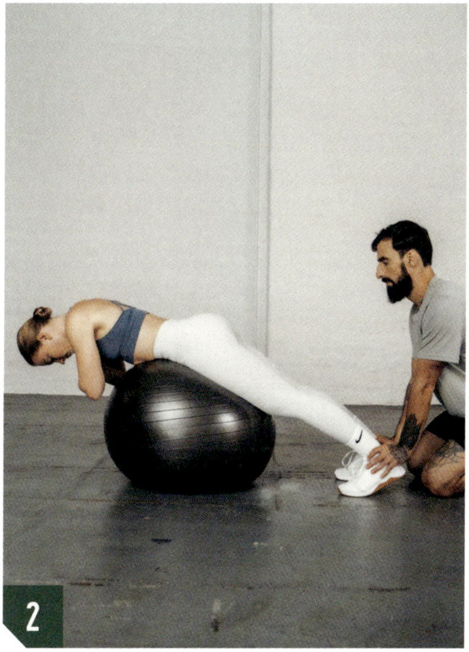

SWISS BALL HAMSTRING CURL

1. Lege dich mit dem Rücken auf eine Matte und platziere einen Swiss Ball oder Pezziball vor den Füßen. Stelle beide Fersen hüftbreit auf den Ball und lege die Arme gestreckt neben dem Körper ab. Hebe das Becken leicht vom Boden an und spanne die Beinrückseite und die Gesäßmuskulatur an. Halte den Mittelkörper stabil.

2. Rolle den Ball langsam mit den Fersen zu dir, indem du die Knie weiter beugst und die Hüfte gleichzeitig zur Decke schiebst. Halte kurz die Position und spüre die Anspannung in der Beinrückseite. Strecke die Beine wieder aus, indem du den Ball kontrolliert nach vorn rollst und in die Ausgangsposition zurückkehrst.

HINWEISE:
- Achte darauf, dass die Knie nie ganz durchgestreckt sind.
- Um die Hamstrings (Beinbeuger) optimal anzuspannen, muss die Hüfte gestreckt werden, während das Kniegelenk gebeugt wird. Denke daran, das Becken zur Decke zu schieben.

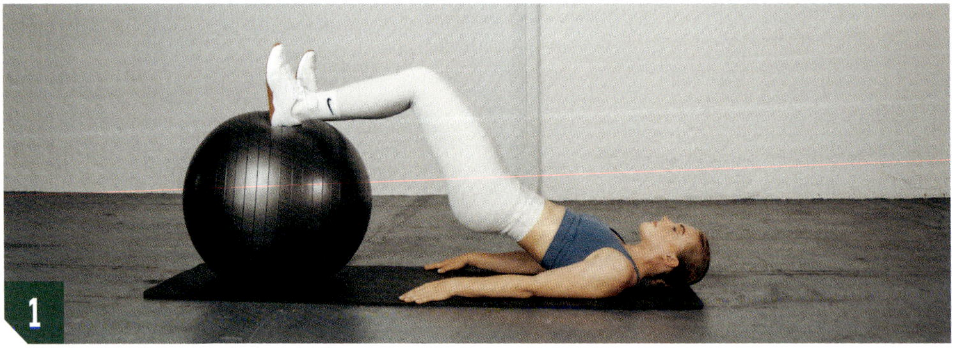

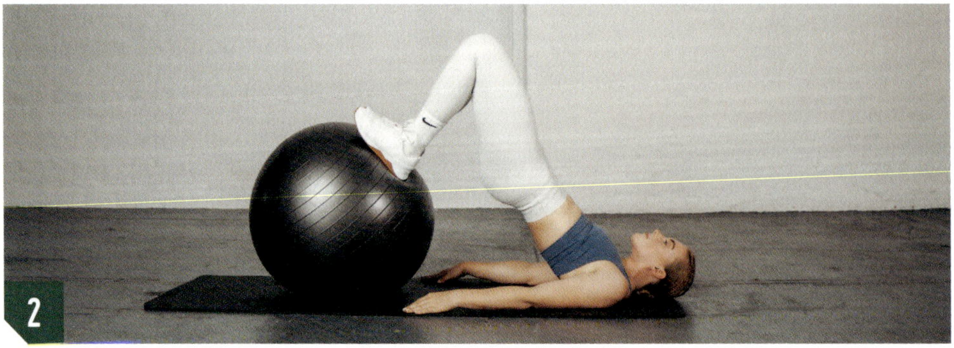

SWISS BALL SINGLE LEG HAMSTRING CURL

1. Lege dich mit dem Rücken auf eine Matte und platziere den Swiss Ball oder Pezziball vor den Füßen. Stelle einen Fuß mittig auf den Ball und lege die Arme gestreckt neben dem Körper auf der Matte ab. Halte den anderen Fuß mit gebeugtem Knie in Richtung Decke. Hebe das Becken leicht vom Boden an und spanne die Beinrückseite und die Gesäßmuskulatur an. Halte den Mittelkörper stabil.

2. Rolle den Ball langsam mit der Ferse zu dir, indem du das Knie beugst und die Hüfte gleichzeitig zur Decke schiebst. Halte kurz die Position und spüre die Anspannung in der Beinrückseite. Strecke das Bein wieder nach vorn aus, indem du den Ball kontrolliert nach vorn rollst und in die Ausgangsposition zurückkehrst.

HINWEISE:

- Achte darauf, dass das Knie nie ganz durchgestreckt ist.
- Die einbeinige Ausführung erhöht die Belastung für die Hamstrings (Beinbeuger). Außerdem ist deine Koordination gefordert, da es deutlich schwieriger ist, den Ball zu stabilisieren.

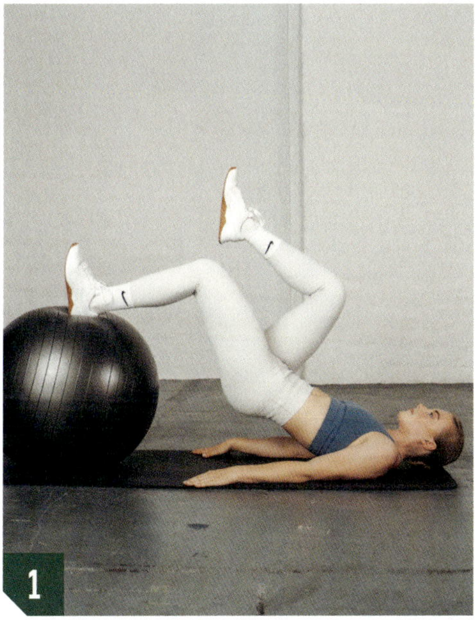
1

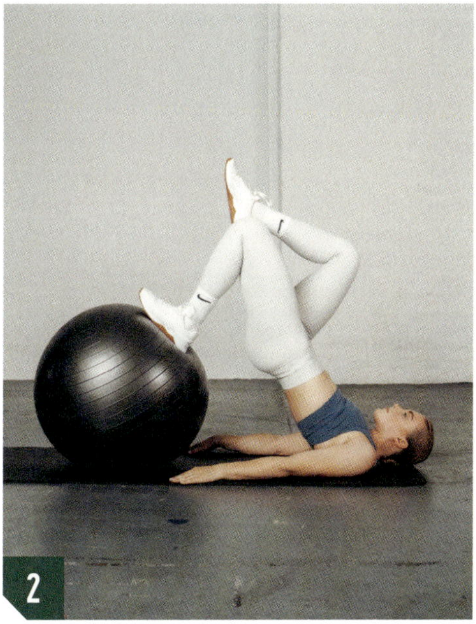
2

TALL KNEELING ROCK BACK

1. Knie dich aufrecht auf eine Matte, lege die Füße gestreckt ab und öffne sie leicht nach außen. Richte den Oberkörper auf, halte den Rücken neutral und lasse die Arme locker neben dem Körper hängen. Richte den Blick nach vorn und spanne den Mittelkörper leicht an.

2. Führe das Becken langsam nach hinten und verlagere das Gewicht auf die Fersen. Halte die Position so, dass eine angenehme Dehnung in den Oberschenkeln und der Hüfte entsteht. Kehre dann wieder in die Ausgangsposition zurück. Die Arme können dabei locker neben dem Körper hängen oder auf den Oberschenkeln abgelegt werden.

HINWEIS: Achte darauf, dass du dich mittig nach hinten setzt und nicht zu den Seiten hin ausweichst.

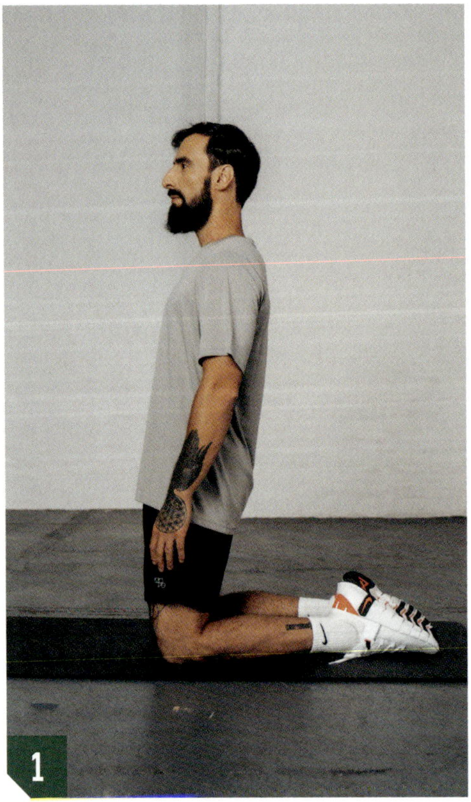

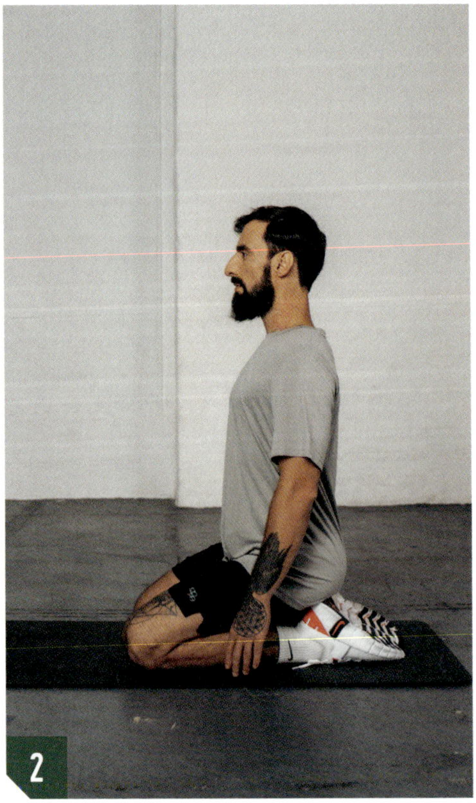

TOP DOWN BARBELL ROMANIAN DEADLIFT

1. Stelle dich aufrecht im etwa hüftbreiten Stand auf und halte eine Langhantel mit gestreckten Armen vor den Oberschenkeln. Spanne den Mittelkörper an. Strecke den Oberkörper, ziehe die Schultern nach hinten und richte den Blick nach vorn.

2. Beuge den Oberkörper langsam nach vorn, während du die Beine leicht beugst. Führe die Langhantel entlang der Vorderseite deiner Unterschenkel nach unten und halte die Spannung im unteren Rücken. Gehe so tief wie möglich, bis du die Spannung in der hinteren Oberschenkelmuskulatur spürst. Kehre in die Ausgangsposition zurück, indem du die Hüften streckst und den Oberkörper kontrolliert aufrichtest.

HINWEIS: Beim Romanian Deadlift bewegt sich das Becken während der Bewegung im Raum nach hinten. Im Gegensatz zum Squat wird diese Bewegung auch als Hinge bezeichnet.

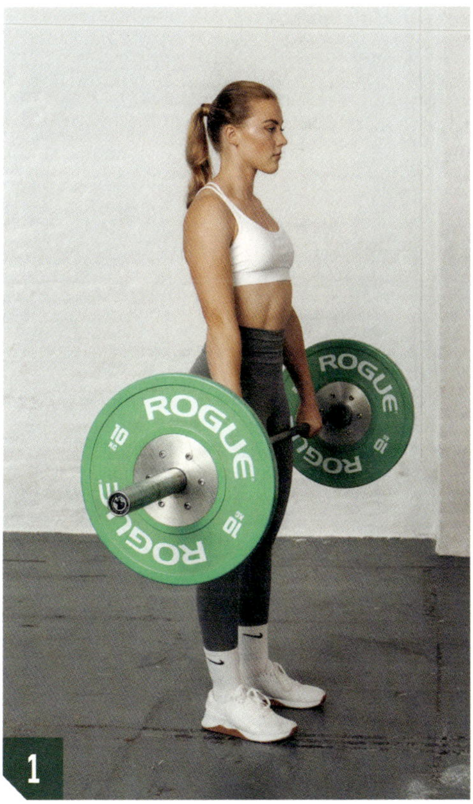

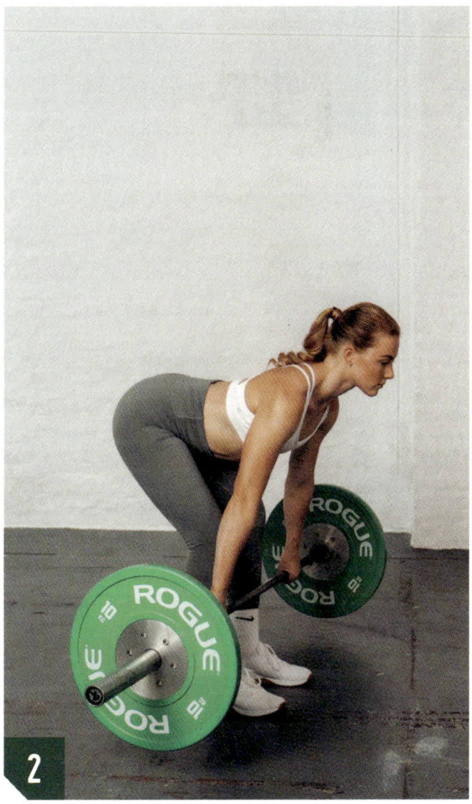

WALL SIT

1. Suche dir eine freie Wand und stelle dich mit dem Rücken zur Wand. Stelle die Füße etwa schulterbreit auseinander und lehne dich mit dem Rücken an die Wand. Gehe langsam mit den Füßen von der Wand weg, während du dich mit dem Becken nach unten absenkst, bis deine Beine einen rechten Winkel bilden. Die Knie bleiben dabei immer über den Knöcheln. Halte den Oberkörper aufrecht mit dem Rücken an der Wand und lege die Hände locker auf die Oberschenkel.

2. Halte die Position, während du dich mit den Füßen aktiv gegen die Wand drückst. Achte darauf, dass der Rücken während der gesamten Übung an der Wand bleibt und die Knie nicht über die Fußspitzen hinausragen. Spanne die Bauchmuskulatur an, um den Mittelkörper zu stabilisieren. Kehre kontrolliert in die aufrechte Position zurück, indem du dich mit den Händen von der Wand abstößt.

HINWEIS: Der Wall Sit kann mit unterschiedlichen Kniegelenkwinkeln ausgeführt werden.

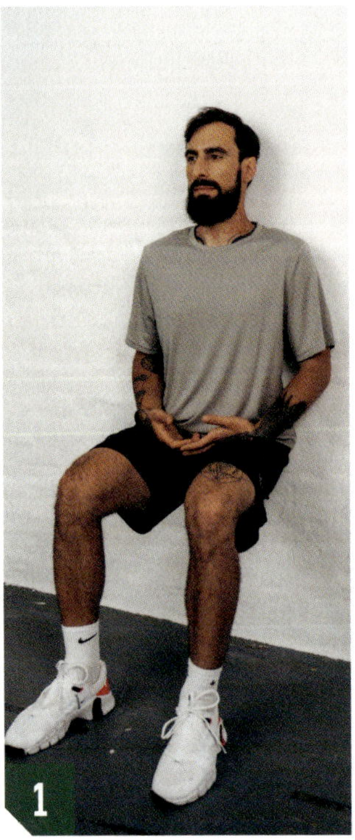

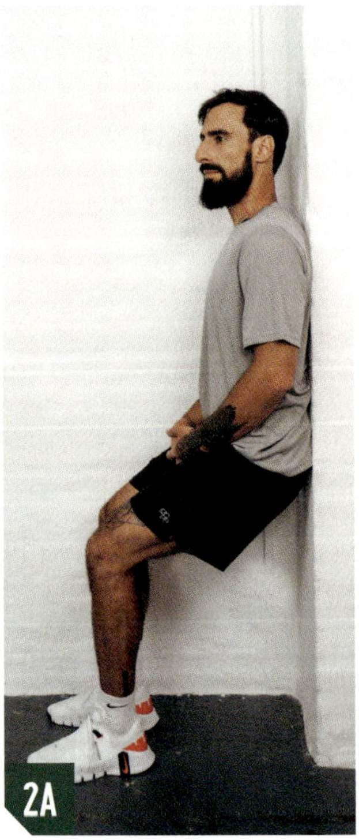

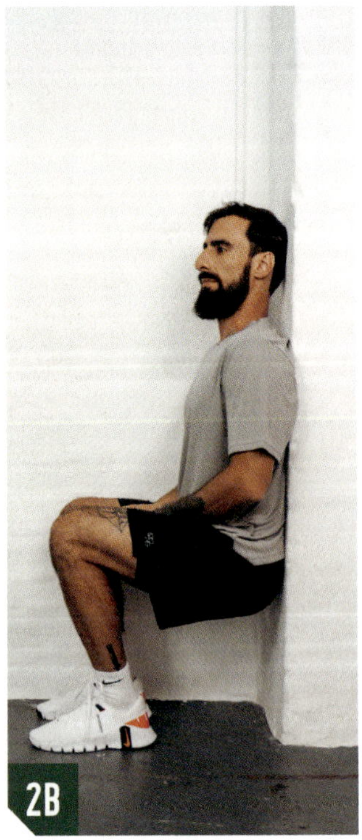

WIDE STANCE BARBELL GOOD MORNING

1. Stelle dich in einem breiten Stand auf, die Zehen zeigen leicht nach außen. Greife die Langhantel mit einem breiten Griff und lege sie mit einem leichten Zug der Ellenbogen nach unten auf der Nackenmuskulatur ab. Richte den Oberkörper auf, sodass die Brust geöffnet ist, und spanne den Mittelkörper an.

2. Neige den Oberkörper nach vorn und schiebe das Becken gleichzeitig nach hinten. Beuge die Beine dabei leicht und senke den Oberkörper so weit wie möglich ab, bis du eine deutliche Spannung auf der Beinrückseite spürst. Der Rücken ist gerade. Richte den Oberkörper wieder auf, indem du die Hüften und Knie streckst.

HINWEIS: Stabilisiere die Langhantel während der Bewegung auf der Nackenmuskulatur, indem du die Ellenbogen leicht nach unten ziehst.

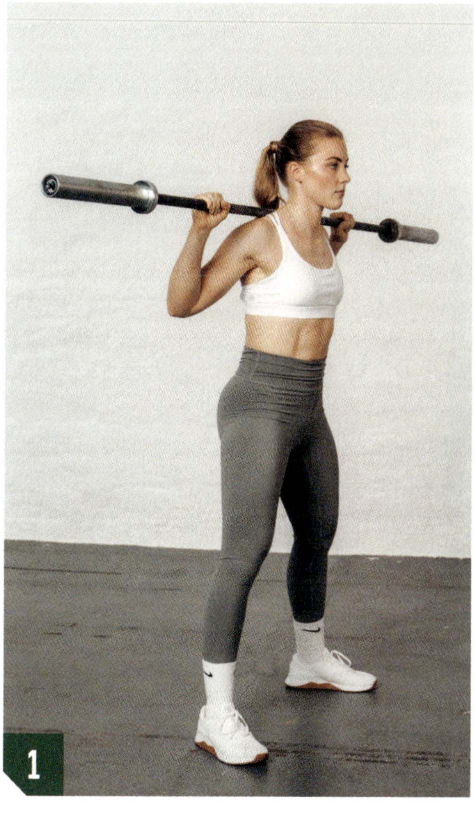

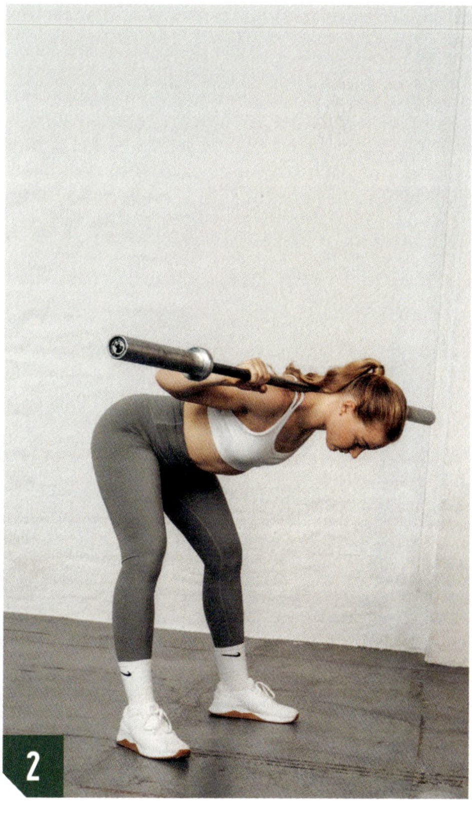

TRAININGSPLÄNE FÜR DAS KNIEGELENK

Woche 1

Abfolge	Übung	Sätze	Wdh./Dauer	Intensität	Pause
A1	Prone Lying Banded Single Leg Hamstring Curl	3	12	RPF 7	-
A2	Standing Banded Terminal Knee Extension	3	12	RPE 7	1:00 min
B	70° Wall Sit	3	0:45-1:00 min	RPE 7	1:00 min
C1	Anterior Step Up	3	6	15 cm Höhe	-
C2	Hand Supported DB Single Leg Romanian Deadlift	3	8	RPE 7	1:30 min
D	Standing Calf Raise	3	10-15	RPE 7,5	1:30 min

Woche 2

Abfolge	Übung	Sätze	Wdh.	Intensität	Pause
A1	Swiss Ball Hamstring Curl	3	8	-	-
A2	Hand Supported DB Single Leg Romanian Deadlift	3	8	RPE 7,5	1:00 min
B	Box Back Squat	3	8	RPE 8	1:30 min
C1	Anterior Step-down	3	6	30 cm Höhe	-
C2	Top Down Barbell Romanian Deadlift	3	10-12	RPE 7	1:30 min
D	Standing Stepper Calf Raise	3	10-15	RPE 7,5	1:30 min

Woche 3

Abfolge	Übung	Sätze	Wdh./Dauer	Intensität	Pause
A1	Swiss Ball Hamstring Curl	3	12	-	-
A2	Side Plank Hold	3	0:20-0:25 min	-	1:00 min
B	Back Squat	3	8	8	2:00 min
C1	Box Reverse Step-down	3	6	50 cm Höhe	-
C2	Top Down Barbell Romanian Deadlift	3	8-10	RPE 7	1:30 min
D	Standing Stepper Calf Raise	3	10-15	RPE 7,5	1:30 min

Woche 4

Abfolge	Übung	Sätze	Wdh./Dauer	Intensität	Pause
A1	Swiss Ball Single Leg Hamstring Curl	3	12	-	-
A2	Kopenhagen Plank Hold	3	0:15-0:25 min	-	1:00 min
B	Back Squat	4	8	8	2:00 min
C1	Banded Single Leg Leg Extension	3	8-12	RPE 8	-
C2	Top Down Barbell Romanian Deadlift	3	8	RPE 8	2:00 min
D	Standing Single Leg Stepper Calf Raise	2	10-15	RPE 7,5	1:30 min

Präventionstraining »Bulletproof Your Knee«

Abfolge	Übung	Sätze	Wdh./Dauer	Intensität	Pause
A1	70° Wall Sit	2	1:00 min	-	-
A2	Swiss Ball Single Leg Hamstring Curl	2	12	-	1:00 min
B1	Tall Kneeling Rock Back	3	10-15	-	-
B2	Banded Single Leg Leg Extension	3	10-12	RPE 8	1:00 min
C	Kopenhagen Plank Hold	3	0:30 min	-	1:30 min
D	Modified Razor Hamstring Curl Hip Hinge	2	6	-	1:30 min

TRAININGSPLÄNE FÜR DAS SPRUNGGELENK

Woche 1					
Abfolge	Übung	Sätze	Wdh./Dauer	Intensität	Pause
A1	Seated Ankle Circles	3	1:00 min	-	-
A2	Banded Eversion & Inversion	3	10-15	RPE 7	1:00 min
B	Anterior Step Up	3	6	15 cm Höhe	1:00 min
C1	90° Wall Sit	3	0:30 min	-	-
C2	Hand Supported Single Leg Romanian Deadlift	3	8	-	1:00 min
D	Glute Bridge	3	12	-	1:00 min

Woche 2					
Abfolge	Übung	Sätze	Wdh./Dauer	Intensität	Pause
A1	Seated Ankle Circles	3	1:00 min	-	-
A2	Banded Eversion & Inversion	3	10-15	RPE 7,5	1:00 min
B	Air Squat	3	15	-	1:00 min
C1	Split Stance Single Leg Calf Raise	3	6	-	-
C2	Single Leg Glute Bridge Hold	3	0:30 min	-	1:00 min
D	Standing Calf Raise	3	12	-	1:30 min

Woche 3

Abfolge	Übung	Sätze	Wdh.	Intensität	Pause
A1	Tall Kneeling Rock Back	3	8	-	-
A2	Inchworm Calf Walk	3	6	-	1:00 min
B	Anterior Step-down	3	6-8	30 cm Höhe	1:30 min
C1	Barbell ATG Split Squat	3	8	RPE 7,5	-
C2	Split Stance DB Romanian Deadlift	3	6	RPE 7,5	1:30 min
D	Standing Single Leg Stepper Calf Raise	2	10-15	RPE 7,5	1:30 min

Woche 4

Abfolge	Übung	Sätze	Wdh./Dauer	Intensität	Pause
A1	Tall Kneeling Rock Back	3	8	-	-
A2	Inchworm Calf Walk	3	6	-	1:00 min
B	Anterior Step-down	4	8-10	30 cm Höhe	1:30 min
C	Single Under	5	0:30 min	-	1:00 min
D1	Front Foot Elevated Barbell ATG Split Squat	3	8	RPE 8	-
D2	Standing Single Leg Stepper Calf Raise	3	15	RPE 8	2:00 min

Präventionstraining »Bulletproof Your Ankle«

Abfolge	Übung	Sätze	Wdh./Dauer	Intensität	Pause
A1	Single Under	3	1:00 min	-	-
A2	Inchworm Calf Walk	3	6	-	0:30 min
B1	Tall Kneeling Rock Back	3	10-15	-	-
B2	Anterior Step-down	3	8-10	30 cm Höhe	1:00 min
C	Standing Single Leg Stepper Calf Raise	2	15	RPE 8	1:30 min

TRAININGSPLÄNE FÜR DAS HÜFTGELENK

Woche 1					
Abfolge	Übung	Sätze	Wdh./Dauer	Intensität	Pause
A1	Hand Supported Single Leg Airplane	3	6	-	-
A2	Standing Stepper Hip Hitch	3	8	-	0:30 min
B	Bench Lying Single Leg Hip Flexor Curl	3	12	-	0:30 min
C1	Glute Bridge	3	10	-	-
C2	Prone Lying Banded Single Leg Hamstring Curl	3	12	RPE 7	1:00 min
D	Side Plank Hold	3	0:15–0:20 min	-	1:00 min

Woche 2					
Abfolge	Übung	Sätze	Wdh./Dauer	Intensität	Pause
A1	Hand Supported Single Leg Airplane	3	6	-	-
A2	Side Plank Hold	3	0:15–0:20 min	-	1:00 min
B	Standing Banded Single Leg Hip Flexor Curl	3	15	RPE 7	1:00 min
C	Box Back Squat	3	8	RPE 7	1:30 min
D1	Single Leg Glute Bridge Hold	3	0:15–0:20 min	-	-
D2	Prone Lying Banded Single Leg Hamstring Curl	3	12	RPE 7	1:00 min

Woche 3					
Abfolge	**Übung**	**Sätze**	**Wdh./Dauer**	**Intensität**	**Pause**
A1	Wide Stance Barbell Good Morning	3	8	15-20 kg	-
A2	Side Plank Hold	3	0:20-0:25 min	-	1:00 min
B	Standing Banded Single Leg Hip Flexor Curl	3	12	RPE 8	1:00 min
C1	Barbell Hip Thrust	3	10	RPE 7	-
C2	Barbell Split Squat	3	8	RPE 8	1:30 min
D	Knee Level Kopenhagen Plank Hold	3	0:15-0:20 min	-	1:00 min

Woche 4					
Abfolge	**Übung**	**Sätze**	**Wdh./Dauer**	**Intensität**	**Pause**
A1	Wide Stance Barbell Good Morning	3	10	15-20 kg	-
A2	Star Plank Hold	3	0:15-0:20 min	-	1:00 min
B	Swiss Ball Hamstring Curl	3	8	-	1:30 min
C1	Barbell Hip Thrust	3	8	RPE 8	-
C2	Rear Foot Elevated Barbell ATG Split Squat	3	8	RPE 8	2:00 min
D	Kopenhagen Plank Hold	3	0:15-0:20 min	-	1:00 min

Präventionstraining »Bulletproof Your Hip«					
Abfolge	**Übung**	**Sätze**	**Wdh./Dauer**	**Intensität**	**Pause**
A1	Hand Supported Single Leg Airplane	3	6	-	-
A2	Wide Stance Barbell Good Morning	3	10	15-20 kg	0:30 min
B1	Standing Stepper Hip Hitch	2	10	-	-
B2	Bench Lying Single Leg Hip Flexor Curl	2	12	-	0:30 min
C	Kopenhagen Plank Hold	3	0:15-0:20 min	-	1:00 min

TRAININGSPLÄNE FÜR BECKEN UND LENDENWIRBELSÄULE

Woche 1

Abfolge	Übung	Sätze	Wdh./Dauer	Intensität	Pause
A1	Cat & Cow Mobilization	3	1:00 min	-	-
A2	Wide Stance Good Morning	3	8	-	0:30 min
B	Hand Supported DB Single Leg Romanian Deadlift	3	8	RPE 7	1:00 min
C1	Feet Elevated Sit-up	2	8–10	-	-
C2	Side Plank Hold	2	0:15–0:20 min	-	0:30 min
D	Feet Elevated Breathing Drill	1	5:00 min	-	-

Woche 2

Abfolge	Übung	Sätze	Wdh./Dauer	Intensität	Pause
A1	Barbell Jefferson Curl	3	6	15–20 kg	-
A2	Standing Pelvic Tilt	3	6	-	1:00 min
B	Wide Stance Good Morning	3	10	-	1:00 min
C1	Feet Elevated Reach & Rotate	2	6	-	-
C2	Side Plank Hold	2	0:25–0:30 min	-	1:00 min
D	Swiss Ball Hip Extension	3	8–10	-	1:30 min

Woche 3

Abfolge	Übung	Sätze	Wdh.	Intensität	Pause
A1	Barbell Jefferson Curl	3	6	15–20 kg	-
A2	Standing Pelvic Tilt	3	6	15–20 kg	1:00 min
B	Swiss Ball Back Extension	3	12	-	1:30 min
C1	Reach & Rotate	3	8	-	-
C2	Side Plank Rotation	3	6	-	1:30 min
D	QL Kettlebell Side Bend	3	6	RPE 7	1:00 min

Woche 4

Abfolge	Übung	Sätze	Wdh.	Intensität	Pause
A1	Weighted Barbell Jefferson Curl	3	6	RPE 7,5	-
A2	Standing Pelvic Tilt	3	8	15–20 kg	1:00 min
B	Swiss Ball Back Extension	3	12	RPE 7	1:30 min
C1	Reach & Rotate	3	10	-	-
C2	Hollow Body Barbell Rollout	3	6	-	1:00 min
D	QL Kettlebell Side Bend	3	8	RPE 8	1:00 min

Präventionstraining »Bulletproof Your Spine«

Abfolge	Übung	Sätze	Wdh.	Intensität	Pause
A1	Weighted Barbell Jefferson Curl	3	6	RPE 7,5	-
A2	Standing Pelvic Tilt	3	8	15–20 kg	0:30 min
B1	Wide Stance Barbell Good Morning	3	12	-	-
B2	Hollow Body Barbell Rollout	3	8	-	1:00 min
C	QL Kettlebell Side Bend	3	8	RPE 8	1:00 min

TRAININGSPLÄNE FÜR DAS SCHULTERGELENK

Woche 1

Abfolge	Übung	Sätze	Wdh./Dauer	Intensität	Pause
A1	Lying Shoulder External Rotation	3	10	RPE 6	-
A2	Lying Shoulder Internal Rotation	3	10	RPE 6	0:30 min
B	Preacher Stretch	3	1:00 min	-	1:00 min
C1	High Plank Hold Shoulder Taps	3	8	-	-
C2	Half Kneeling Single Arm Wall Windmill	3	8-12	-	1:00 min
D	Prone Lying U Hold	3	0:30 min	-	1:00 min

Woche 2

Abfolge	Übung	Sätze	Wdh.	Intensität	Pause
A1	Lying Shoulder External Rotation	3	12	RPE 7	-
A2	Lying Shoulder Internal Rotation	3	12	RPE 7	0:30 min
B	L-Sit Wall Slide	3	8	-	1:00 min
C1	High Plank To Pike Position	3	6	-	-
C2	Half Kneeling Single Arm Wall Windmill	3	8-12	-	1:00 min
D	Prone Lying UI Press	3	6	-	1:00 min

Woche 3

Abfolge	Übung	Sätze	Wdh./Dauer	Intensität	Pause
A1	Standing Banded Shoulder Internal Rotation	3	10	RPE 7	-
A2	L-Sit Wall Slide	3	8	-	0:30 min
B	45° Ring Row Hold	3	0:30 min	-	1:00 min
C	DB Bench Press	3	12	RPE 7	1:30 min
D1	Seated DB Lateral Raise	3	8	RPE 6	-
D2	Prone Lying Y Raise	2	12	RPE 6	1:00 min

Woche 4

Abfolge	Übung	Sätze	Wdh.	Intensität	Pause
A1	Standing Banded Shoulder Internal Rotation	2	12	RPE 7	-
A2	Swiss Ball Plank & Reach	2	6	-	1:00 min
B	45° Ring Row	3	10–12	-	1:30 min
C1	Seated DB Lateral Raise	3	10	RPE 7,5	-
C2	Seated DB Arnold Press	3	8	RPE 7	1:30 min
D	Prone Lying Y Raise	2	12	RPE 7	1:00 min

Präventionstraining »Bulletproof Your Shoulder«

Abfolge	Übung	Sätze	Wdh.	Intensität	Pause
A1	Standing Banded Shoulder Internal Rotation	2	10–12	RPE 7	-
A2	Half Kneeling Single Arm Wall Windmill	2	8–12	-	0:30 min
B1	45° Ring Row	3	12–15	-	-
B2	Swiss Ball Plank & Reach	3	6	-	1:00 min
C	Seated DB Lateral Raise	3	10–15	RPE 8	1:30 min

TRAININGSPLÄNE FÜR SEHNENBESCHWERDEN

am Beispiel der *Patellatendinopathie*

Woche 1

Abfolge	Übung	Sätze	Wdh./Dauer	Intensität	Pause
A1	Hand Supported Single Leg Airplane	3	10	-	-
A2	Glute Bridge	3	10	-	0:30 min
B	Air Squat	4	8	-	1:30 min
C	Seated Banded Single Leg Leg Extension ISO Hold	5	0:45 min	RPE 7	0:45 min
D1	Standing Calf Raise	3	12	-	-
D2	Knee Level Kopenhagen Plank Hold	3	0:15-0:20 min	-	1:00 min

Woche 2

Abfolge	Übung	Sätze	Wdh./Dauer	Intensität	Pause
A1	Hand Supported Single Leg Airplane	3	10	-	-
A2	Single Leg Glute Bridge	3	8	-	0:30 min
B	Box Reverse Step-down	4	6	20 cm Höhe	1:30 min
C	Seated Banded Single Leg Leg Extension ISO Hold	5	0:45 min	RPE 7	0:45 min
D1	Standing Stepper Calf Raise	3	12	-	-
D2	Knee Level Kopenhagen Plank Hold	3	0:15-0:20 min	-	1:00 min

TRAININGSPLÄNE NACH EINEM MUSKELFASERRISS

am Beispiel der Hamstring-Muskulatur

Woche 1

Abfolge	Übung	Sätze	Wdh./Dauer	Intensität	Pause
A1	Glute Bridge	3	10	-	-
A2	90° Wall Sit	3	1:00 min	-	0:30 min
B1	Anterior Step-up	3	8	20 cm Höhe	-
B2	Standing Stepper Hip Hitch	3	10	-	0:30 min
C	QL Kettlebell Side Bend	3	12	RPE 7	1:00 min
D	Standing Calf Raise	3	12	-	1:00 min

Woche 2

Abfolge	Übung	Sätze	Wdh./Dauer	Intensität	Pause
A1	Glute Bridge	3	12	-	-
A2	Prone Lying Banded Single Leg Hamstring Curl	3	10	RPE 6	1:00 min
B1	Air Squat	3	12	-	-
B2	Wide Stance Good Morning	3	8	-	1:00 min
C	Side Plank Hold	3	0:15-0:20 min	RPE 7	1:00 min
D	Standing Stepper Calf Raise	3	12	-	1:00 min

Woche 3

Abfolge	Übung	Sätze	Wdh./Dauer	Intensität	Pause
A1	Prone Lying Banded Single Leg Hamstring Curl	4	12	RPE 7	-
A2	Wide Stance Good Morning	4	10	-	1:00 min
B	Box Back Squat	3	8	RPE 7	2:00 min
C	Barbell Good Morning	3	8	RPE 6	1:30 min
D1	Knee Level Kopenhagen Plank Hold	3	0:15-0:20 min	-	-
D2	Standing Stepper Calf Raise	3	15	-	1:00 min

Woche 4

Abfolge	Übung	Sätze	Wdh./Dauer	Intensität	Pause
A1	Hand Supported Single Leg DB Romanian Deadlift	3	8	RPE 7	-
A2	Prone Lying Banded Single Leg Hamstring Curl	3	12	RPE 8	1:30 min
B	Back Squat	3	10	RPE 7	2:00 min
C	Modified Razor Hamstring Curl Hip Hinge	3	6	-	1:30 min
D1	Kopenhagen Plank Hold	3	0:15-0:20 min	-	-
D2	Standing Stepper Calf Raise	3	15	-	1:00 min

FRAGEBÖGEN ZUR SELBSTEINSCHÄTZUNG

KOOS-FRAGEBOGEN

Wie oft tut dir dein Knie weh?

NIEMALS (4)	MONATLICH (3)	WÖCHENTLICH (2)	TÄGLICH (1)	IMMER (0)

Wie ausgeprägt waren deine Schmerzen in der letzten Woche, als du dich zum Beispiel auf dem Knie gedreht hast?

KEINE (4)	SCHWACH (3)	MÄSSIG (2)	STARK (1)	SEHR STARK (0)

Wie ausgeprägt waren deine Schmerzen in der letzten Woche, als du dein Knie ganz ausgestreckt hast?

KEINE (4)	SCHWACH (3)	MÄSSIG (2)	STARK (1)	SEHR STARK (0)

Wie ausgeprägt waren deine Schmerzen in der letzten Woche, als du dein Knie vollständig gebeugt hast?

KEINE (4)	SCHWACH (3)	MÄSSIG (2)	STARK (1)	SEHR STARK (0)

Wie ausgeprägt waren deine Schmerzen in der letzten Woche, als du auf ebenem Boden gegangen bist?

KEINE (4)	SCHWACH (3)	MÄSSIG (2)	STARK (1)	SEHR STARK (0)

Wie ausgeprägt waren deine Schmerzen in der letzten Woche, als du die Treppe rauf- oder runtergegangen bist?

KEINE (4)	SCHWACH (3)	MÄSSIG (2)	STARK (1)	SEHR STARK (0)

Wie ausgeprägt waren deine Schmerzen in der letzten Woche, als du dich nachts im Bett gedreht hast?

KEINE (4)	SCHWACH (3)	MÄSSIG (2)	STARK (1)	SEHR STARK (0)

Wie ausgeprägt waren deine Schmerzen in der letzten Woche, als du auf der Couch gelegen oder gesessen hast?

KEINE (4)	SCHWACH (3)	MÄSSIG (2)	STARK (1)	SEHR STARK (0)

Wie ausgeprägt waren deine Schmerzen in der letzten Woche, als du aufrecht gestanden hast?

KEINE (4)	SCHWACH (3)	MÄSSIG (2)	STARK (1)	SEHR STARK (0)

Hast du eine Schwellung an deinem Knie?

NIEMALS (4)	SELTEN (3)	MANCHMAL (2)	OFT (1)	IMMER (0)

Fühlst du manchmal ein Mahlen oder hörst du ein Klicken oder irgendein anderes Geräusch, wenn du dein Knie bewegst?

NIEMALS (4)	SELTEN (3)	MANCHMAL (2)	OFT (1)	IMMER (0)

Bleibt dein Knie manchmal hängen oder blockiert es, wenn du es bewegst?

NIEMALS (4)	SELTEN (3)	MANCHMAL (2)	OFT (1)	IMMER (0)

Kannst du dein Knie vollständig ausstrecken?

NIEMALS (4)	SELTEN (3)	MANCHMAL (2)	OFT (1)	IMMER (0)

Kannst du dein Knie vollständig beugen?

NIEMALS (4)	SELTEN (3)	MANCHMAL (2)	OFT (1)	IMMER (0)

Wie ausgeprägt ist deine Kniesteifigkeit morgens direkt nach dem Aufstehen?

KEINE (4)	SCHWACH (3)	MÄSSIG (2)	STARK (1)	SEHR STARK (0)

Wie ausgeprägt ist deine Kniesteifigkeit nach dem Sitzen, Liegen oder Ausruhen im weiteren Tagesverlauf?

KEINE (4)	SCHWACH (3)	MÄSSIG (2)	STARK (1)	SEHR STARK (0)

Welche Schwierigkeiten hattest du in der letzten Woche beim Treppensteigen nach unten?

KEINE (4)	WENIGE (3)	EINIGE (2)	GROSSE (1)	SEHR GROSSE (0)

Welche Schwierigkeiten hattest du in der letzten Woche beim Treppensteigen nach oben?

KEINE (4)	WENIGE (3)	EINIGE (2)	GROSSE (1)	SEHR GROSSE (0)

Welche Schwierigkeiten hattest du in der letzten Woche beim Aufstehen aus dem Sitzen?

KEINE (4)	WENIGE (3)	EINIGE (2)	GROSSE (1)	SEHR GROSSE (0)

Welche Schwierigkeiten hattest du in der letzten Woche beim Stehen?

KEINE (4)	WENIGE (3)	EINIGE (2)	GROSSE (1)	SEHR GROSSE (0)

Welche Schwierigkeiten hattest du in der letzten Woche beim Bücken, um etwas vom Boden aufzuheben?

KEINE (4)	WENIGE (3)	EINIGE (2)	GROSSE (1)	SEHR GROSSE (0)

Welche Schwierigkeiten hattest du in der letzten Woche beim Gehen auf ebenem Boden?

KEINE (4)	WENIGE (3)	EINIGE (2)	GROSSE (1)	SEHR GROSSE (0)

Welche Schwierigkeiten hattest du in der letzten Woche beim Ein- oder Aussteigen ins Auto?

KEINE (4)	WENIGE (3)	EINIGE (2)	GROSSE (1)	SEHR GROSSE (0)

Welche Schwierigkeiten hattest du in der letzten Woche beim Einkaufen?

KEINE (4)	WENIGE (3)	EINIGE (2)	GROSSE (1)	SEHR GROSSE (0)

Welche Schwierigkeiten hattest du in der letzten Woche beim Sockenanziehen?

KEINE (4)	WENIGE (3)	EINIGE (2)	GROSSE (1)	SEHR GROSSE (0)

Welche Schwierigkeiten hattest du in der letzten Woche beim Aufstehen vom Bett?

KEINE (4)	WENIGE (3)	EINIGE (2)	GROSSE (1)	SEHR GROSSE (0)

Welche Schwierigkeiten hattest du in der letzten Woche beim Sockenausziehen?

KEINE (4)	WENIGE (3)	EINIGE (2)	GROSSE (1)	SEHR GROSSE (0)

Welche Schwierigkeiten hattest du in der letzten Woche beim Drehen im Bett, ohne das Knie dabei zu beugen?

KEINE (4)	WENIGE (3)	EINIGE (2)	GROSSE (1)	SEHR GROSSE (0)

Welche Schwierigkeiten hattest du in der letzten Woche beim Einsteigen in die Badewanne?

KEINE (4)	WENIGE (3)	EINIGE (2)	GROSSE (1)	SEHR GROSSE (0)

Welche Schwierigkeiten hattest du in der letzten Woche beim Sitzen?

KEINE (4)	WENIGE (3)	EINIGE (2)	GROSSE (1)	SEHR GROSSE (0)

Welche Schwierigkeiten hattest du in der letzten Woche beim Toilettengang?

KEINE (4)	WENIGE (3)	EINIGE (2)	GROSSE (1)	SEHR GROSSE (0)

Welche Schwierigkeiten hattest du in der letzten Woche bei schwerer Hausarbeit?

KEINE (4)	WENIGE (3)	EINIGE (2)	GROSSE (1)	SEHR GROSSE (0)

Welche Schwierigkeiten hattest du in der letzten Woche bei leichter Hausarbeit?

KEINE (4)	WENIGE (3)	EINIGE (2)	GROSSE (1)	SEHR GROSSE (0)

Welche Schwierigkeiten hattest du in der letzten Woche beim Hinhocken?

KEINE (4)	WENIGE (3)	EINIGE (2)	GROSSE (1)	SEHR GROSSE (0)

Welche Schwierigkeiten hattest du in der letzten Woche beim Rennen?

KEINE (4)	WENIGE (3)	EINIGE (2)	GROSSE (1)	SEHR GROSSE (0)

Welche Schwierigkeiten hattest du in der letzten Woche beim Hüpfen?

KEINE (4)	WENIGE (3)	EINIGE (2)	GROSSE (1)	SEHR GROSSE (0)

Wie ausgeprägt waren deine Schmerzen in der letzten Woche, als du dich auf dem betroffenen Knie gedreht hast?

KEINE (4)	WENIGE (3)	EINIGE (2)	GROSSE (1)	SEHR GROSSE (0)

Welche Schwierigkeiten hattest du in der letzten Woche beim Hinknien?

KEINE (4)	WENIGE (3)	EINIGE (2)	GROSSE (1)	SEHR GROSSE (0)

Wie oft spürst du dein betroffenes Knie?

NIE (4)	MONATLICH (3)	WÖCHENTLICH (2)	TÄGLICH (1)	IMMER (0)

Hast du deine Lebensweise verändert, um potenziell schädliche Aktivitäten zu vermeiden?

NEIN (4)	WENIG (3)	ETWAS (2)	STARK (1)	VOLLSTÄNDIG (0)

Wie sehr macht es dir zu schaffen, dass dein Knie nicht stabil ist?

GAR NICHT (4)	WENIG (3)	MÄSSIG (2)	STARK (1)	SEHR STARK (0)

Wie würdest du die Schwierigkeiten insgesamt bewerten?

KEINE (4)	WENIGE (3)	EINIGE (2)	GROSSE (1)	SEHR GROSSE (0)

Auswertung KOOS-Fragebogen
Addiere die Werte jeder Frage und teile die Summe durch die maximal möglichen 168 Punkte. Dadurch ergibt sich ein prozentualer Gesamtscore.

Wenn die geforderten Bewegungen noch nicht möglich sind, ist die Frage mit null Punkten zu bewerten (Seite 131).

TAMPA SCALE OF KINESIOPHOBIA

Ich habe Angst davor, dass ich mich während des Trainings verletzen könnte.

1	2	3	4

Trifft überhaupt nicht auf mich zu ⟷ Trifft vollkommen auf mich zu

Wenn ich die Schmerzen ignoriere, werden sie noch schlimmer.

1	2	3	4

Trifft überhaupt nicht auf mich zu ⟷ Trifft vollkommen auf mich zu

Mein Körper sagt mir, dass es etwas Schlimmes ist.

1	2	3	4

Trifft überhaupt nicht auf mich zu ⟷ Trifft vollkommen auf mich zu

Meine Schmerzen würden wahrscheinlich nachlassen, wenn ich trainieren würde.

4	3	2	1

Trifft überhaupt nicht auf mich zu ⟷ Trifft vollkommen auf mich zu

Mein Gesundheitszustand wird von anderen nicht ernst genug genommen.

1	2	3	4

Trifft überhaupt nicht auf mich zu ⟷ Trifft vollkommen auf mich zu

Meine Schmerzen bedeuten, dass es sich um eine Verletzung handelt.

1	2	3	4

Trifft überhaupt nicht auf mich zu ⟷ Trifft vollkommen auf mich zu

Wenn meine Schmerzen durch irgendetwas schlimmer werden, bedeutet das nicht, dass es gefährlich ist.

4	3	2	1

Trifft überhaupt nicht auf mich zu ⟷ Trifft vollkommen auf mich zu

Ich habe Angst davor, mich aus Versehen wieder zu verletzen.

1	2	3	4

Trifft überhaupt nicht auf mich zu ⟷ Trifft vollkommen auf mich zu

Der sicherste Weg, um zu verhindern, dass meine Schmerzen schlimmer werden, ist, einfach dafür zu sorgen, keine unnötigen Bewegungen zu machen.

1	2	3	4

Trifft überhaupt nicht auf mich zu ⟷ Trifft vollkommen auf mich zu

Vielleicht hätte ich weniger Schmerzen, wenn nicht etwas Schlimmes mit meinem Körper passiert wäre.

1	2	3	4

Trifft überhaupt nicht auf mich zu ⟷ Trifft vollkommen auf mich zu

Obwohl ich Schmerzen habe, würde es mir besser gehen, wenn ich trainieren würde.

4	3	2	1

Trifft überhaupt nicht auf mich zu ⟷ Trifft vollkommen auf mich zu

Meine Schmerzen sagen mir, wann ich mit dem Training aufhören muss, um mich nicht zu verletzen.

1	2	3	4

Trifft überhaupt nicht auf mich zu ⟷ Trifft vollkommen auf mich zu

Für jemanden in meinem Zustand ist es wirklich nicht ratsam zu trainieren.

1	2	3	4

Trifft überhaupt nicht auf mich zu ⟷ Trifft vollkommen auf mich zu

Ich kann nicht alles machen, was die anderen Menschen machen, weil ich mich zu leicht verletzen würde.

1	2	3	4

Trifft überhaupt nicht auf mich zu ⟷ Trifft vollkommen auf mich zu

Selbst wenn ich bei einer Bewegung starke Schmerzen habe, denke ich nicht, dass es etwas Schlimmes ist.

4	3	2	1

Trifft überhaupt nicht auf mich zu ⟷ Trifft vollkommen auf mich zu

Ich sollte nicht trainieren, wenn ich Schmerzen habe.

1	2	3	4

Trifft überhaupt nicht auf mich zu ⟷ Trifft vollkommen auf mich zu

Auswertung Tampa Scale of Kinesiophobia

- Der Gesamtscore kann zwischen 16 und 64 Punkten liegen.
- Ein Wert von ≥ 40 weist auf eine klinisch relevante Bewegungsangst hin.

FOOT AND ANKLE ABILITY MEASURE-SPORT (FAAM-SPORT-FRAGEBOGEN)

Ich habe Schwierigkeiten beim Rennen.

KEINE (4)	LEICHTE (3)	MÄSSIGE (2)	EXTREME (1)	NICHT AUSFÜHRBAR (0)

Ich habe Schwierigkeiten beim Springen.

KEINE (4)	LEICHTE (3)	MÄSSIGE (2)	EXTREME (1)	NICHT AUSFÜHRBAR (0)

Ich habe Schwierigkeiten beim Landen nach einem Sprung.

KEINE (4)	LEICHTE (3)	MÄSSIGE (2)	EXTREME (1)	NICHT AUSFÜHRBAR (0)

Ich habe Schwierigkeiten mit schnellen Starts und Stopps.

KEINE (4)	LEICHTE (3)	MÄSSIGE (2)	EXTREME (1)	NICHT AUSFÜHRBAR (0)

Ich habe Schwierigkeiten mit Richtungswechseln und Seitwärtsbewegungen.

KEINE (4)	LEICHTE (3)	MÄSSIGE (2)	EXTREME (1)	NICHT AUSFÜHRBAR (0)

Ich habe Schwierigkeiten bei Bewegungen mit geringer Stoßbelastung.

KEINE (4)	LEICHTE (3)	MÄSSIGE (2)	EXTREME (1)	NICHT AUSFÜHRBAR (0)

Ich habe Schwierigkeiten, die Bewegungen mit der normalen Technik auszuführen.

KEINE (4)	LEICHTE (3)	MÄSSIGE (2)	EXTREME (1)	NICHT AUSFÜHRBAR (0)

Ich habe Schwierigkeiten, meine Sportart zeitlich unbegrenzt auszuüben.

KEINE (4)	LEICHTE (3)	MÄSSIGE (2)	EXTREME (1)	NICHT AUSFÜHRBAR (0)

Auswertung FAAM-Sport-Fragebogen

Addiere die Werte jeder Frage und teile die Summe durch die maximal möglichen 32 Punkte. Dadurch ergibt sich ein prozentualer Gesamtscore (Seite 136).

ÄNGSTE VERLIEREN - JEDE VERLETZUNG KANN AUCH EINE CHANCE SEIN

Jeder liebt Erfolgsgeschichten, besonders in der Welt des Sports. Bis hierher hast du einige Athletinnen und Athleten kennengelernt, die nach einer Verletzung wieder zu ihrer alten Leistungsfähigkeit zurückgefunden haben. Das kann eine große Inspiration sein. Doch hinter jedem Comeback stecken viele Stunden physischer und psychischer Anstrengung, Momente der Frustration und ernsthafte Gedanken ans Aufgeben.

Gerade für Sportler kann eine große Verletzung zu tiefgreifenden Identitätsproblemen führen. Wenn die sportliche Leistung nicht mehr im Mittelpunkt steht, bricht eine zentrale Säule des Lebens weg. Dieser Verlust kann zu psychischen Problemen führen, da die Identität und die eigenen Werte stark mit dem Sport verknüpft sind. Selbstwertgefühl und Ziele stehen plötzlich nicht mehr im Einklang mit der sportlichen Leistung. Auch wenn dieser Zustand meist nur vorübergehend ist, kann er emotional sehr belastend sein.

Die Ängste, die mit einer Verletzung einhergehen, können vielfältig sein. Sie reichen von den Gedanken an eine erneute Verletzung über die Unsicherheiten bezüglich der eigenen Leistungsfähigkeit bis hin zu finanziellen Sorgen und Existenzängsten. Es ist wichtig zu verstehen, dass sie einen entscheidenden Einfluss auf den Heilungsverlauf und die persönliche Verantwortung für den Umgang mit der Verletzung haben.

Deswegen solltest du dich in diesen Momenten aktiv mit deinen Ängsten auseinandersetzen. Jede Verletzung kann auch eine Chance sein. Was wolltest du immer schon einmal machen, hast es aber dem Training untergeordnet? Du hast jetzt die Möglichkeit, dich auf andere Lebensbereiche zu konzentrieren und diese weiterzuentwickeln. Während die sportliche Leistungsfähigkeit vorübergehend eingeschränkt ist, können andere Interessen, Fähigkeiten und Beziehungen in den Vordergrund rücken.

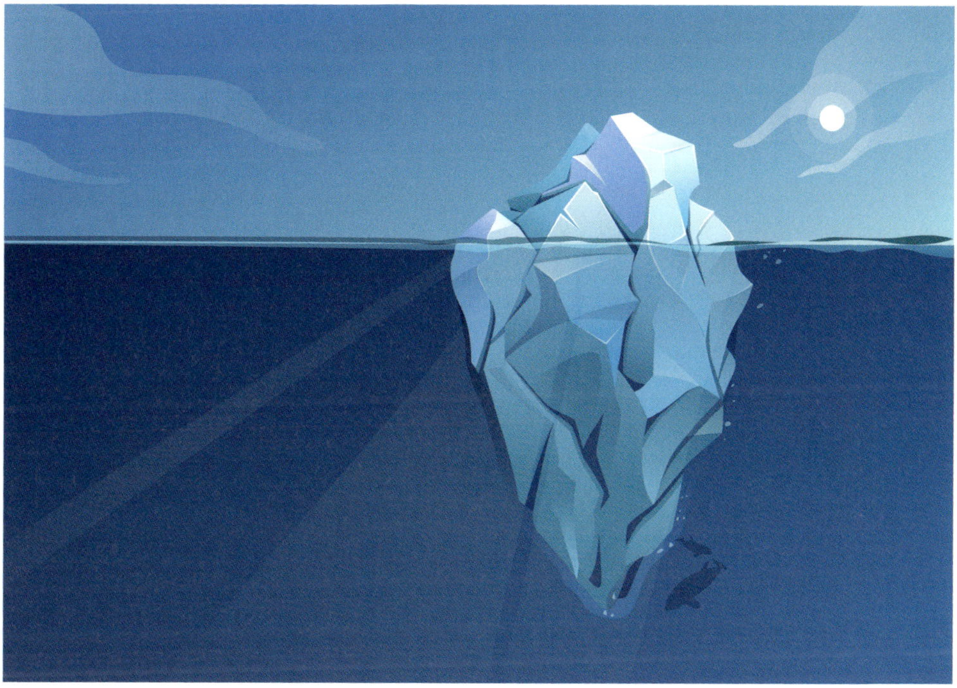

Von außen ist nur die Spitze des Eisbergs sichtbar. Unter der Wasseroberfläche liegt jedoch das, was ein erfolgreiches Comeback ausmacht.

Aber auch im Training geht es darum, neue Inhalte zu definieren. Wolltest du nicht immer schon an deiner Technik arbeiten und hast bisher nie die Zeit dafür gefunden? Unabhängig von der eigentlichen Verletzung ist es möglich, weiterzutrainieren und sich neue Ziele zu setzen. Das kann bei der Bewältigung von Identitätsproblemen sehr hilfreich sein. Versuche, die Zeit der Rehabilitation als Weg zu sehen. Aus »Ich will wieder laufen können« wird »Ich will wissen, was ich tun muss, um wieder laufen zu können«.

Diese Schritte können dir dabei helfen, mit den Ängsten und Identitätsproblemen umzugehen:

- **Setze dir realistische Ziele:** Definiere klare und erreichbare Ziele für die Rehabilitation und die Rückkehr zum Sport. Sie geben dir Orientierung und Struktur auf dem Weg zu deinem Comeback.
- **Bleib optimistisch:** Trotz aller Herausforderungen und möglicher Rückschläge ist es wichtig, dass du optimistisch bleibst. Du bist nicht der Erste mit einer Sportverletzung und andere vor dir haben es auch schon geschafft.
- **Sei im Hier und Jetzt:** Konzentriere dich auf den heutigen Tag und akzeptiere, dass Veränderungen Zeit brauchen. Auch wenn du auf der Autobahn im Stau stehst, fährst du immer noch in die richtige Richtung, oder?

- **Nutze Hilfe und Unterstützung:** Es ist völlig in Ordnung, professionelle Hilfe in Anspruch zu nehmen. Das kann ein Physiotherapeut, ein Sportpsychologe oder Freunde und Familie sein. Sprich über deine Ängste und suche nach Menschen, die dir dabei helfen können.
- **Übernimm die Verantwortung:** Letztendlich musst du den Weg allein gehen. Beteilige dich aktiv an den therapeutischen Maßnahmen und setze die empfohlenen Trainingspläne konsequent um. Es ist dein Körper. Es liegt an dir.

DU KANNST NICHT ALLES BEEINFLUSSEN

Trotz der besten Vorbereitung bleibt im sportlichen Alltag eine gewisse Unsicherheit. Ein unglücklicher Moment kann genügen, um eine Verletzung zu verursachen. Das macht aber auch die Faszination sportlicher Leistungen aus. Deshalb ist ein realistischer Umgang mit den eigenen körperlichen Grenzen wichtig. Das bedeutet nicht, dass du dich in Watte einwickeln sollst, sondern dass du die Kontrolle für die Faktoren übernimmst, die du aktiv beeinflussen kannst, und gleichzeitig eine gewisse Gelassenheit dafür entwickelst, mit dem Unvorhersehbaren umzugehen. »Shit happens!«

Eines der größten Risiken bei jeder Sportart oder körperlichen Belastung besteht darin, zu viel zu machen und sich zu schnell zu steigern. Es entsteht ein Ungleichgewicht zwischen der sportlichen Belastung und der körperlichen Belastbarkeit. Deshalb solltest du langsam beginnen, dich allmählich steigern und immer auf deinen Körper hören. Das ist zwar keine *Rocket Science*, funktioniert aber. Nur eine kontinuierliche Belastung bringt langfristig Erfolg.

Auch ein offenes Gespräch mit deinen Trainern, Betreuern und Teamkollegen kann hilfreich sein. Teile deine Sorgen über die Rehabilitation mit den Menschen, die dich unterstützen. Das kann nicht nur dem eigenen Wohlbefinden dienen, sondern auch anderen Athleten helfen, mit ähnlichen Situationen besser umzugehen.

In solchen Momenten ist es wichtig, geduldig zu bleiben. Verletzungen und Rückschläge kommen vor und treffen oft diejenigen, die sich am meisten anstrengen. »Life is not fair.« Aber wie du darauf reagierst und wie du mit schwierigen Situationen umgehst, kann der entscheidende Impuls dafür sein, dass du nach einer Verletzung stärker und widerstandsfähiger zurückkommst.

REHAB IS ABOUT YOU

Nachdem du nun umfassend über verschiedene Sportverletzungen und ihre Ursachen informiert bist und die spezifischen physiotherapeutischen Ansätze kennengelernt hast, ist der nächste entscheidende Schritt, dieses Wissen auch in die Praxis umzusetzen. Selbst mit den besten Trainingsplänen wirst du keinen Erfolg haben, wenn du nicht selbst die Initiative ergreifst und die notwendigen Maßnahmen umsetzt. Und gibt es diese »besten« Pläne überhaupt?

Erwarte nicht, dass der Weg immer aufregend und spannend ist. Es wird Momente geben, in denen sich das Training langweilig und einseitig anfühlt. Aber eine gute Rehabilitation ist eben nicht sexy. Auf der anderen Seite wird es Zeiten geben, in denen du dich großartig fühlst und siehst, dass du schon sehr weit vorangekommen bist. Wie in jedem Lebensbereich gibt es Höhen und Tiefen. Es ist völlig normal, dass es mal steil bergauf und mal leicht bergab geht.

Die Verantwortung für einen gesunden Körper liegt in deinen Händen. Es ist ein langfristiger Prozess, der Hingabe und eine klare Verpflichtung erfordert. Aber die positiven Auswirkungen auf deine sportliche Leistungsfähigkeit und auf deine Gesundheit sind es zweifellos wert. »Rehab is about You.«

QUELLEN

1 Bernhardsson, S.; Larsson, M. E. H.; Johansson, K.; Öberg, B. (2017): *»In the physio we trust«: A qualitative study on patients' preferences for physiotherapy.* Physiotherapy Theory and Practice 33 (7). S. 535-549

2 Gomes, M. T.; Reis, R. L.; Rodrigues, M. T. (2015): *Tendon Regeneration: Understanding Tissue Physiology and Development to Engineer Functional Substitutes.* Elsevier Health Sciences. S. 149-183

3 Mostaghimi, L.; Obermeyer, W. H.; Ballamudi, B.; Martinez-Gonzalez, D.; Benca, R. M. (2005): *Effects of sleep deprivation on wound healing.* Journal of Sleep Research 14 (3). S. 213-219

4 Stern, B. D.; Hegedus, E. J.; Lai, Y. C. (2020): *Injury prediction as a non-linear system.* Physical Therapy in Sport 41. S. 43-48

5 Gabbett, T. J. (2016): *The training – injury prevention paradox: should athletes be training smarter and harder?* British Journal of Sports Medicine 50 (5). S. 273-280

6 Mueller, M. J.; Maluf, K. S. (2002): *Tissue Adaptation to Physical Stress: A Proposed »Physical Stress Theory« to Guide Physical Therapist Practice, Education, and Research.* Physical Therapy 82 (4). S. 383-403

7 Toigo, M.; Boutellier, U. (2006): *New fundamental resistance exercise determinants of molecular and cellular muscle adaptations.* European Journal of Applied Physiology 97 (6). S. 643-663

8 Sale, D.; MacDougall, D. (1981): *Specificity in strength training: A review for the coach and athlete.* Canadian Journal of Applied Sport Sciences 6 (2). S. 87-92

9 Bleakley, C. M.; Taylor, J. B.; Dischiavi, S. L.; Doherty, C.; Delahunt, E. (2019): *Rehabilitation exercises reduce reinjury post ankle sprain, but the content and parameters of an optimal exercise program have yet to be established: a systematic review and meta-analysis.* Archives of physical medicine and rehabilitation 100 (7). S. 1367-1375

10 Kibler, W. B.; Chandler, T. J. (2003): *Functional rehabilitation and return to training and competition*. In: *Rehabilitation of Sports Injuries: Scientific Basis.* Wiley-Blackwell. S. 288-300

11 Wilkerson, G. B. (2012): *Neurocognitive reaction time predicts lower extremity sprains and strains.* International Journal of Athletic Therapy and Training 17 (6). S. 4-9

12 Schmidt, R. A.; Wrisberg, C. A. (2008): *Motor learning and performance: A situation-based learning approach.* Human Kinetics. 3. Auflage

13 Johnson, J. G. (2006): *Cognitive modeling of decision making in sports.* Psychology of Sport and Exercise 7 (6). S. 631-652

14 Tesarz, J.; Schuster, A. K.; Hartmann, M.; Gerhardt, A.; Eich, W. (2012): *Pain perception in athletes compared to normally active controls: a systematic review with meta-analysis.* Pain 153 (6). S. 1253-1262

15 Ting, L. H. (2007): *Dimensional reduction in sensorimotor systems: a framework for understanding muscle coordination of posture.* Progress in Brain Research 165. S. 299–321
16 Taleb, N. N. (2018): *Antifragilität: Anleitung für eine Welt, die wir nicht verstehen.* Pantheon Verlag. 4. Auflage. S. 21–22
17 Reiche, D. (2003): *Roche Lexikon Medizin.* Elsevier Health Sciences. Urban & Fischer Verlag. 5. Auflage. S. 1979
18 Ganten, D.; Ruckpaul, K. (1999): *Handbuch der Molekularen Medizin, Band 4: Immunsystem und Infektiologie.* Springer Verlag. S. 166–168
19 Gartner, L. P. (2020): *Textbook of Histology E-Book.* Elsevier Health Sciences. S. 103–125
20 De Morree, J. J. (2013): *Dynamik des menschlichen Bindegewebes: Funktion, Schädigung und Wiederherstellung.* Elsevier Health Sciences. Urban & Fischer Verlag. S. 30
21 Mavropalias, G.; Boppart, M.; Usher, K. M.; Grounds, M. D.; Nosaka, K.; Blazevich, A. J. (2023): *Exercise builds the scaffold of life: muscle extracellular matrix biomarker responses to physical activity, inactivity, and aging.* Biological Reviews 98 (2). S. 481–519
22 Bommas-Ebert, U.; Teubner, P.; Voß, R. (2011): *Kurzlehrbuch Anatomie und Embryologie.* Georg Thieme Verlag. 3. Auflage. S. 6–10
23 Kadler, K. E.; Baldock, C.; Bella, J.; Boot-Handford, R. P. (2007): *Collagens at a glance.* Journal of Cell Science 120 (12). S. 1955–1958
24 Yang, L.; van der Werf, K. O.; Fitié, C. F.; Bennink, M. L.; Dijkstra, P. J.; Feijen, J. (2008): *Mechanical properties of native and cross-linked type I collagen fibrils.* Biophysical Journal 94 (6). S. 2204–2211
25 Fleischmajer, R.; Perlish, J. S.; Timpl, R. (1985): *Collagen Fibrillogenesis in Human Skin.* Annals of the New York Academy of Sciences 460 (1). S. 246–257
26 Andarawis-Puri, N.; Flatow, E. L.; Soslowsky, L. J. (2015): *Tendon basic science: Development, repair, regeneration, and healing.* Journal of Orthopaedic Research 33 (6). S. 780–784
27 Gelse, K.; Pöschl, E.; Aigner, T. (2003): *Collagens – structure, function, and biosynthesis.* Advanced Drug Delivery Reviews 55 (12). S. 1531–1546
28 Boyera, N.; Galey, I.; Bernard, B. A. (1998): *Effect of vitamin C and its derivatives on collagen synthesis and cross-linking by normal human fibroblasts.* International Journal of Cosmetic Science 20 (3). S. 151–158
29 Bornstein, P. (1974): *The biosynthesis of collagen.* Annual Review of Biochemistry 43 (1). S. 567–603
30 Mathew-Steiner, S. S.; Roy, S.; Sen, C. K. (2021): *Collagen in wound healing.* Bioengineering 8 (5). S. 63
31 Diemer, F.; Sutor, V. (2007): *Praxis der medizinischen Trainingstherapie.* Georg Thieme Verlag. S. 3–5
32 Schreml, S.; Szeimies, R. M.; Prantl, L.; Landthaler, M.; Babilas, P. (2010): *Wound healing in the 21st century.* Journal of the American Academy of Dermatology 63 (5). S. 866–881

33 Lévesque, M.; Villiard, É.; Roy, S. (2010): *Skin wound healing in axolotls: a scarless process.* Journal of Experimental Zoology Part B: Molecular and Developmental Evolution 314 (8). S. 684-697
34 George Broughton, I. I.; Janis, J. E.; Attinger, C. E. (2006): *The basic science of wound healing.* Plastic and Reconstructive Surgery 117 (7). S. 12-34
35 Whiteford, L. (2003): *Nicotine, CO and HCN: the detrimental effects of smoking on wound healing.* British Journal of Community Nursing 8 (6). S. 22-26
36 Ranzer, M. J.; Chen, L.; DiPietro, L. A. (2011): *Fibroblast function and wound breaking strength is impaired by acute ethanol intoxication.* Alcoholism: Clinical and Experimental Research 35 (1). S. 83-90
37 Martin, P.; Nunan, R. (2015): *Cellular and molecular mechanisms of repair in acute and chronic wound healing.* British Journal of Dermatology 173 (2). S. 370-378
38 Clark, R. A. (2013): *The Molecular and Cellular Biology of Wound Repair.* Springer Verlag. S. 3-50
39 Rittié, L. (2016): *Cellular mechanisms of skin repair in humans and other mammals.* Journal of Cell Communication and Signaling 10 (2). S. 103-120
40 Mosesson, M. W.; Siebenlist, K. R.; Meh, D. A. (2001): *The structure and biological features of fibrinogen and fibrin.* Annals of the New York Academy of Sciences 936 (1). S. 11-30
41 Singer, A. J.; Clark, R. A. F. (1999): *Cutaneous wound healing.* New England Journal of Medicine 341. S. 738-746
42 Widgerow, A. D.; Kalaria, S. (2012): *Pain mediators and wound healing – establishing the connection.* Burns 38 (7). S. 951-959
43 Rendell, M. S.; Milliken, B. K.; Finnegan, M. F.; Finney, D. A.; Healy, J. C. (1997): *The skin blood flow response in wound healing.* Microvascular Research 53 (3). S. 222-234
44 Villeco, J. P. (2012): *Edema: a silent but important factor.* Journal of Hand Therapy 25 (2). S. 153-162
45 Landén, N. X.; Li, D.; Ståhle, M. (2016): *Transition from inflammation to proliferation: a critical step during wound healing.* Cellular and Molecular Life Sciences 73. S. 3861-3885
46 Childs, D. R.; Murthy, A. S. (2017): *Overview of wound healing and management.* Surgical Clinics 97 (1). S. 189-207
47 Enoch, S.; Leaper, D. J. (2008): *Basic science of wound healing.* Surgery (Oxford) 26 (2). S. 31-37
48 Profyris, C.; Tziotzios, C.; Do Vale, I. (2012): *Cutaneous scarring: Pathophysiology, molecular mechanisms, and scar reduction therapeutics: Part I. The molecular basis of scar formation.* Journal of the American Academy of Dermatology 66 (1). S. 1-10
49 Augat, P.; Hollensteiner, M.; von Rüden, C. (2021): *The role of mechanical stimulation in the enhancement of bone healing.* Injury 52. S. 78-83
50 Guo, S. A.; DiPietro, L. A. (2010): *Factors affecting wound healing.* Journal of Dental Research 89 (3). S. 219-229

51 Xue, M.; Jackson, C. J. (2015): *Extracellular matrix reorganization during wound healing and its impact on abnormal scarring.* Advances in Wound Care 4 (3). S. 119–136
52 Zielins, E. R.; Atashroo, D. A.; Maan, Z. N. et al. (2014): *Wound healing: an update.* Regenerative Medicine 9 (6). S. 817–830
53 Grooms, D.; Appelbaum, G.; Onate, J. (2015): *Neuroplasticity following anterior cruciate ligament injury: a framework for visual-motor training approaches in rehabilitation.* Journal of Orthopaedic & Sports Physical Therapy 45 (5). S. 381–393
54 Knebel, F. (2013): *The right arm of Eddy Knowles.* Medical Miracles. URL: https://medicaltreats.wordpress.com/2013/01/27/the-right-arm-of-eddy-knowles/ (Stand: 11. Oktober 2023)
55 Nagourney, E. (2002): *Ronald A. Malt, 70, is dead; Innovator in reattaching lim.,* The New York Times, 17.10.2002, Section A. S. 31 f.
56 Van den Bekerom, M. P.; Struijs, P. A.; Blankevoort, L.; Welling, L.; van Dijk, C. N.; Kerkoffs, G. M. (2012): *What is the evidence for rest, ice, compression and elevation therapy in the treatment of ankle sprains in adults?* Journal of Athletic Training 47 (4). S. 435–443
57 Pollard, A.; Cronin, G. (2005): *Compression bandaging for soft tissue injury of the ankle: A literature review.* Emergency Nurse: The Journal of the RCN Accident and Emergency Nursing Association 13 (6). S. 20–25
58 Block, J. E. (2010): *Cold and compression in the management of musculoskeletal injuries and orthopedic operative procedures: a narrative review.* Open Access Journal of Sports Medicine 1. S. 105–113
59 Kerr, K. M.; Daley, L.; Booth, L.; Stark, J. (2011): *PRICE guidelines: guidelines for the management of soft tissue (musculoskeletal) injury with protection, rest, ice, compression, elevation (PRICE) during the first 72 hours (ACPSM).* ACPOM 6. S. 10–11
60 Scialoia, D.; Swartzendruber, A. (2020): *The RICE protocol is a myth: a review and recommendations.* The Sport Journal 19
61 Collins, N. C. (2008): *Is ice right? Does cryotherapy improve outcome for acute soft tissue injury?* Emergency Medicine Journal 25 (2). S. 65–68
62 Mirkin, G. (2015): *Why ice delays recovery.* Dr Gabe Mirkin on Health. URL: www.drmirkin.com/fitness/why-ice-delays-recovery.html (Stand: 11. Oktober 2023)
63 Lu, H.; Huang, D.; Saederup, N.; Charo, I. F.; Ransohoff, R. M.; Zhou, L. (2011): *Macrophages recruited via CCR2 produce insulin-like growth factor-1 to repair acute skeletal muscle injury.* Federation of American Societies for Experimental Biology 25 (1). S. 358–369
64 Bleakley, C. M.; McDonough, S. M.; MacAuley D. C. (2006): *Cryotherapy for acute ankle sprains: A randomized controlled study for two different icing protocols.* British Journal of Sports Medicine 40 (8). S. 700–705
65 Crystal, N. J.; Townson, D. H.; Cook, S. B.; LaRoche D. P. (2013): *Effect of cryotherapy on muscle recovery and inflammation following a bout of damaging exercise.* European Journal of Applied Physiology 113. S. 2577–2586

66 MacAuley, D. C. (2001): *Ice therapy: how good is the evidence?* International Journal of Sports Medicine 22 (5). S. 379–384
67 Földi, M.; Földi, E.; Kubik, S. (2010): *Lehrbuch der Lymphologie.* Elsevier Health Sciences. Urban & Fischer Verlag. 7. Auflage. S. 156–164
68 Skirven, T. M.; Osterman, A. L.; Fedorczyk, J.; Amadio, P. C. (2011): *Rehabilitation of the Hand and Upper Extremity.* Elsevier Health Sciences. 6. Auflage. S. 845–857
69 Bellew, J. W.; Michlovitz, S. L.; Nolan jr., T. P. (2016): *Michlovitz's Modalities for Therapeutic Intervention.* F. A. Davis. 6. Auflage
70 Vairo, G. L.; Miller, S. J.; Rier, N. C. I.; Uckley, W. I. (2009): *Systematic review of efficacy for manual lymphatic drainage techniques in sports medicine and rehabilitation: an evidence-based practice approach.* Journal of Manual & Manipulative Therapy 17 (3). S. 80–89
71 Zaleska, M. T.; Olszewski, W. L. (2019): *The effectiveness of intermittent pneumatic compression in therapy of lymphedema of lower limbs: methods of evaluation and results.* Lymphatic Research and Biology 17 (1). S. 60–69
72 Vanhoenacker, F. M.; Snoeckx, A. (2007): *Bone marrow edema in sports: general concepts.* European Journal of Radiology 62 (1). S. 6–15
73 Gotlin, R. (2007): *Sports injuries guidebook.* Human Kinetics. S. 27–29
74 Bleakley, C. M.; Glasgow, P.; MacAuley D. C. (2012): *PRICE needs updating, should we call the POLICE?* British Journal of Sports Medicine 46 (4). S. 220–221
75 Dubois, B.; Esculier, J. F. (2020): *Soft-tissue injuries simply need PEACE and LOVE.* British Journal of Sports Medicine 54 (2). S. 72 f.
76 Paoloni, J. A.; Milne, C.; Orchard, J.; Hamilton, B. (2009): *Non-steroidal anti-inflammatory drugs in sports medicine: guidelines for practical but sensible use.* British Journal of Sports Medicine 43 (11). S. 863–865
77 Khan, K. M.; Scott, A. (2009): *Mechanotherapy: how physical therapists' prescription of exercise promotes tissue repair.* British Journal of Sports Medicine 43 (4). S. 247–252
78 Briet, J. P.; Houwert, R. M.; Hageman, M. G.; Hietbrink, F.; Ring, D. C.; Verleisdonk, E. J. J. (2016): *Factors associated with pain intensity and physical limitations after lateral ankle sprains.* Injury 47 (11). S. 2565–2569
79 Sculco, A. D.; Paup, D. C.; Fernhall, B.; Sculco, M. J. (2001): *Effects of aerobic exercise on low back pain patients in treatment.* Spine Journal 1 (2). S. 95–101
80 Vuurberg, G.; Hoorntje, A.; Wink, L. M. et al. (2018): *Diagnosis, treatment and prevention of ankle sprains: update of an evidence-based clinical guideline.* British Journal of Sports Medicine 52 (15). S. 956
81 McDermott, I. D.; Masouros, S. D.; Amis, A. A. (2008): *Biomechanics of the menisci of the knee.* Current Orthopaedics 22 (3). S. 193–201
82 Mow, V. C.; Gu, W. Y.; Chen, F. H. (2005): *Structure and function of articular cartilage and meniscus.* In: *Basic Orthopaedic Biomechanics and Mechano-Biology.* Lippincott Williams & Wilkins. 3. Auflage. S. 181–258

83 Andrews, S.; Shrive, N.; Ronsky, J. (2011): *The shocking truth about meniscus.* Journal of Biomechanics 44 (16). S. 2737–2740
84 Kurosawa, H.; Fukubayashi, T.; Nakajima, H. (1980): *Load-bearing mode of the knee joint: physical behavior of the knee joint with or without menisci.* Clinical Orthopaedics and Related Research 149. S. 283–290
85 Haut Donahue, T. L.; Hull, M. L.; Rashid, M. M.; Jacobs, C. R. (2002): *A finite element model of the human knee joint for the study of tibio-femoral contact.* Journal of Biomechanical Engineering 124 (3). S. 273–280
86 Siebert, C. H.; Becker, R.; Buchner, M. et al. (2018): *S2k-Leitlinie Meniskuserkrankung: konservative und operative Therapie.* Zeitschrift für Orthopädie und Unfallchirurgie 156 (03). S. 324–329
87 Wesdorp, M. A.; Eijgenraam, S. M.; Meuffels, D. E. et al. (2020): *Traumatic meniscal tears are associated with meniscal degeneration.* The American Journal of Sports Medicine 48 (10). S. 2345–2352
88 Giuffrida, A.; Di Bari, A.; Falzone, E. et al. (2020): *Conservative vs. surgical approach for degenerative meniscal injuries: a systematic review of clinical evidence.* European Review for Medical & Pharmacological Sciences 24 (6). S. 2874–2885
89 Alvarez-Diaz, P.; Alentorn-Geli, E.; Llobet, F. et al. (2016): *Return to play after all-inside meniscal repair in competitive football players: a minimum 5-year follow-up.* Knee Surgery, Sports Traumatology, Arthroscopy 24, S. 1997–2001
90 Eberbach, H.; Zwingmann, J.; Hohloch, L. et al. (2018): *Sport-specific outcomes after isolated meniscal repair: a systematic review.* Knee Surgery, Sports Traumatology, Arthroscopy 26. S. 762–771
91 Sherman, S. L.; DiPaolo, Z. J.; Ray, T. E. et al. (2020): *Meniscus injuries: a review of rehabilitation and return to play.* Clinics in Sports Medicine 39 (1). S. 165–183
92 Roland, D.; Jones, C.; Neill, S.; Thompson, M.; Lakhanpaul, M. (2014): *Safety netting in healthcare settings: what it means, and for whom?* Archives of Disease in Childhood-Education and Practice 99 (2). S. 48–53
93 Van Arkel, E. R.; Koëter, S.; Rijk, P. C. et al. (2020): *Dutch guideline on knee arthroscopy Part 1, the meniscus: a multidisciplinary review by the Dutch orthopaedic association.* Acta Orthopaedica 92 (1). S. 74–80
94 Giuffrida, A.; Di Bari, A.; Falzone, E. et al. (2020): *Conservative vs. surgical approach for degenerative meniscal injuries: a systematic review of clinical evidence.* European Review for Medical & Pharmacological Sciences 24 (6). S. 2874–2885
95 Culvenor, A. G.; Øiestad, B. E.; Hart, H. F.; Stefanik, J. J.; Guermazi, A.; Crossley, K. M. (2019): *Prevalence of knee osteoarthritis features on magnetic resonance imaging in asymptomatic uninjured adults: a systematic review and meta-analysis.* British Journal of Sports Medicine 53 (20). S. 1268–1278

96 Pappas, G P.; Vogelsong, M. A.; Staroswiecki, E.; Gold, G. E.; Safran, M. R. (2016): *Magnetic resonance imaging of asymptomatic knees in collegiate basketball players: the effect of one season of play.* Clinical Journal of Sport Medicine: Official Journal of the Canadian Academy of Sport Medicine 26 (6). S. 483
97 Horga, L. M.; Hirschmann, A. C.; Henckel, J. et al. (2020): *Prevalence of abnormal findings in 230 knees of asymptomatic adults using 3.0 T MRI.* Skeletal Radiology 49. S. 1099–1107
98 Skou, S. T.; Hölmich, P.; Lind, M. et al. (2022): *Early surgery or exercise and education for meniscal tears in young adults.* NEJM Evidence 1 (2)
99 Sihvonen, R.; Paavola, M.; Malmivaara, A. et al. (2018): *Arthroscopic partial meniscectomy versus placebo surgery for a degenerative meniscus tear: a 2-year follow-up of the randomised controlled trial.* Annals of the Rheumatic Diseases 77 (2). S. 188–195
100 Cavanaugh, J. T. (2014). *Rehabilitation of meniscal injury and surgery.* The Journal of Knee Surgery 27 (06). S. 459–478
101 Spindler, K. P.; Wright, R. W. (2008): *Anterior cruciate ligament tear.* New England Journal of Medicine 359 (20). S. 2135–2142.
102 Bahr, R.; Holme, I. (2003): *Risk factors for sports injuries – a methodological approach.* British Journal of Sports Medicine 37 (5). S. 384–392
103 Benjaminse, A.; Gokeler, A.; van der Schans, C. P. (2006): *Clinical diagnosis of an anterior cruciate ligament rupture: a meta-analysis.* Journal of Orthopaedic & Sports Physical Therapy 36 (5). S. 267–288
104 Lien-Iversen, T.; Morgan, D. B.; Jensen, C.; Risberg, M. A.; Engebretsen, L.; Viberg, B. (2020): *Does surgery reduce knee osteoarthritis, meniscal injury and subsequent complications compared with non-surgery after ACL rupture with at least 10 years follow-up? A systematic review and meta-analysis.* British Journal of Sports Medicine 54 (10). S. 592–598
105 Hernández, L. M.; Micheo, W. F.; Amy, E. (2006): *Rehabilitation update for the anterior cruciate ligament injured patient: current concepts.* Boletin de la Asociacion Medica de Puerto Rico 98 (1). S. 62–72
106 Hewett, T. E.; Myer, G. D.; Ford, K. R.; Paterno, M. V.; Quatman, C. E. (2016): *Mechanisms, prediction, and prevention of ACL injuries: Cut risk with three sharpened and validated tools.* Journal of Orthopaedic Research 34 (11). S. 1843–1855
107 Mancino, F.; Gabr, A.; Plastow, R.; Haddad, F. S. (2023): *Anterior cruciate ligament injuries in female athletes: is it time for a new approach?* The Bone & Joint Journal 105 (10). S. 1033–1037
108 Markatos, K.; Kaseta, M. K.; Lallos, S. N.; Korres, D. S.; Efstathopoulos, N. (2013): *The anatomy of the ACL and its importance in ACL reconstruction.* European Journal of Orthopaedic Surgery & Traumatology 23. S. 747–752
109 Girgis, F. G.; Marshall, J. L.; Jem, A. A. M. (1975): *The cruciate ligaments of the knee joint: anatomical. functional and experimental analysis.* Clinical Orthopaedics and Related Research 106. S. 216–231

110 Schultz, R. A.; Miller, D. C.; Kerr, C. S.; Micheli, L. (1984): *Mechanoreceptors in human cruciate ligaments. A histological study.* The Journal of Bone & Joint Surgery 66 (7). S. 1072–1076
111 Friemert, B.; von Lübken, F.; Schmidt, R.; Jouini, C.; Gerngross, H. (2006): *The influence of a controlled active motion splint on proprioception after anterior cruciate ligament plasty: A prospective randomized study.* Der Unfallchirurg 109. S. 22–29
112 Fridén, T.; Roberts, D.; Zätterström, R.; Lindstrand, A.; Moritz, U. (1996): *Proprioception in the nearly extended knee: measurements of position and movement in healthy individuals and in symptomatic anterior cruciate ligament injured patients.* Knee Surgery, Sports Traumatology, Arthroscopy 4. S. 217–224
113 Grüber, J.; Wolter D.; Lierse W. (1986): *Der vordere Kreuzbandreflex.* Der Unfallchirurg 89 (12). S. 551–554
114 Freiwald, J.; Engelhardt, M.; Reuter, I.; Konrad, P.; Gnewuch, A. (1997): *Die nervöse Versorgung der Kniegelenke.* Wiener Medizinische Wochenschrift 147 (23–24). S. 531–541
115 Filbay, S. R.; Roos, E. M.; Frobell, R. B.; Roemer, F.; Ranstam, J.; Lohmander, L. S. (2017): *Delaying ACL reconstruction and treating with exercise therapy alone may alter prognostic factors for 5-year outcome: an exploratory analysis of the KANON trial.* British Journal of Sports Medicine 51 (22). S. 1622–1629
116 Tuthill, J. C.; Azim, E. (2018): *Proprioception.* Current Biology 28 (5). S. 194–203
117 McCloskey, D. I. (1978): *Kinesthetic sensibility.* Physiological Reviews 58 (4). S. 763–820
118 Laidlaw, R. W.; Hamilton, M. A. (1937): *The quantitative measurement of apperception of passive movement.* Bulletin of the Neurological Institute of New York 6. S. 145–153
119 Courtney, C. A.; Atre, P.; Foucher, K. C.; Alsouhibani, A. M. (2019): *Hypoesthesia after anterior cruciate ligament reconstruction: the relationship between proprioception and vibration perception deficits in individuals greater than one year post-surgery.* The Knee 26 (1). S. 194–200
120 Cronström, A.; Ageberg, E. (2014): *Association between sensory function and mediolateral knee position during functional tasks in patients with anterior cruciate ligament injury.* BMC Musculoskeletal Disorders 15. S. 1–9
121 Aman, J. E.; Elangovan, N.; Yeh, I. L.; Konczak, J. (2015): *The effectiveness of proprioceptive training for improving motor function: a systematic review.* Frontiers in Human Neuroscience 8. S. 1075
122 Schnabel, G.; Harre, D.; Krug, J.; Borde, A. (1997): *Trainingswissenschaft: Leistung. Training. Wettkampf.* Sportverlag Berlin. S. 225–230
123 Abernethy, B. (1988): *The effects of age and expertise upon perceptual skill development in a racquet sport.* Research Quarterly for Exercise and Sport 59 (3). S. 210–221
124 Giboin, L. S.; Gruber, M.; Kramer, A. (2015). *Task-specificity of balance training.* Human Movement Science 44. S. 22–31
125 Behm, D.; Colado, J. C. (2012): *The effectiveness of resistance training using unstable surfaces and devices for rehabilitation.* International Journal of Sports Physical Therapy 7 (2). S. 226

126 Cochrane, D. J.; Stannard, S. R.; Sargeant, A. J.; Rittweger, J. (2008): *The rate of muscle temperature increase during acute whole-body vibration exercise.* European Journal of Applied Physiology 103. S. 441–448
127 Haas, C. T.; Turbanski, S.; Kessler, K.; Schmidtbleicher, D. (2006): *The effects of random whole-body-vibration on motor symptoms in Parkinson's disease.* NeuroRehabilitation 21 (1). S. 29–36
128 Rees, S. S.; Murphy, A. J.; Watsford, M. L. (2009): *Effects of whole body vibration on postural steadiness in an older population.* Journal of Science and Medicine in Sport 12 (4). S. 440–444
129 Rittweger, J.; Just, K.; Kautzsch, K.; Reeg, P.; Felsenberg, D. (2002): *Treatment of chronic lower back pain with lumbar extension and whole-body vibration exercise: a randomized controlled trial.* Spine 27. S. 1829–1834
130 McGann, J. P. (2015): *Associative learning and sensory neuroplasticity: how does it happen and what is it good for?* Learning & Memory 22 (11). S. 567–576
131 Grooms, D.; Appelbaum, G.; Onate, J. (2015): *Neuroplasticity following anterior cruciate ligament injury: a framework for visual-motor training approaches in rehabilitation.* Journal of Orthopaedic & Sports Physical Therapy 45 (5). S. 381–393
132 Abram, S. G.; Price, A. J.; Judge, A.; Beard, D. J. (2020): *Anterior cruciate ligament (ACL) reconstruction and meniscal repair rates have both increased in the past 20 years in England: hospital statistics from 1997 to 2017.* British Journal of Sports Medicine 54 (5). S. 286–291
133 Clancy jr., W. G. (1983): *Knee ligamentous injury in sports: the past, present, and future.* Medicine and Science in Sports and Exercise 15 (1). S. 9–14
134 Ferretti, A. (2020): *To heal or not to heal: the ACL dilemma.* Journal of Orthopaedics and Traumatology 21 (1). S. 1–2
135 Filbay, S. R.; Roemer, F. W.; Lohmander, L. S.; Turkiewicz, A.; Roos, E. M.; Frobell, R.; Englund, M. (2023): *Evidence of ACL healing on MRI following ACL rupture treated with rehabilitation alone may be associated with better patient-reported outcomes: a secondary analysis from the KANON trial.* British Journal of Sports Medicine 57 (2). S. 91–98
136 Pitsillides, A.; Stasinopoulos, D.; Giannakou, K. (2021): *Healing potential of the anterior cruciate ligament in terms of fiber continuity after a complete rupture: a systematic review.* Journal of Bodywork and Movement Therapies 28. S. 246–254
137 Siegel, M. G. (2018): *Editorial commentary: »Defer no time, delays have dangerous ends« (Henry VI, Shakespeare): delayed anterior cruciate ligament reconstruction has consequences.* Arthroscopy: The Journal of Arthroscopic & Related Surgery 34 (6). S. 1918–1920
138 Culvenor, A. G.; Eckstein, F.; Wirth, W.; Lohmander, L. S.; Frobell, R. (2019): *Loss of patellofemoral cartilage thickness over 5 years following ACL injury depends on the initial treatment strategy: results from the KANON trial.* British Journal of Sports Medicine 53 (18). S. 1168–1173

139 Filbay, S. R. (2019). *Early ACL reconstruction is required to prevent additional knee injury: a misconception not supported by high-quality evidence.* British Journal of Sports Medicine 53 (8). S. 459–461
140 Sophia Fox, A. J.; Bedi, A.; Rodeo, S. A. (2009): *The basic science of articular cartilage: structure, composition, and function.* Sports Health 1 (6). S. 461–468
141 Grindem, H.; Arundale, A. J.; Ardern, C. L. (2018): *Alarming underutilisation of rehabilitation in athletes with anterior cruciate ligament reconstruction: four ways to change the game.* British Journal of Sports Medicine 52 (18). S. 1162–1163
142 Andernord, D.; Desai, N.; Björnsson, H.; Gillén, S.; Karlsson, J.; Samuelsson, K. (2015): *Predictors of contralateral anterior cruciate ligament reconstruction: a cohort study of 9061 patients with 5-year follow-up.* The American Journal of Sports Medicine 43 (2). S. 295–302
143 Ardern, C. L.; Webster, K. E.; Taylor, N. F.; Feller, J. A. (2011): *Return to sport following anterior cruciate ligament reconstruction surgery: a systematic review and meta-analysis of the state of play.* British Journal of Sports Medicine 45 (7). S. 596–606
144 Engebretsen, A. H.; Myklebust, G.; Holme, I.; Engebretsen, L.; Bahr, R. (2011): *Intrinsic risk factors for acute knee injuries among male football players: a prospective cohort study.* Scandinavian Journal of Medicine & Science in Sports 21 (5). S. 645–652
145 Hewett, T. E.; Myer, G. D.; Ford, K. R. et al. (2005): *Biomechanical measures of neuromuscular control and valgus loading of the knee predict anterior cruciate ligament injury risk in female athletes: a prospective study.* The American Journal of Sports Medicine 33 (4). S. 492–501
146 Ellenbecker, T. S.; Davies, G. J. (2000): *The application of isokinetics in testing and rehabilitation of the shoulder complex.* Journal of Athletic Training 35 (3). S. 338
147 Willigenburg, N. W.; McNally, M. P.; Hewett, T. E. (2014): *Quadriceps and hamstrings strength in athletes.* In: *Hamstring and quadriceps injuries in athletes: A clinical guide.* Springer Verlag. S. 15–28
148 Benjaminse, A.; Holden, S.; Myer, G. D. (2018): *ACL rupture is a single leg injury but a double leg problem: too much focus on »symmetry« alone and that's not enough!* British Journal of Sports Medicine 52 (16). S. 1029–1030
149 Beynnon, B. D.; Pope, D. M.; Wertheimer, C. M.; Johnson, R. J.; Fleming, B. C.; Nichols, C. E.; Howe, J. G. (1992): *The effect of functional knee-braces on strain on the anterior cruciate ligament in vivo.* The Journal of Bone and Joint Surgery 74 (9). S. 1298
150 Schoepp, C.; Ohmann, T.; Martin, W.; Praetorius, A. et al. (2023): *Brace-Free Rehabilitation after Isolated Anterior Cruciate Ligament Reconstruction with Hamstring Tendon Autograft Is Not Inferior to Brace-Based Rehabilitation – A Randomised Controlled Trial.* Journal of Clinical Medicine 12 (5). S. 2074
151 Ardern, C. L.; Taylor, N. F.; Feller, J. A.; Webster, K. E. (2014): *Fifty-five per cent return to competitive sport following anterior cruciate ligament reconstruction surgery: an updated systematic review and meta-analysis including aspects of physical functioning and contextual factors.* British Journal of Sports Medicine 48 (21). S. 1543–1552

152 Podlog, L.; Heil, J.; Schulte, S. (2014): *Psychosocial factors in sports injury rehabilitation and return to play.* Physical Medicine and Rehabilitation Clinics 25 (4). S. 915–930
153 Forsdyke, D.; Smith, A.; Jones, M.; Gledhill, A. (2016): *Psychosocial factors associated with outcomes of sports injury rehabilitation in competitive athletes: a mixed studies systematic review.* British Journal of Sports Medicine 50 (9). S. 537–544
154 Webster, K. E.; Feller, J. A.; Lambros, C. (2008): *Development and preliminary validation of a scale to measure the psychological impact of returning to sport following anterior cruciate ligament reconstruction surgery.* Physical Therapy in Sport 9 (1). S. 9–15
155 Fong, D. T. P.; Hong, Y.; Chan, L. K.; Yung, P. S. H.; Chan, K. M. (2007): *A systematic review on ankle injury and ankle sprain in sports.* Sports Medicine 37. S. 73–94
156 Steib, S.; Zech, A.; Hentschke, C.; Pfeifer, K. (2013): *Fatigue-induced alterations of static and dynamic postural control in athletes with a history of ankle sprain.* Journal of Athletic Training 48 (2). S. 203–208
157 Kobayashi, T.; Gamada, K. (2014): *Lateral ankle sprain and chronic ankle instability: a critical review.* Foot & Ankle Specialist 7 (4). S. 298–326
158 Fulton, J.; Wright, K.; Kelly, M.; Zebrosky, B.; Zanis, M.; Drvol, C.; Butler, R. (2014): *Injury risk is altered by previous injury: a systematic review of the literature and presentation of causative neuromuscular factors.* International Journal of Sports Physical Therapy 9 (5). S. 583–595
159 McKeon, P. O.; Hertel, J. (2008): *Systematic review of postural control and lateral ankle instability, part I: can deficits be detected with instrumented testing?* Journal of Athletic Training 43 (3). S. 293–304
160 Witchalls, J. B.; Newman, P.; Waddington, G.; Adams, R.; Blanch, P. (2013): *Functional performance deficits associated with ligamentous instability at the ankle.* Journal of Science and Medicine in Sport 16 (2). S. 89–93
161 Gross, M. T.; Liu, H. Y. (2003): *The role of ankle bracing for prevention of ankle sprain injuries.* Journal of Orthopaedic & Sports Physical Therapy 33 (10). S. 572–577
162 Barelds, I.; Krijnen, W. P.; van de Leur, J. P.; van der Schans, C. P.; Goddard, R. J. (2017): *Diagnostic accuracy of clinical decision rules to exclude fractures in acute ankle injuries: systematic review and meta-analysis.* The Journal of Emergency Medicine 53 (3). S. 353–368
163 Netterström-Wedin, F.; Bleakley, C. (2021): *Diagnostic accuracy of clinical tests assessing ligamentous injury of the ankle syndesmosis: a systematic review with meta-analysis.* Physical Therapy in Sport 49. S. 214–226
164 Kemler, E.; van de Port, I.; Backx, F.; van Dijk, C. N. (2011): *A systematic review on the treatment of acute ankle sprain: brace versus other functional treatment types.* Sports Medicine 41. S. 185–197
165 Anandacoomarasamy, A.; Barnsley, L. (2005): *Long term outcomes of inversion ankle injuries.* British Journal of Sports Medicine 39 (3). S. 136

166 Wikstrom, E. A.; Cain, M. S.; Chandran, A.; Song, K.; Regan, T.; Migel, K.; Kerr, Z. Y. (2021): *Lateral ankle sprain and subsequent ankle sprain risk: a systematic review.* Journal of Athletic Training 56 (6). S. 578-585
167 Hohenschurz-Schmidt, D.; Thomson, O. P.; Rossettini, G. et al. (2022): *Avoiding nocebo and other undesirable effects in chiropractic, osteopathy and physiotherapy: An invitation to reflect.* Musculoskeletal Science and Practice 62. S. 102677
168 Guan, Y.; Bredin, S. S.; Taunton, J.; Jiang, Q.; Wu, N.; Warburton, D. E. (2022): *Association between inter-limb asymmetries in lower-limb functional performance and sport injury: a systematic review of prospective cohort studies.* Journal of Clinical Medicine 11 (2). S. 360
169 Koźlenia, D.; Domaradzki, J. (2021): *Prediction and injury risk based on movement patterns and flexibility in a 6-month prospective study among physically active adults.* PeerJ, Ausgabe 9. S. e11399
170 Gibboney, M. D.; Dreyer, M. A. (2019). *Lateral ankle instability.* StatPearls Publishing. URL: https://www.ncbi.nlm.nih.gov/books/NBK538215/ (Stand: 09. Januar 2024)
171 Hertel, J.; Corbett, R. O. (2019): *An updated model of chronic ankle instability.* Journal of Athletic Training 54 (6). S. 572-588
172 Neto, T.; Sayer, T.; Theisen, D.; Mierau, A. (2019): *Functional brain plasticity associated with ACL injury: a scoping review of current evidence.* Neural Plasticity. S. 3480512
173 Wikstrom, E. A.; Hubbard-Turner, T.; McKeon, P. O. (2013): *Understanding and treating lateral ankle sprains and their consequences: a constraints-based approach.* Sports Medicine 43 (6). S. 385-393
174 McKeon, P. O.; Donovan, L. (2019): *A perceptual framework for conservative treatment and rehabilitation of ankle sprains: an evidence-based paradigm shift.* Journal of Athletic Training 54 (6). S. 628-638
175 Roos, K. G.; Kerr, Z. Y.; Mauntel, T. C.; Djoko, A.; Dompier, T. P.; Wikstrom, E. A. (2017): *The epidemiology of lateral ligament complex ankle sprains in National Collegiate Athletic Association sports.* The American Journal of Sports Medicine 45 (1). S. 201-209
176 Wikstrom, E. A.; Mueller, C.; Cain, M. S. (2020): *Lack of consensus on return-to-sport criteria following lateral ankle sprain: a systematic review of expert opinions.* Journal of Sport Rehabilitation 29 (2). S. 231-237
177 Hoy, D.; Bain, C.; Williams, G. et al. (2012): *A systematic review of the global prevalence of low back pain.* Arthritis & Rheumatism 64 (6). S. 2028-2037
178 Trompeter, K.; Fett, D.; Platen, P. (2017): *Prevalence of back pain in sports: a systematic review of the literature.* Sports Medicine 47. S. 1183-1207
179 Sitthipornvorakul, E.; Janwantanakul, P.; Purepong, N.; Pensri, P.; van der Beek, A. J. (2011): *The association between physical activity and neck and low back pain: a systematic review.* European Spine Journal 20. S. 677-689

180 Wilson, F.; Ardern, C. L.; Hartvigsen, J. et al. (2021): *Prevalence and risk factors for back pain in sports: a systematic review with meta-analysis.* British Journal of Sports Medicine 55 (11). S. 601-607
181 Heneweer, H.; Staes, F.; Aufdemkampe, G.; van Rijn, M.; Vanhees, L. (2011): *Physical activity and low back pain: a systematic review of recent literature.* European Spine Journal 20. S. 826-845
182 DePalma, M. G. (2020): *Red flags of low back pain.* Jaapa 33 (8). S. 8-11
183 Fardon, D. F.; Williams, A. L.; Dohring, E. J.; Murtagh, F. R.; Rothman, S. L. G.; Sze, G. K. (2021): *Lumbar disc nomenclature: version 2.0 recommendations of the combined task forces of the North American Spine Society, the American Society of Spine Radiology and the American Society of Neuroradiology.* Journal of Physical Rehabilitation and Sports Medicine 3. S. 197-221
184 Brinjikji, W.; Diehn, F. E.; Jarvik, J. G.; Carr, C. M.; Kallmes, D. F.; Murad, M. H.; Luetmer, P. H. (2015): *MRI findings of disc degeneration are more prevalent in adults with low back pain than in asymptomatic controls: a systematic review and meta-analysis.* American Journal of Neuroradiology 36 (12). S. 2394-2399
185 Inoue, H. (1981): *Three-dimensional architecture of lumbar intervertebral discs.* Spine 6 (2). S. 139-146
186 Yu, J.; Peter, C.; Roberts, S.; Urban, J. P. (2002): *Elastic fibre organization in the intervertebral discs of the bovine tail.* Journal of Anatomy 201 (6). S. 465-475
187 Marchand, F.; Ahmed, A. M. (1990): *Investigation of the laminate structure of lumbar disc anulus fibrosus.* Spine 15 (5). S. 402-410
188 Buckwalter, J. A. (1995): *Aging and degeneration of the human intervertebral disc.* Spine 20 (11). S. 1307-1314
189 Brock, M.; Patt, S.; Mayer, H. M. (1992): *The form and structure of the extruded disc.* Spine 17 (12). S. 1457-1461
190 Goldsmith, R., Williams, N. H.; Wood, F. (2019). *Understanding sciatica: illness and treatment beliefs in a lumbar radicular pain population. A qualitative interview study.* British Journal of General Practice Open 3 (3). bjgpopen19X101654
191 Ailianou, A.; Fitsiori, A.; Syrogiannopoulou, A. et al. (2012): *Review of the principal extra spinal pathologies causing sciatica and new MRI approaches.* The British Journal of Radiology 85 (1014). S. 672-681
192 Van Rijn, J. C.; Klemetso, N.; Reitsma, J. B. et al. (2006): *Symptomatic and asymptomatic abnormalities in patients with lumbosacral radicular syndrome: Clinical examination compared with MRI.* Clinical Neurology and Neurosurgery 108 (6). S. 553-557
193 Webster, B. S.; Bauer, A. Z.; Choi, Y.; Cifuentes, M.; Pransky, G. S. (2013): *Iatrogenic consequences of early magnetic resonance imaging in acute, work-related, disabling low back pain.* Spine 38 (22). S. 1939-1946

194 Zou, T.; Liu, X. Y.; Wang, P. C.; Chen, H.; Wu, P. G.; Feng, X. M.; Sun, H. H. (2017): *Incidence of spontaneous resorption of lumbar disc herniation: a meta-analysis.* Pain Physician 20 (1). S. 45-52
195 Chiu, C. C.; Chuang, T. Y.; Chang, K. H.; Wu, C. H.; Lin, P. W.; Hsu, W. Y. (2015). *The probability of spontaneous regression of lumbar herniated disc: a systematic review.* Clinical Rehabilitation 29 (2). S. 184-195
196 Sedrak, P.; Shahbaz, M.; Gohal, C.; Madden, K.; Aleem, I.; Khan, M. (2021): *Return to play after symptomatic lumbar disc herniation in elite athletes: a systematic review and meta-analysis of operative versus nonoperative treatment.* Sports Health 13 (5). S. 446-453
197 Sullivan, M. J.; Thorn, B.; Haythornthwaite, J. A.; Keefe, F.; Martin, M.; Bradley, L. A.; Lefebvre, J. C. (2001): *Theoretical perspectives on the relation between catastrophizing and pain.* The Clinical Journal of Pain 17 (1). S. 52-64
198 Lissek, S.; Kaczkurkin, A. N.; Rabin, S.; Geraci, M.; Pine, D. S.; Grillon, C. (2014): *Generalized anxiety disorder is associated with overgeneralization of classically conditioned fear.* Biological Psychiatry 75 (11). S. 909-915
199 Ranger, T. A.; Cicuttini, F. M.; Jensen, T. S.; Manniche, C.; Heritier, S.; Urquhart, D. M. (2020): *Catastrophization, fear of movement, anxiety, and depression are associated with persistent, severe low back pain and disability.* The Spine Journal 20 (6). S. 857-865
200 Sullivan, M. J.; Bishop, S. R.; Pivik, J. (1995): *The Pain Catastrophizing Scale: Development and validation.* Psychological Assessment 7 (4). S. 524-532
201 Dunsmoor, J. E.; Paz, R. (2015): *Fear generalization and anxiety: behavioral and neural mechanisms.* Biological Psychiatry 78 (5). S. 336-343
202 Wheeler, C. H.; Williams, A. C. D. C.; Morley, S. J. (2019): *Meta-analysis of the psychometric properties of the Pain Catastrophizing Scale and associations with participant characteristics.* Pain 160 (9). S. 1946-1953
203 Shetty, J. (2020): *Think Like a Monk: Train Your Mind for Peace and Purpose Every Day.* Simon & Schuster. S. 32-38
204 Marcon, A. R.; Murdoch, B.; Caulfield, T. (2019): *The »subluxation« issue: an analysis of chiropractic clinic websites.* Archives of Physiotherapy 9 (1). S. 1-7
205 Keating, J. C.; Charlton, K. H.; Grod, J. P.; Perle, S. M.; Sikorski, D.; Winterstein, J. F. (2005): *Subluxation: dogma or science?* Chiropractic & Osteopathy 13 (1). S. 1-10
206 Gatterman, M. I. (2005): *Foundations of chiropractic: subluxation.* Elsevier Health Sciences. 2. Auflage. S. 215-216
207 Flynn, T. W.; Fritz, J. M.; Wainner, R. S.; Whitman, J. M. (2003): *The audible pop is not necessary for successful spinal high-velocity thrust manipulation in individuals with low back pain.* Archives of Physical Medicine and Rehabilitation 84 (7). S. 1057-1060
208 Cramer, G. D.; Ross, K.; Pocius, J. et al. (2011): *Evaluating the relationship among cavitation, zygapophyseal joint gapping, and spinal manipulation: an exploratory case series.* Journal of Manipulative and Physiological Therapeutics 34 (1). S. 2-14

209 Haas, M. (1990). *The physics of spinal manipulation. Part IV. A theoretical consideration of the physician impact force and energy requirements needed to produce synovial joint cavitation.* Journal of Manipulative and Physiological Therapeutics 13 (7). S. 378–383
210 Reggars, J. W. (1998). *The therapeutic benefit of the audible release associated with spinal manipulative therapy: a critical review of the literature.* Australasian Chiropractic & Osteopathy 7 (2). S. 80
211 Evans, D. W.; Breen, A. C. (2006): *A biomechanical model for mechanically efficient cavitation production during spinal manipulation: prethrust position and the neutral zone.* Journal of Manipulative & Physiological Therapeutics 29 (1). S. 72–82
212 Boal, R. W.; Gillette, R. G. (2004): *Central neuronal plasticity, low back pain and spinal manipulative therapy.* Journal of Manipulative and Physiological Therapeutics 27 (5). S. 314–326
213 Savva, C.; Giakas, G.; Efstathiou, M. (2014): *The role of the descending inhibitory pain mechanism in musculoskeletal pain following high-velocity, low amplitude thrust manipulation.* A review of the literature. Journal of Back and Musculoskeletal Rehabilitation 27 (4). S. 377–382
214 Wiech, K.; Ploner, M.; Tracey, I. (2008): *Neurocognitive aspects of pain perception.* Trends in Cognitive Sciences 12 (8). S. 306–313
215 Billis, E. V.; Foster, N. E.; Wright, C. C. (2003): *Reproducibility and repeatability: errors of three groups of physiotherapists in locating spinal levels by palpation.* Manual Therapy 8 (4). S. 223–232
216 Christensen, S. T.; Hartvigsen, J. (2008): *Spinal curves and health: a systematic critical review of the epidemiological literature dealing with associations between sagittal spinal curves and health.* Journal of Manipulative and Physiological Therapeutics 31 (9). S. 690–714
217 Bialosky, J. E.; Bishop, M. D.; Price, D. D.; Robinson, M. E.; George, S. Z. (2009): *The mechanisms of manual therapy in the treatment of musculoskeletal pain: a comprehensive model.* Manual Therapy 14 (5). S. 531–538
218 Bishop, M. D.; Bialosky, J. E.; Cleland, J. A. (2011): *Patient expectations of benefit from common interventions for low back pain and effects on outcome: secondary analysis of a clinical trial of manual therapy interventions.* Journal of Manual & Manipulative Therapy 19 (1). S. 20–25
219 Raja, S. N.; Carr, D. B.; Cohen, M. et al. (2020): *The revised International Association for the Study of Pain definition of pain: concepts, challenges, and compromises.* Pain 161 (9). S. 1976–1982
220 Melzack, R. (2001): *Pain and the neuromatrix in the brain.* Journal of Dental Education 65 (12). S. 1378–1382
221 Butler, D. S.; Moseley, G. L. (2013): *Explain Pain.* Noigroup Publications. 2. Auflage. S. 10–11
222 Hartvigsen, J.; Hancock, M. J.; Kongsted, A. et al. (2018): *What low back pain is and why we need to pay attention.* The Lancet 391 (10137). S. 2356–2367
223 Itz, C. J.; Geurts, J. W.; van Kleef, M.; Nelemans, P. (2013): *Clinical course of non-specific low back pain: A systematic review of prospective cohort studies set in primary care.* European Journal of Pain 17 (1). S. 5–15

224 Schmidt, C. O.; Raspe, H.; Pfingsten, M.; Hasenbring, M.; Basler, H. D.; Eich, W.; Kohlmann, T. (2007): *Back pain in the German adult population: prevalence, severity, and sociodemographic correlates in a multiregional survey.* Spine 32 (18). S. 2005–2011
225 Bogduk, N. (2005): *Clinical anatomy of the lumbar spine and sacrum.* Elsevier Health Sciences. 4. Ausgabe. S. 183–186
226 el Barzouhi, A.; Vleggeert-Lankamp, C. L.; Lycklama à Nijeholt, G. J. et al. (2014): *Influence of low back pain and prognostic value of MRI in sciatica patients in relation to back pain.* Public Library of Science One 9 (3). S. e90800
227 Merskey, H. E. (1986). *Classification of chronic pain: Descriptions of chronic pain syndromes and definitions of pain terms.* Pain 3. S. 226
228 Tarulli, A. W.; Raynor, E. M. (2007): *Lumbosacral radiculopathy*. Neurologic Clinics 25 (2). S. 387–405
229 Lin, J. H.; Chiang, Y. H.; Chen, C. C. (2014): *Lumbar radiculopathy and its neurobiological basis.* World Journal of Anesthesiology 3 (2). S. 162–173
230 Bogduk, N. (2009): *On the definitions and physiology of back pain, referred pain, and radicular pain.* Pain 147 (1–3). S. 17–19
231 Bogduk, N. (1980): *Lumbar dorsal ramus syndrome.* Medical Journal of Australia 2 (10). S. 537–541
232 Tumminello, N.; Silvernail, J.; Cormack, B. (2017): *The Corrective Exercise Trap.* Personal Training Quarterly 4 (1). S. 6–15
233 O'Sullivan, P. B.; Caneiro, J. P.; O'Keeffe, M.; Smith, A.; Dankaerts, W.; Fersum, K.; O'Sullivan, K. (2018): *Cognitive functional therapy: an integrated behavioral approach for the targeted management of disabling low back pain.* Physical Therapy 98 (5). S. 408–423
234 Marcuzzi, A.; Wrigley, P. J.; Dean, C. M.; Graham, P. L.; Hush, J. M. (2018): *From acute to persistent low back pain: a longitudinal investigation of somatosensory changes using quantitative sensory testing – an exploratory study.* Pain Reports 3. S. 1–10
235 Tatta, J.; Pignataro, R. M.; Bezner, J. R.; George, S. Z.; Rothschild, C. E. (2023): *PRISM – Pain Recovery and Integrative Systems Model: A Process-Based Cognitive-Behavioral Approach for Physical Therapy.* Physical Therapy 103 (10). pzad077
236 Tekavec, E.; Jöud, A.; Rittner, R.; Mikoczy, Z.; Nordander, C.; Petersson, I. F.; Englund, M. (2012): *Population-based consultation patterns in patients with shoulder pain diagnoses.* BMC Musculoskeletal Disorders 13 (1). S. 1–8
237 Lewis, J. S. (2009): *Rotator cuff tendinopathy: a model for the continuum of pathology and related management.* British Journal of Sports Medicine 43 (4). S. 259–264
238 Seitz, A. L.; McClure, P. W.; Finucane, S.; Boardman III, N. D.; Michener, L. A. (2011): *Mechanisms of rotator cuff tendinopathy: intrinsic, extrinsic, or both?* Clinical Biomechanics 26 (1). S. 1–12
239 Neer, C. S. (2005): *Anterior acromioplasty for the chronic impingement syndrome in the shoulder: a preliminary report.* Journal of Bone and Joint Surgery 54 (1). S. 41–50

240 McFarland, E. G.; Maffulli, N.; Del Buono, A.; Murrell, G. A.; Garzon-Muvdi, J.; Petersen, S. A. (2013): *Impingement is not impingement: the case for calling it »Rotator Cuff Disease«.* Muscles, Ligaments and Tendons Journal 3 (3). S. 196–200
241 Phadke, V.; Camargo, P. R.; Ludewig, P. M. (2009): *Scapular and rotator cuff muscle activity during arm elevation: a review of normal function and alterations with shoulder impingement.* Brazilian Journal of Physical Therapy 13 (1). S. 1–9
242 Wattanaprakornkul, D.; Cathers, I.; Halaki, M.; Ginn, K. A. (2011): *The rotator cuff muscles have a direction specific recruitment pattern during shoulder flexion and extension exercises.* Journal of Science and Medicine in Sport 14 (5). S. 376–382
243 Dhillon, K. (2019): *Subacromial Impingement Syndrome of the Shoulder: A Musculoskeletal Disorder or a Medical Myth?* Malaysian Orthopaedic Journal 13 (3). S. 1–7
244 Del Buono, A.; Battery, L.; Denaro, V.; Maccauro, G.; Maffulli, N. (2011): *Tendinopathy and inflammation: some truths.* International Journal of Immunopathology and Pharmacology 24 (2). S. 45–50
245 Braman, J. P.; Zhao, K. D.; Lawrence, R. L.; Harrison, A. K.; Ludewig, P. M. (2014): *Shoulder impingement revisited: evolution of diagnostic understanding in orthopedic surgery and physical therapy.* Medical & Biological Engineering & Computing 52. S. 211–219
246 Barreto, R. P. G.; Braman, J. P.; Ludewig, P. M.; Ribeiro, L. P.; Camargo, P. R. (2019): *Bilateral magnetic resonance imaging findings in individuals with unilateral shoulder pain.* Journal of Shoulder and Elbow Surgery 28 (9). S. 1699–1706
247 Soifer, T. B.; Levy, H. J.; Soifer, F. M.; Kleinbart, F.; Vigorita, V.; Bryk, E. (1996). *Neurohistology of the subacromial space.* Arthroscopy: The Journal of Arthroscopic & Related Surgery 12 (2), 182–186
248 Lewis, J. (2015): *Frozen shoulder contracture syndrome – Aetiology, diagnosis and management.* Manual Therapy 20 (1). S. 2–9
249 Lundberg, B. J. (1969): *The Frozen shoulder: clinical and radiographical observations the effect of manipulation under general anesthesia structure and glycosaminoglycan content of the joint capsule local bone metabolism.* Acta Orthopaedica Scandinavica 40 (119). S. 1–59
250 Page, M. J.; Green, S.; Kramer, S. et al. (2014). *Manual therapy and exercise for adhesive capsulitis (frozen shoulder).* Cochrane Database of Systematic Reviews 8. S. CD011275
251 O'Sullivan, K.; McAuliffe, S.; Deburca, N. (2012): *The effects of eccentric training on lower limb flexibility: a systematic review.* British Journal of Sports Medicine 46 (12). S. 838–845
252 Naugle, K. M.; Fillingim, R. B.; Riley III, J. L. (2012): *A meta-analytic review of the hypoalgesic effects of exercise.* The Journal of Pain 13 (12). S. 1139–1150
253 Challoumas, D.; Biddle, M.; McLean, M.; Millar, N. L. (2020): *Comparison of treatments for frozen shoulder: a systematic review and meta-analysis.* JAMA Network Open 3 (12). S. e2029581–e2029581

254 Belanger, H. G.; Vanderploeg, R. D. (2005): *The neuropsychological impact of sports-related concussion: a meta-analysis.* Journal of the International Neuropsychological Society 11 (4). S. 345-357
255 McCrory, P.; Feddermann-Demont, N.; Dvořák, J. et al. (2017): *What is the definition of sports-related concussion: a systematic review.* British Journal of Sports Medicine 51 (11). S. 877-887
256 Elkin, B. S.; Elliott, J. M.; Siegmund, G. P. (2016): *Whiplash injury or concussion? A possible biomechanical explanation for concussion symptoms in some individuals following a rear-end collision.* Journal of Orthopaedic & Sports Physical Therapy 46 (10). S. 874-885
257 McGinn, M. J.; Povlishock, J. T. (2015): *Cellular and molecular mechanisms of injury and spontaneous recovery.* Handbook of Clinical Neurology 127. S. 67-87
258 Meehan III, W. P.; Mannix, R. C.; O'Brien, M. J; Collins, M. W. (2013): *The prevalence of undiagnosed concussions in athletes.* Clinical Journal of Sport Medicine: Official Journal of the Canadian Academy of Sport Medicine 23 (5). S. 339-342
259 Kenzie, E. S.; Parks, E. L.; Bigler, E. D.; Lim, M. M.; Chesnutt, J. C.; Wakeland, W. (2017): *Concussion as a multi-scale complex system: an interdisciplinary synthesis of current knowledge.* Frontiers in Neurology 8. S. 513
260 Levin, H. S.; Diaz-Arrastia, R. R. (2015): *Diagnosis, prognosis, and clinical management of mild traumatic brain injury.* The Lancet Neurology 14 (5). S. 506-517
261 Quatman-Yates, C. C.; Hunter-Giordano, A.; Shimamura, K. K. et al. (2020): *Physical therapy evaluation and treatment after concussion/mild traumatic brain injury: Clinical practice guidelines linked to the international classification of functioning, disability and health from the academy of orthopaedic physical therapy, American Academy of sports physical therapy, academy of neurologic physical therapy, and academy of pediatric physical therapy of the American Physical therapy association.* Journal of Orthopaedic & Sports Physical Therapy 50 (4). S. CPG1-CPG73
262 Hovda, D. A. (2014): *The neurophysiology of concussion.* Concussion 28. S. 28-37
263 McCrory, P.; Meeuwisse, W.; Dvorak, J. et al. (2017): *Consensus statement on concussion in sport – the 5th international conference on concussion in sport held in Berlin, October 2016.* British Journal of Sports Medicine 51 (11). S. 838-847
264 Klein, A. P.; Tetzlaff, J. E.; Bonis, J. M. et al. (2019): *Prevalence of potentially clinically significant magnetic resonance imaging findings in athletes with and without sport-related concussion.* Journal of Neurotrauma 36 (11). S. 1776-1785
265 Hutchison, M. G.; Di Battista, A. P.; Lawrence, D. W.; Pyndiura, K.; Corallo, D.; Richards, D. (2022): *Randomized controlled trial of early aerobic exercise following sport-related concussion: Progressive percentage of age-predicted maximal heart rate versus usual care.* PLOS ONE 17 (12)
266 Makdissi, M.; Schneider, K. J.; Feddermann-Demont, N. et al. (2017): *Approach to investigation and treatment of persistent symptoms following sport-related concussion: a systematic review.* British Journal of Sports Medicine 51 (12). S. 958-968

267 Graham, R.; Rivara, F. P.; Ford, M. A.; Spicer, C. M. (2014): *Sports-Related Concussions in Youth: Improving the Science, Changing the Culture.* National Academies Press. S. 154–158
268 Harmon K. G.; Clugston J. R.; Dec K. et al. (2019): *American Medical Society for Sports Medicine position statement on concussion in sport.* British Journal of Sports Medicine 53 (4). S. 213–225
269 Stupecký, J.; Haisová, L. (1978): *Evaluation of results of resection of the root apex with retrograd filling.* Ceskoslovenska Stomatologie 78 (1). S. 49–52
270 May, T.; Foris, L. A.; Donnally III, C. J. (2020): *Second impact syndrome. StatPearls Publishing*. URL: https://www.ncbi.nlm.nih.gov/books/NBK448119/ (Stand: 06. Januar 2024)
271 Weinstein, E.; Turner, M.; Kuzma, B. B.; Feuer, H. (2013): *Second impact syndrome in football: new imaging and insights into a rare and devastating condition: case report.* Journal of Neurosurgery: Pediatrics 11 (3). S. 331–334
272 Vanitallie, T. B. (2019): *Traumatic brain injury (TBI) in collision sports: Possible mechanisms of transformation into chronic traumatic encephalopathy (CTE).* Metabolism 100. S. 153943
273 Mez, J.; Daneshvar, D. H. et al. (2017): *Clinicopathological evaluation of chronic traumatic encephalopathy in players of American football.* JAMA 318 (4). S. 360–370
274 Spiotta, A. M.; Bartsch, A. J.; Benzel, E. C. (2012): *Heading in soccer: dangerous play?* Neurosurgery 70 (1). S. 1–11
275 Boden, B. P.; Kirkendall, D. T.; Garrett, W. E. (1998). *Concussion incidence in elite college soccer players.* The American Journal of Sports Medicine 26 (2). S. 238–241
276 Manley, G.; Gardner, A. J.; Schneider, K. J. et al. (2017): *A systematic review of potential long-term effects of sport-related concussion.* British Journal of Sports Medicine 51 (12). S. 969–977
277 McCrory, P.; Meeuwisse, W.; Dvorak, J. et al. (2017): *Consensus statement on concussion in sport – the 5th international conference on concussion in sport held in Berlin, October 2016.* British Journal of Sports Medicine 51 (11). S. 838–847
278 McAllister, T. W.; Broglio, S. P.; Katz, B. P. et al. (2023): *Characteristics and outcomes of athletes with slow recovery from sports-related concussion: a CARE Consortium Study.* Neurology 100 (14). S. e1510–e1519
279 Kraemer, W. J.; Comstock, B. A.; Clark, J. E.; Dunn-Lewis, C. (2012): *Athlete needs analysis.* NSCA's Guide to Program Design. Human Kinetics. S. 10–26
280 Meeuwisse, W. H.; Tyreman, H.; Hagel, B.; Emery, C. (2007): *A dynamic model of etiology in sport injury: the recursive nature of risk and causation.* Clinical Journal of Sport Medicine 17 (3). S. 215–219
281 Ruddy, J. D.; Cormack, S. J.; Whiteley, R.; Williams, M. D.; Timmins, R. G.; Opar, D. A. (2019): *Modeling the risk of team sport injuries: a narrative review of different statistical approaches.* Frontiers in Physiology 10. S. 829
282 Hegedus, E. J.; Goode, A. P.; Cook, C. E.; Michener, L.; Myer, C. A.; Myer, D. M.; Wright, A. A. (2012): *Which physical examination tests provide clinicians with the most value when*

examining the shoulder? Update of a systematic review with meta-analysis of individual tests. British Journal of Sports Medicine 46 (14). S. 964–978
283 Lauersen, J. B.; Andersen, T. E.; Andersen, L. B. (2018): *Strength training as superior, dose-dependent and safe prevention of acute and overuse sports injuries: a systematic review, qualitative analysis and meta-analysis.* British Journal of Sports Medicine 52 (24). S. 1557–1563
284 Bahr, R. (2016): *Why screening tests to predict injury do not work – and probably never will ...: a critical review.* British Journal of Sports Medicine 50 (13). S. 776–780
285 Peake, J. M.; Kerr, G.; Sullivan, J. P. (2018): *A critical review of consumer wearables, mobile applications, and equipment for providing biofeedback, monitoring stress, and sleep in physically active populations.* Frontiers in Physiology 9. S. 743
286 Lutz, J.; Memmert, D.; Raabe, D.; Dornberger, R.; Donath, L. (2020): *Wearables for integrative performance and tactic analyses: Opportunities, challenges, and future directions.* International Journal of Environmental Research and Public Health 17 (1). S. 59
287 World Health Organization (2020): *Physical activity.* URL: https://www.who.int/news-room/fact-sheets/detail/physical-activity (Stand: 08. Januar 2024)
288 DiFiori, J. P.; Benjamin, H. J.; Brenner, J.; Gregory, A.; Jayanthi, N.; Landry, G. L.; Luke, A. (2014): *Overuse injuries and burnout in youth sports: a position statement from the American Medical Society for Sports Medicine.* Clinical Journal of Sport Medicine 24 (1). S. 3–20
289 Luczak, T.; Burch, R.; Lewis, E.; Chander, H.; Ball, J. (2020): *State-of-the-art review of athletic wearable technology: What 113 strength and conditioning coaches and athletic trainers from the USA said about technology in sports.* International Journal of Sports Science & Coaching 15 (1). S. 26–40
290 Eklund, R. C.; DeFreese, J. D. (2015): *Athlete burnout: What we know, what we could know, and how we can find out more.* International Journal of Applied Sports Sciences 27 (2). S. 63–75
291 Sadigursky, D.; Braid, J. A.; De Lira, D. N. L.; Machado, B. A. B.; Carneiro, R. J. F.; Colavolpe, P. O. (2017): *The FIFA 11+ injury prevention program for soccer players: a systematic review.* BMC Sports Science, Medicine and Rehabilitation 9 (1). S. 1–8
292 Andersson, S. H.; Bahr, R., Clarsen, B.; Myklebust, G. (2017): *Preventing overuse shoulder injuries among throwing athletes: a cluster-randomised controlled trial in 660 elite handball players.* British Journal of Sports Medicine 51 (14). S. 1073–1080
293 Hübscher, M.; Zech, A.; Pfeifer, K.; Hänsel, F.; Vogt, L.; Banzer, W. (2010): *Neuromuscular training for sports injury prevention: a systematic review.* Medicine & Science in Sports & Exercise 42 (3). S. 413–421
294 Lauersen, J. B.; Andersen, T. E.; Andersen, L. B. (2018): *Strength training as superior, dose-dependent and safe prevention of acute and overuse sports injuries: a systematic review, qualitative analysis and meta-analysis.* British Journal of Sports Medicine 52 (24). S. 1557–1563
295 Bahr, R.; Thorborg, K.; Ekstrand, J. (2015): *Evidence-based hamstring injury prevention is not adopted by the majority of Champions League or Norwegian Premier League football teams: the Nordic Hamstring survey.* British Journal of Sports Medicine 49 (22). S. 1466–1471

296 Hulin, B. T.; Gabbett, T. J.; Lawson, D. W.; Caputi, P.; Sampson, J. A. (2015): *The acute: chronic workload ratio predicts injury: high chronic workload may decrease injury risk in elite rugby league players.* British Journal of Sports Medicine 50 (4). S. 231–236
297 Thornton, H. R.; Delaney, J. A.; Duthie, G. M.; Dascombe, B. J. (2019): *Developing athlete monitoring systems in team sports: data analysis and visualization.* International Journal of Sports Physiology and Performance 14 (6). S. 698–705
298 Boullosa, D.; Casado, A.; Claudino, J. G. et al. (2020): *Do you play or do you train? Insights from individual sports for training load and injury risk management in team sports based on individualization.* Frontiers in Physiology 11. S. 995
299 Chandrasekaran, B.; Fernandes, S.; Davis, F. (2020): *Science of sleep and sports performance–a scoping review.* Science & Sports 35 (1). S. 3–11
300 Grgic, J.; Lazinica, B.; Schoenfeld, B. J.; Pedisic, Z. (2020): *Test-retest reliability of the one-repetition maximum (1RM) strength assessment: a systematic review.* Sports Medicine Open 6 (1). S. 1–16
301 Watkins, C. M.; Barillas, S. R.; Wong, M. A. et al. (2017): *Determination of vertical jump as a measure of neuromuscular readiness and fatigue.* The Journal of Strength & Conditioning Research 31 (12). S. 3305–3310
302 Vincent, H. K.; Patel, S.; Zaremski, J. L. (2022): *Impact of COVID on sports injury patterns, changes in mental well-being, and strategies to prepare for future pandemics in sport.* Current Sports Medicine Reports 21 (6). S. 196–204
303 Bahr, R.; Krosshaug, T. (2005): *Understanding injury mechanisms: a key component of preventing injuries in sport.* British Journal of Sports Medicine 39 (6). S. 324–329
304 Freckleton, G.; Pizzari, T. (2013): *Risk factors for hamstring muscle strain injury in sport: a systematic review and meta-analysis.* British Journal of Sports Medicine 47 (6). S. 351–358
305 Filbay, S. R. (2018): *Longer-term quality of life following ACL injury and reconstruction.* British Journal of Sports Medicine 52 (3). S. 208–209
306 Gabbett, T. J. (2016): *The training – injury prevention paradox: should athletes be training smarter and harder?* British Journal of Sports Medicine 50 (5). S. 273–280
307 Mueller, M. J.; Maluf, K. S. (2002): *Tissue adaptation to physical stress: a proposed »Physical Stress Theory« to guide physical therapist practice, education, and research.* Physical Therapy 82 (4). S. 383–403
308 Clarkson, P. M.; Sayers, S. P. (1999): *Etiology of exercise-induced muscle damage.* Canadian Journal of Applied Physiology 24 (3). S. 234–248
309 Peake, J. M.; Neubauer, O.; Della Gatta, P. A.; Nosaka, K. (2016): *Muscle damage and inflammation during recovery from exercise.* Journal of Applied Physiology 122 (3). S. 559–570
310 Von Rosen, P.; Frohm, A.; Kottorp, A.; Fridén, C.; Heijne, A. (2017): *Too little sleep and an unhealthy diet could increase the risk of sustaining a new injury in adolescent elite athletes.* Scandinavian Journal of Medicine & Science in Sports 27 (11). S. 1364–1371

311 Malta, E. S.; Dutra, Y. M.; Broatch, J. R.; Bishop, D. J.; Zagatto, A. M. (2021): *The effects of regular cold-water immersion use on training-induced changes in strength and endurance performance: a systematic review with meta-analysis.* Sports Medicine 51 (1). S. 161–174
312 Ferreira, R. M.; Silva, R.; Vigário, P.; Martins, P. N.; Casanova, F.; Fernandes, R. J.; Sampaio, A. R. (2023): *The Effects of Massage Guns on Performance and Recovery: A Systematic Review.* Journal of Functional Morphology and Kinesiology 8 (3). S. 138
313 Lewis, P. B.; Ruby, D.; Bush-Joseph, C. A. (2012): *Muscle soreness and delayed-onset muscle soreness.* Clinics in Sports Medicine 31 (2). S. 255–262
314 Flack, K. D.; Davy, K. P.; Hulver, M. W.; Winett, R. A.; Frisard, M. I.; Davy, B. M. (2011): *Aging, resistance training, and diabetes prevention.* Journal of Aging Research 47. S. 50–66
315 Marcell, T. J. (2003): *Sarcopenia: causes, consequences, and preventions.* The Journals of Gerontology Series A: Biological Sciences and Medical Sciences 58 (10). S. M911–M916
316 Desbrow, B.; Burd, N. A.; Tarnopolsky, M.; Moore, D. R.; Elliott-Sale, K. J. (2019): *Nutrition for special populations: young, female, and masters athletes.* International Journal of Sport Nutrition and Exercise Metabolism 29 (2). S. 220–227
317 Strasser, B.; Schobersberger, W. (2011): *Evidence for resistance training as a treatment therapy in obesity.* Journal of Obesity 2011. S. 482–564
318 Wolfe, R. R. (2006): *The underappreciated role of muscle in health and disease.* The American Journal of Clinical Nutrition 84 (3). S. 475–482
319 Westcott, W. L. (2012): *Resistance training is medicine: effects of strength training on health.* Current Sports Medicine Reports 11 (4). S. 209–216
320 Krieger, J. W. (2009): *Single versus multiple sets of resistance exercise: a meta-regression.* The Journal of Strength & Conditioning Research 23 (6). S. 1890–1901
321 Faigenbaum, A. D.; Kraemer, W. J.; Blimkie, C. J.; Jeffreys, I.; Micheli, L. J.; Nitka, M.; Rowland, T. W. (2009): *Youth resistance training: updated position statement paper from the national strength and conditioning association.* The Journal of Strength & Conditioning Research 23 (5). S. 60–79
322 Granacher, U.; Lesinski, M.; Büsch, D. et al. (2016): *Effects of resistance training in youth athletes on muscular fitness and athletic performance: a conceptual model for long-term athlete development.* Frontiers in Physiology 7. S. 164
323 O'Connor, P. J.; Herring, M. P.; Caravalho, A. (2010): *Mental health benefits of strength training in adults.* American Journal of Lifestyle Medicine 4 (5). S. 377–396
324 DeFroda, S. F.; Bokshan, S. L.; Boulos, A.; Owens, B. D. (2018): *Variability of online available physical therapy protocols from academic orthopedic surgery programs for arthroscopic meniscus repair.* The Physician and Sportsmedicine 46 (3). S. 355–360; Harput, G.; Guney-Deniz, H.; Nyland, J.; Kocabey, Y. (2020): Postoperative rehabilitation and outcomes following arthroscopic isolated meniscus repairs: a systematic review. Physical Therapy in Sport 45. S. 76–85; VanderHave, K. L.; Perkins, C.; Le, M. (2015): Weightbearing versus nonweightbearing after meniscus repair. Sports Health 7 (5). S. 399–402

325 Grindem, H.; Eitzen, I.; Engebretsen, L.; Snyder-Mackler, L.; Risberg, M. A. (2014): *Nonsurgical or surgical treatment of ACL injuries: knee function, sports participation, and knee reinjury: the Delaware-Oslo ACL Cohort Study.* The Journal of Bone and Joint Surgery (American Volume) 96 (15). S. 1233–1241; Steffen, K.; Emery, C. A.; Romiti, M. et al. (2013): *High adherence to a neuromuscular injury prevention programme (FIFA 11+) improves functional balance and reduces injury risk in Canadian youth female football players: a cluster randomised trial.* British Journal of Sports Medicine 47 (12). S. 794–802; Cooper, R.; Hughes, M. (2018): *Melbourne ACL Rehabilitation Guide 2.0*

326 VanGelder, L. H.; Hoogenboom, B. J.; Vaughn, D. W. (2013): *A phased rehabilitation protocol for athletes with lumbar intervertebral disc herniation.* International Journal of Sports Physical Therapy 8 (4). S. 482–516; Lam, O. T.; Strenger, D. M.; Chan-Fee, M.; Pham, P. T.; Preuss, R. A.; Robbins, S. M. (2018): *Effectiveness of the McKenzie method of mechanical diagnosis and therapy for treating low back pain: literature review with meta-analysis.* Journal of Orthopaedic & Sports Physical Therapy 48 (6). S. 476–490; Kreiner D. S.; Matz P.; Bono C. M. et al. (2020): *Guideline summary review: an evidence-based clinical guideline for the diagnosis and treatment of low back pain.* The Spine Journal 20 (7). S. 998–1024

327 Delahunt, E.; Bleakley, C. M.; Bossard, D. S. et al. (2018): *Clinical assessment of acute lateral ankle sprain injuries (ROAST): 2019 consensus statement and recommendations of the International Ankle Consortium.* British Journal of Sports Medicine 52 (20). S. 1304–1310; Petersen, W.; Rembitzki, I. V.; Koppenburg, A. G.; Ellermann, A.; Liebau, C.; Brüggemann, G. P.; Best, R. (2013): *Treatment of acute ankle ligament injuries: a systematic review.* Archives of Orthopaedic and Trauma Surgery 133. S. 1129–1141; Clanton, T. O.; Matheny, L. M.; Jarvis, H. C.; Jeronimus, A. B. (2012): *Return to play in athletes following ankle injuries.* Sports Health 4 (6). S. 471–474

328 Foster, C.; Florhaug, J. A.; Franklin, J. et al. (2001): *A new approach to monitoring exercise training.* The Journal of Strength & Conditioning Research 15 (1). S. 109–115

329 Cheung, K.; Hume, P. A.; Maxwell, L. (2003): *Delayed onset muscle soreness.* Sports Medicine 33 (2). S. 145–164

LITERATUREMPFEHLUNGEN

Alt, A.; Herbst, M. (2022): Sportphysiotherapie und Athletiktraining: Rehabilitation, Diagnostik und Entwicklung

Alt, A.; Herbst, M.; Reis, J. (2022): Physiotherapie Grundlagen (Best Practice). 3. Auflage

Butler, D. S.; Moseley, G. L. (2013): Explain Pain. Noigroup Publications. 2. Auflage

Cooper, R.; Hughes, M. (2018): Melbourne ACL Rehabilitation Guide 2.0

Geisler, S.; Gavanda, S.; Isenmann, E.; Havers, T. (2022): Hypertrophietraining: Wissenschaft und Praxis für den optimalen Muskelaufbau. riva Verlag

Haff, G. G.; Triplett, N. T. (2015): Essentials of Strength Training and Conditioning. Human Kinetics. 4. Auflage

Kadlec, D.; Groeger, D. (2021): Athletiktraining in der Sportphysiotherapie. Georg Thieme Verlag

Zatsiorsky, V.; Kraemer, W. (2016): Krafttraining: Praxis und Wissenschaft. Meyer & Meyer Sport. 4. Auflage

REGISTER

ÜBER DEN AUTOR

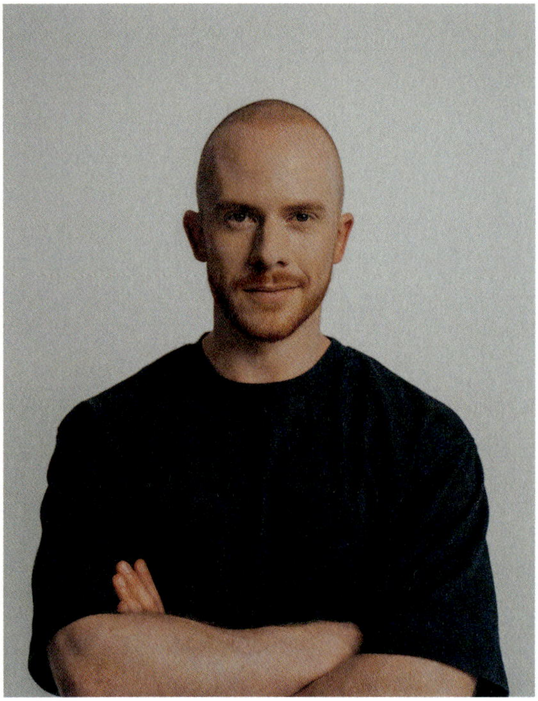

Silvan Schlegel ist Sportphysiotherapeut in Berlin und gehört zum medizinischen Team der deutschen Turner-Nationalmannschaft der Männer. Mit seinem auf aktiver Rehabilitation und präventivem Training basierenden Ansatz verhalf er bereits zahlreichen Profisportlern nach einer Verletzung zurück zu ihrer Topform. Seit 2020 spricht er zusammen mit seinem Co-Host Hendrik Senf im Podcast *Training ohne Limit* über Themen wie Training, Fitness und Physiotherapie.